U0269909

河南省中医管理局立项资助项目

郑启仲

中医儿科用药经验

主　审　郑启仲

主　编　郑攀　郑宏

副主编　冯斌　张建奎

编　委　葛国岚　李志恒　高国财　张璠　张婧韬

人民卫生出版社

图书在版编目（CIP）数据

郑启仲中医儿科用药经验 / 郑攀，郑宏主编 . —北京：人民卫生出版社，2019

ISBN 978-7-117-28657-2

Ⅰ.①郑… Ⅱ.①郑…②郑… Ⅲ.①小儿疾病－中药疗法 Ⅳ.① R272

中国版本图书馆 CIP 数据核字（2019）第 127357 号

| 人卫智网 | www.ipmph.com | 医学教育、学术、考试、健康，购书智慧智能综合服务平台 |
| 人卫官网 | www.pmph.com | 人卫官方资讯发布平台 |

郑启仲中医儿科用药经验

主　　编：郑　攀　郑　宏
出版发行：人民卫生出版社（中继线 010-59780011）
地　　址：北京市朝阳区潘家园南里 19 号
邮　　编：100021
E - mail：pmph @ pmph.com
购书热线：010-59787592　010-59787584　010-65264830
印　　刷：天津市光明印务有限公司
经　　销：新华书店
开　　本：710×1000　1/16　印张：17　插页：2
字　　数：278 千字
版　　次：2019 年 7 月第 1 版　2024 年 3 月第 1 版第 2 次印刷
标准书号：ISBN 978-7-117-28657-2
定　　价：59.00 元

打击盗版举报电话：**010-59787491**　**E-mail：WQ @ pmph.com**
（凡属印装质量问题请与本社市场营销中心联系退换）

郑启仲教授简介

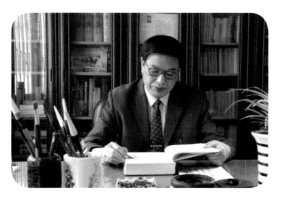

郑启仲，1944年生，河南清丰县人，国家级名老中医。河南中医药大学第一附属医院主任医师、教授，中国中医科学院全国中医药传承博士后合作导师，著名中医儿科专家。第三、四、六批全国老中医药专家学术经验继承工作指导老师，全国名老中医药专家传承工作室指导老师，全国优秀中医临床人才培养指导老师，仲景书院首批"仲景国医导师"。历任中华中医药学会儿科专业委员会第四、五届副主任委员，世界中医药学会联合会儿科专业委员会常委，河南中医药学会常委兼儿科专业委员会副主任委员，中国中医药研究促进会小儿推拿外治专业委员会副主任委员等职。

从事中医儿科临床、科研、教学工作五十余年，苦嗜经典，博览诸家，深研钱乙"五脏证治"儿科学说，突出"从肝论治"儿科学术思想。擅长小儿望诊。擅治小儿时行疾病、肾病、过敏性紫癜、抽动症、多动症、发作性睡病、癫痫、疑难杂症，提出"顿咳从肝论治""秋季腹泻因燥起"等独到见解。获河南省重大科技成果奖1项，省厅级科技进步奖8项，获国家发明专利4项。主编参编《郑启仲儿科经验撷粹》《郑启仲儿科医案》《郑启仲经方名方应用经验》《伤寒论讲解》《实用中医儿科学》等专著20余种，发表学术论文100余篇。

1987年获"全国卫生文明先进工作者"称号；1989年被国务院授予"全国先进工作者"称号；1991年获国务院政府特殊津贴；1992年被国家人事部授予"中青年有突出贡献专家"称号，当选中国共产党第十四次全国代表大会代表。2008年获"河南中医事业终身成就奖"；2009年获中华中医药学会"儿科发展突出贡献奖"。

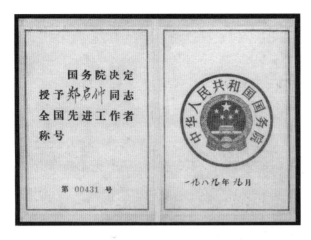

1989 年国务院授予郑启仲教授"全国先进工作者"称号

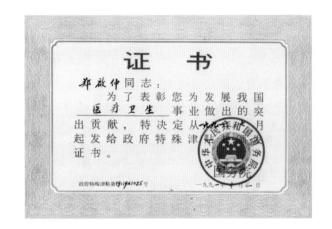

1991 年郑启仲教授获得"国务院政府特殊津贴"

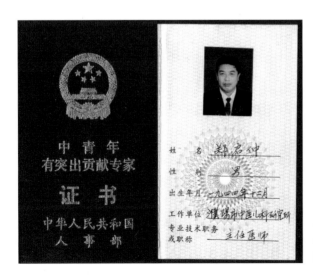

1992 年人事部授予郑启仲教授"中青年有突出贡献专家"称号

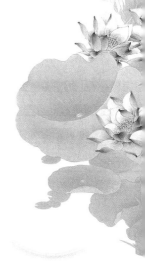

序

儿科鼻祖钱乙《小儿药证直诀》序曰："医之为艺诚难矣，而治小儿为尤难。自六岁以下，黄帝不载其说……其难五也"，为后世留下"治儿五难"之论。明代著名医家张介宾则将民谚"宁治十男子，莫治一妇人；宁治十妇人，莫治一小儿"载入《景岳全书》，可知治儿之难自古如是。

余业儿科年已五十有四，坦言儿科临证，可谓"临渊履冰"，且日年愈久，其感愈深。治儿之难，难在哪里，一曰四诊难，二曰辨证难，三曰用药难，而用药之难实乃难中之难矣。正所谓"人命至重也，一药之投，失之毫厘，谬以千里，呼吸之间，生死遂判，片时偶误，虽悔何追"（清·杨璿《伤寒瘟疫条辨·朱跋》），在儿科尤显珠玑。温病大家吴瑭说："古称难治者，莫如小儿……其用药也，稍呆则滞，稍重则伤，稍不对证，则莫知其乡"（《温病条辨·解儿难》），真乃深察儿科用药之难者也。

余本不才，幸于上世纪60年代初被国家选为儿科名老中医王志成先生学术继承人。先生温文儒雅，博古通今，医德高尚，经验丰富。擅治小儿惊风、痘疹、咳喘及疑难杂症，辨证精当，用药灵巧，疗效卓著。"硼砂化顽痰而治顿咳""车前子利痰善止咳喘"等，乃王老家传不宣之秘。然，命运多舛，天有不测风云，未及盈年，恩师突然驾鹤。感组织关怀，急调至儿科名家王瑞五老师门下。先生深研经典，博采众方，长于望诊，经验宏富，擅用经方，法度井然，用药简洁，出神入化。"咳嗽不止金樱子，大热不退白芍将，泄泻不止丁香用……"乃先生脍炙口授之经验。

"药有个性之专长，方有合群之妙用"，善医者必识药，受两位先师用药风格影响，临证偶有所悟，反复验证，凡数十年，历久而小有所获。凡袋诊余随笔，传人视为"珍宝"，筛选取舍，整理成文近百篇，将单味药、对药分为上篇、下篇，后选部分相关医论、医话为附篇，冠以《郑启仲中医儿科用药经验》之名而成今貌。翻阅再三，实感怯于示人，承蒙人民卫生出版社抬爱，拟予出版，在此即将付梓之际，唯期同仁贤达斧正是愿。

郑启仲

于河南中医药大学第一附属医院

2018 年 5 月

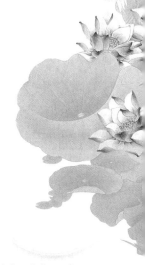

前　言

"故善医者，分观之，而无药弗切于病情；合观之，而无方不本于古法，然后用而弗效，则病之故也……而不然者，即偶或取效，隐害必多，则亦同于杀人而已矣"（《医学源流论》）。郑启仲教授从事中医儿科临床、科研、教学五十余载，苦嗜经典，博览诸家，潜心临床，笔耕不辍。虽已年逾古稀，仍勤奋如初，手不释卷。写心得，记病案，著书立说，"三更灯火五更鸡"。2011年国家中医药管理局批准"郑启仲全国名老中医药专家传承工作室"在河南中医药大学第一附属医院建立，作为郑师学术继承人，我们在整理郑师手稿资料时，发现很多用药心得笔记，如荆芥治血尿，芦根一味治呕吐，全蝎治腹胀，苍术单味治溢乳，仙鹤草治哮喘，代赭石治顿咳，猫爪草消蛋白尿，羚羊角抗过敏等，均有新义；全蝎配蜈蚣治脑病，黄连配肉桂治汗证，五倍子配黄柏治口疮等，皆具特色；同一药生与熟配对的应用经验，也颇资参考。我们即将《郑启仲中医儿科用药经验》列入整理出版计划。

本书编写，遵照郑师"宁缺毋滥，源流分明，小题小做，抛砖引玉"的原则，根据郑师用药心得、病案资料、失误教训等整理成上篇"单味药应用经验"60篇，下篇"对药应用经验"36篇，重点介绍其用药心悟、独到见解、配伍技巧等；数则用药教训献与读者，可见郑师胸襟；除国家知识产权保护者外，郑师对同道、对读者无不宣之秘，书中不少篇末注文多为郑师亲笔，虽为零金碎玉，确十分珍贵；为全面了解其学术思想、用药风格，选集部分医论医话作为附篇，以供与上下篇互参。书中经验大多为郑师临证心悟，属师长传授、同道交流者，均一一注明。

本书在郑师指导下，几经寒暑，数易其稿，在即将付梓之际，我们对各级领导给予的大力支持，编委会同仁付出的辛勤劳动，研究生段培、李经伟同学积极参与文稿打印等工作，在此一并表示感谢。由于我们水平所限，书中缺点错误在所难免，敬请读者指正，以便再版时修订。

郑 攀 郑 宏

2018 年 5 月 16 日

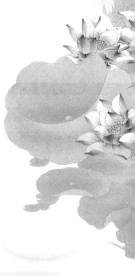

目　录

上篇　单味药应用经验

下篇　对药应用经验

附篇　医论医话

上篇

单味药应用经验

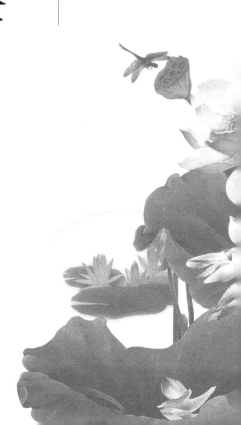

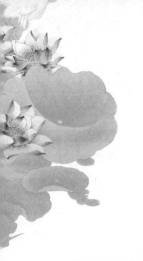

1. 荆芥祛风解表，尤治血尿

【功能主治】

荆芥，味辛，性微温。归肺、肝经。功能：祛风解表，透疹消疮。主治：外感表证，疮疡初起，疹出不透，吐血下血。《本草纲目》云其："入足厥阴经气分，其功长于祛风邪，散瘀血，破结气，消疮毒。盖厥阴乃风木也，主血而相火寄之。故风病、血病、疮病为要药。"《太平惠民和剂局方》记载："荆芥汤治风热肺壅，咽喉肿痛，语声不出，或如有物哽：荆芥穗半两，桔梗二两，甘草（炙）一两。上为粗末。每服四钱，水一盏，姜三片，煎六分，去渣，食后温服。"

【应用经验】

郑师讲，荆芥不仅具有解表之功，还有止血之效，可用于鼻衄、肌衄、便血、尿血诸症。《神农本草经》谓其"破聚气，下瘀血"；《药性论》云其"主通行血脉。"郑师认为，荆芥炒炭则表散之性大减，而祛瘀作用犹存，且善入血分以理血，故为祛瘀止血之佳品。临床善用荆芥治疗过敏性紫癜等出血病症，且总结出如何应用荆芥的经验：①紫癜与血尿共存时，用荆芥与荆芥炭各半；②皮肤紫癜消退而血尿不消时，用荆芥炭；③炒炭一定要存性，不可成灰，成灰则止血作用大减。

【病案举例】

段某，男，9岁，河南周口市人，2013年3月22日初诊。

主诉：皮肤紫癜3月，血尿1月余。

现病史：患儿3个月前因食用海鲜，继而下肢出现较多出血点，压不褪色，在当地医院诊断为"过敏性紫癜"，予口服氯雷他定片、维生素C片等药治疗，皮肤紫癜时轻时重，1月前出现尿检异常，隐血（＋）。中西医诊治不见好转而请郑师诊治。诊见：双下肢较多出血点兼有紫癜，色暗红，大便干燥。舌红，苔黄腻，脉弦数。血常规未见异常；尿常规：蛋白（±），隐血（＋＋）。

中医诊断：葡萄疫。

西医诊断：过敏性紫癜性肾炎。

辨证：血热发癜，伤及肾络。

治法：清热凉血，化瘀消癜。

方药：犀角地黄汤加减。

处方：水牛角丝（先煎）15g，生地黄10g，赤芍10g，丹皮10g，荆芥炭6g，荆芥6g，凌霄花10g，栀子10g，大黄3g，白茅根20g，甘草6g。7剂，每日1剂，水煎，分2次服。

二诊（2013年3月29日）：患儿紫癜明显消退，未再有新出血点，大便已通畅。复查尿常规示：尿蛋白（－），隐血（＋）。效不更方，再取7剂，每日1剂。

三诊（2013年4月5日）：患儿紫癜消退，紫癜变黄，复查尿常规示：尿蛋白（－），隐血（±）。上方去栀子、大黄、荆芥，加当归10g、红花6g，荆芥炭加至10g。14剂，每日1剂，水煎服。症状消失而愈。随访2年未见复发。

注：笔者曾治一过敏性紫癜性肾炎，先后服银翘散、犀角地黄汤、小蓟饮子、知柏地黄汤、归脾汤加减，血尿（＋）~（＋＋）迟迟不消，请郑师指导，郑师诊后嘱：此方（归脾汤加茅根炭、茜草炭）改茅根炭、茜草炭为荆芥炭、干姜炭，再进14剂。果然7剂血尿消失，守方调2月而愈，随访2年未见复发。记忆十分深刻，常有如梦猛醒之感。借此书一角以献同仁。

（冯　斌　郑　攀）

2. 胡荽辛温发表，透疹极佳

【功能主治】

胡荽又名"芫荽"，味辛，性温。归脾、胃、肺经。功能：健胃消食，醒脾调中，发汗透疹，利尿通便，祛风解毒。主治：疹出不透，纳食不佳，饮食不消。始载于《嘉祐本草》："消谷，治五脏，补不足，利大小肠，通小腹气，拔四肢热，止头痛，疗痧疹、豌豆疮不出，作酒喷之立出，通心窍。"李时珍考证："系张骞使西域始得种归，故曰胡荽"。它是一种广泛、常食的蔬菜，富含挥发油、蛋白质、胡萝卜素、多种矿物质及维生素等。李时珍在《本草纲目》称"芫荽性味辛温香窜，内通心脾，外达四肢"。胡荽辛香升散，能促进胃肠蠕动，有助于开胃醒脾，调和中焦。药理研究证明，芫荽提取物具有显著的发汗清热透疹的功能，有促进外周血液循环的作用，其特殊香味能刺激汗腺分泌，促使机体发汗，透疹。

【应用经验】

郑师讲，芫荽辛温解表，透疹尤妙。20世纪60年代，农村麻疹流行，鲜芫荽酒（亦称胡荽酒）：鲜胡荽1握，约30g，30度医用酒精或30度白酒，200ml，加热；鲜胡荽洗净、揉成团，蘸酒擦浴患儿皮肤。从手、足、四肢至躯干快速擦，面部及会阴部不擦，擦至皮肤潮红为佳。随后覆被令汗出。擦浴透疹，既可透疹外出，又可解表散热，控制体温，起到物理降温的作用，活人甚多。这一外治小单方不可小觑，用之得当，大有"四两拨千斤"之功，常收"柳暗花明"之效。

【病案举例】

高某，女，7岁，濮阳市人，2008年3月11日初诊。

代主诉：发热、咳嗽7天。

现病史：患儿于7天前发热、咳嗽，当地诊所以感冒给予感冒颗粒、止咳糖浆服 2 天，咳嗽加剧，体温增至 39℃ 以上，急赴某医院急诊科，诊为"上呼吸道感染"，给予静脉补液、抗生素（不详）、地塞米松等，发热退，咳嗽减轻，停药后又高热，且咳喘加重而请郑师诊治。诊见：高热，体温 39.7℃，无汗，咳嗽声重，目赤怕光，呼吸急促，烦躁不安，面红，咽红，口腔黏膜粗糙，麻疹黏膜斑明显，耳后、胸前疹点隐隐，大便日 2~3 次，稀便，小便黄，舌质红，苔白腻兼黄，脉数有力。听诊：两下肺可闻中小湿啰音。

中医诊断：麻疹合并肺炎喘嗽。

西医诊断：麻疹合并肺炎。

辨证：麻毒闭肺，肺失宣肃。

治法：透疹解毒，宣肺平喘。

方药：升麻葛根汤合麻杏石甘汤加减。

处方：葛根 10g，升麻 6g，赤芍 10g，蝉蜕 10g，薄荷 6g，炙麻黄 5g，生石膏 15g，杏仁 10g，紫草 6g，黄芩 10g，甘草 6g。1 剂，水煎，频服。

同时给予胡荽酒擦浴。停用激素及退热药。

二诊（2008 年 3 月 12 日）：全身皮疹满布，手足掌面已见疹点，热退神静，咳喘减轻，体温 36.4℃，舌红苔变薄而微黄，两肺啰音消失大半，父母口口称绝。上方改麻杏石甘汤加味：炙麻黄 6g，杏仁 10g，石膏 15g，黄芩 10g，金银花 10g，浙贝 6g，僵蚕 10g，葶苈子 10g，赤芍 10g，甘草 6g。2 剂，每日 1 剂，水煎服。

三诊（2008 年 3 月 14 日）：皮疹开始回落，咳喘基本消失，饮食增，腹泻止，脉静身凉，两肺啰音基本消失。守法调理 1 周而愈。按患儿父亲的话说，"没想到一把芫荽救了孩子的命！"

（冯　斌　郑　攀）

3. 苏叶解表散寒，更善止呕

【功能主治】

苏叶，味辛，性温。归肺、脾二经。功能：解表散寒，行气宽中。主治：感冒风寒，恶寒发热，咳嗽气喘，胸腹胀满，并解鱼蟹毒。《药品化义》曰"紫苏叶，为发生之物。辛温能散，气薄能通，味薄发泄，专解肌发表，疗伤风伤寒……凡属表证，放邪气出路之要药也。"现代药理发现，苏叶有抗细菌、抗病毒、镇静、解热镇痛、止咳、止呕、抗凝止血等作用。

【应用经验】

郑师认为，苏叶味辛，入于气分，而色紫，又入于血分，为气血同治之药。近年来随着生活条件的改善，小儿进食多为高营养、高热量的食物，极易形成食滞，进而酿成湿热。在小儿胃脘痛中，湿热证逐渐增多。临床多选择黄连、黄芩、蒲公英、大黄等清热燥湿的苦寒药物进行治疗。在治疗湿热所致胃脘痛时，考虑到小儿脾常不足的生理特点，认为过用寒凉，更易损伤脾胃，致脾失运化，湿热之邪阻滞。对于湿热阻滞胃肠所致呕吐，郑师常以苏叶为君药，疗效显著。且对呕吐而难以服药者，先以苏叶小剂量频服止呕，呕止后再进他药，每获良效。

【病案举例】

例1. 治疗呕吐

宋某，女，14岁。濮阳市人，2008年8月24日初诊。

主诉：呕吐3天。

现病史：患儿呕吐，恶心，反复发作1年余，近3天来又发，经当地医院按"急性胃炎"静脉输液（用药不详）、藿香正气软胶囊等治疗不效而来诊。诊见：呕吐频繁，烦躁不安，大便不畅，舌红，苔黄腻，脉弦滑。彩超检查肝胆脾胰未见异常；胃肠积气。

中医诊断：呕吐。

西医诊断：慢性胃炎急性发作。

辨证：湿热中阻，胃失和降。

治法：清热和胃，降气止呕。

方药：苏叶黄连汤加减。

处方一：苏叶3g，黄连2g，陈皮3g。2剂，每日1剂，泡茶，小量频服，在1小时内服完。呕不止继服第2剂；呕止，接服处方二。

处方二：清半夏6g，黄连6g，黄芩6g，生姜6g，陈皮6g，砂仁6g，木香 6g，甘草 6g。2 剂，日 1 剂，水煎，分 2 次服。

二诊（2008 年 8 月 27 日）：其母来告，患儿服泡茶 1 剂呕吐即止。改服处方二，水煎服 2 剂，诸症消失而愈，已入校学习。

例 2. 治疗吐泻

宋某，男，2 岁，郑州市人，2011 年 8 月 2 日初诊。

主诉：呕吐、腹泻 2 天。

现病史：患儿 2 天前不明原因出现呕吐，继之腹泻，日 7~8 次，为水样便。门诊给予中药藿香正气散合葛根芩连汤加减的中药配方颗粒，喂服 3 次，入口即吐，药难入口，转请郑师诊治。诊见：患儿表情痛苦，烦躁不安，时而呕恶，大便水样兼不消化食物残渣，舌尖边红，苔白兼黄而腻，脉滑数。

中医诊断：呕吐、泄泻。

西医诊断：急性胃肠炎。

辨证：湿热内蕴，升降失常。

治法：清热止呕，燥湿止泻。

方药：苏叶黄连汤加减。

处方：苏叶 2g，黄连 1g，竹茹 2g。1 剂，开水 100ml 泡 5 分钟后小量频服，首次喂 1~2ml，10 分钟喂 1 次，吐后亦 10 分钟再喂，渐增至每次 5ml。郑师嘱其呕吐止后，再喂前医所开藿香正气散合葛根芩连汤颗粒。家长拒服前药，执请郑师再开方。郑师曰：呕吐止后再来取第二方。果然，2 小时后其父来告，药服后呕吐 1 次，再喂未吐，药已喂了大半，孩子精神好转，无呕吐，也未腹泻。师笑曰："药中有黄连，厚肠胃而止泻，把余药继续喂完，明日再来复诊。"并嘱其试喂些清淡面汤，禁食油腻、生冷之品。

二诊（2011 年 8 月 3 日）：呕止、泻停，神和、脉静，舌淡红，苔薄白。父母喜上眉梢。郑师嘱，注意饮食，停药观察。不药而返。

注：此即郑师用药风格。他常教导我们，要学习《孙子兵法》："不战而屈人之兵"，医生的最高境界应为"不药而愈人之病"，而我们还远远达不到，只能"少药而愈人之病"！郑师曾独著一部《中小学生健康指南》，按他自己的话说，"想让孩子们少得病，不得病"。

（冯 斌 郑 攀）

4. 葛根解肌通络，功可定喘

【功能主治】

葛根，味甘、辛，性凉。归脾、胃经。功能：发表解肌，升阳透疹，解热生津。主治：外感发热，头痛，无汗，项背强痛，麻疹初起，湿热泻痢及脾虚腹泻。《药品化义》："葛根，根主上升，甘主散表，若多用二、三钱，能理肌肉之邪，开发腠理而出汗，属足阳明胃经药，治伤寒发热，鼻干口燥，目痛不眠，疟疾热重。盖麻黄、紫苏专能攻表，而葛根独能解肌耳。因其性味甘凉，能鼓舞胃气，若少用五、六分，治胃虚热渴，酒毒呕吐，胃中郁火，牙疼口臭。或佐健脾药，有醒脾之力"。

【应用经验】

郑师讲，葛根不但可以解肌，而且还有平喘之效。《伤寒论》34 条指出："太阳病，桂枝证，医反下之，利遂不止。脉促者，表未解也，喘而汗出者，葛根黄芩黄连汤主之。"该条主要讲桂枝汤证误下，致下利不止喘而汗出的证治。葛根可鼓舞清气上行以输津液，使肌解热退，清阳得升，津液得以上承，筋脉得以濡润，支气管痉挛得以缓解而平喘。对于临床下利而喘的患儿，郑师常用之，效果显著。

【病案举例】

例 1. 治疗支气管哮喘

云某，女，11 个月，2015 年 10 月 24 日初诊。

代主诉：发热，咳嗽，哮鸣 3 天。

现病史：患儿既往有喘息史，3 天前出现发热，咳嗽，社区医生始按"感冒"给予感冒清热颗粒，咳嗽加重，出现喘息症状，且大便次数增多而来诊。诊见：面色红赤，发热，体温 37.8℃，咳嗽，喉间痰鸣，喘息，大便稀糊状，有奶瓣及黏液，日 2~3 次，肛周潮红。舌红，苔黄白腻，指纹紫滞。双肺听诊可闻及哮鸣音。胸片提示：支气管炎X线改变。

中医诊断：哮证。

西医诊断：支气管哮喘。

辨证：痰热阻肺，肺失宣肃。

治法：清热化痰，宣肺平喘。

方药：葛根芩连汤加减。

处方：葛根10g，黄芩6g，黄连2g，白芍6g，车前子6g，浙贝3g，杏仁3g，甘草3g。中药配方颗粒剂，2剂，每日1剂，分3次水冲服。

二诊（2015年10月26日）：发热退，咳嗽、喘息明显减轻，大便日2次。舌稍红，苔白微腻，指纹紫。双肺听诊哮鸣音明显减少。

处方：葛根5g，黄连1g，姜半夏3g，陈皮3g，茯苓5g，桑白皮3g，车前子6g，桔梗6g，甘草3g。3剂，每日1剂，分3次水冲服。

三诊（2015年10月29日）：诸症悉平。嘱服七味白术散去木香加炒白果仁2g善后而愈。

例2. 治疗喘证

程某，男，4岁，2016年4月21日初诊。

主诉：发热，咳喘5天。

现病史：患儿5天前因感冒而见发热、咳嗽，继之喘促，经当地医院诊为"支气管哮喘"，给予头孢克洛干混悬剂及中药麻杏石甘汤等治疗效不显著而请郑师诊治。诊见：发热，体温37.6℃，呼吸促，咳而喘息，大便日2~3次。咽微红，舌红，苔黄腻。两肺听诊呼吸音粗糙，可闻及喘鸣音。血常规未见明显异常。胸片示：支气管炎X线改变。

中医诊断：喘证。

西医诊断：喘息性支气管炎。

辨证：肺热内扰，宣降失司。

治法：清热宣肺，平喘止泻。

方药：葛根芩连汤加减。

处方：葛根10g，黄芩5g，黄连2g，地龙5g，蝉蜕3g，白果仁3g，桔梗3g，乌梅5g，甘草3g。中药配方颗粒剂，3剂，每日1剂，分3次水冲服。

二诊（2016年4月25日）：咳喘明显减轻，大便日1次，两肺喘鸣音基本消失。上方再进3剂而愈。

注：郑师讲，哮与喘有别，《医学正传》有"哮以声响名，喘以气息言。夫喘促喉中如水鸡声者，谓之哮；气促而连续不能以息者，谓之喘"之论述，哮指喉中有哮鸣音；喘指呼吸困难之喘息。哮有寒热之分，喘有虚实之异。哮为反复发作之病，如支气管哮喘；喘是可见于多种疾病之症状，病愈而喘止。本文例一辨为哮证，例二辨为喘证，因病机相近，故均以葛根芩连汤化裁治之而愈。

（冯斌　郑攀）

5. 青黛清肝泻火，善治顿咳

【功能主治】

青黛，味咸，性寒。归肝经。功能：清热解毒，凉血止血，清肝泻火。主治：温病热毒斑疹，血热吐血，衄血，咯血，肝热惊痫，咽喉肿痛，丹毒，痄腮，疮肿等。《本草求真》云："青黛，大泻肝经实火及散肝经火郁。故凡小儿风热惊痫，痈毒，丹热痱疮，蛇犬等毒，金疮血出，噎膈蛊食，并天行头痛，瘟疫热毒，发斑、吐血、咯血、痢血等症"。

【应用经验】

郑师取其清肝泄肺之功，用来治疗顿咳。提出"木火刑金，风痰相搏"是顿咳痉挛性咳嗽的主要病机，并提出了"镇肝止咳"的治法。创制了"镇肝止咳汤"一方（见《郑启仲儿科经验撷粹》，人民军医出版社，2013年版）。药物组成：柴胡6g，生白芍10g，代赭石10g，青黛1g，炒僵蚕6g，胆南星3g，甘草3g。以上剂量为3~5岁用量，可随年龄增减。为了验证镇肝止咳汤的疗效，郑师曾于1977—1980年，用上方治疗百日咳210例，以7天为观察时限。结果：显效（痉咳消失）168例，占80.00%；有效（痉咳减少）37例，占17.60%，总有效率为97.60%；无效（症状无改善）5例，占2.40%。临床凡咳嗽属肝火犯肺者均在辨证论治基础上加青黛而收满意疗效。

【病案举例】

例1. 治疗顿咳伴目睛出血

林某，女，6岁，河南信阳人，2008年5月6日初诊。

主诉：咳嗽、呕吐1月余。

现病史：患儿1月前始有咳嗽，当地社区按支气管炎治疗（用药不详），咳不减反而加重，呈阵发性痉挛性咳嗽，咳吐痰涎及胃内容物。改服中药麻杏石甘汤合止嗽散加葶苈子、川贝等治疗，亦未见痉咳减轻而来诊。诊见：痉挛性咳嗽日发10余次，咳时伴以两胁疼痛，患儿颜面轻度浮肿，右目睛出血。湿热体质。舌质尖边红，苔黄腻，脉滑数。

中医诊断：顿咳。

西医诊断：百日咳（痉咳期）。

辨证：木火刑金，痰热郁肺。

治法：清肝泻火，化痰止咳。

方药：镇肝止咳汤加减。

处方：柴胡6g，生白芍12g，代赭石12g，青黛3g，炒僵蚕6g，黄芩6g，姜半夏3g，炒栀子6g，丹皮6g，甘草3g。3剂，每日1剂，水煎服。

二诊（2008年5月10日）：痉咳次数减少，舌红减轻，黄腻苔见退，上方再进3剂。

三诊（2008年5月13日）：痉咳大减，日1~2次，目睛红赤消退大半，舌转淡红苔薄白，脉平缓，饮食增加，二便调。上方去青黛、丹皮，再进4剂，诸症悉平。

例2. 治疗顿咳肺阴虚

张某，男，3岁10个月，2009年5月10日初诊。

代主诉：痉挛性咳嗽已月余。

现病史：患儿1个月前出现咳嗽，经当地医院用头孢、阿奇等抗生素及多种止咳中成药不效而来诊。诊见：阵发性痉挛性咳嗽日发10余次，咳时两手握拳，面赤弓背，颈脉怒张，涕泪交迸，痉咳后呕吐痰涎及胃内容物，食少纳差，大便干。舌质红，苔黄，脉滑数。

中医诊断：顿咳。

西医诊断：百日咳（痉咳期）。

辨证：木火刑金，痰热郁肺。

治法：清肝泻火，化痰止咳。

方药：镇肝止咳汤加减。

处方：柴胡 6g，生白芍 6g，代赭石 6g，青黛 3g，炒僵蚕 6g，胆南星 3g，黄芩 6g，大黄 3g，甘草 3g。3 剂，每日 1 剂，水煎服。

二诊（2009 年 5 月 13 日）：痉咳次数减为 5~6 次，呕吐痰涎减少，大便通，黄苔减少。上方去大黄，再进 3 剂。

三诊（2009 年 5 月 16 日）：其母甚喜，痉咳已止，精神好转，便通食增，舌淡红苔少，邪渐去，阴已伤。上方去青黛、胆星、黄芩，加沙参 10g、麦冬 6g、五味子 3g，调理旬余而告痊愈。

（张建奎　郑 攀）

6. 乌梅敛肺生津，巧治久咳

【功能主治】

乌梅，味酸、涩，性平。归肝、脾、肺、大肠经。功能：敛肺止咳，生津止渴，涩肠止泻，安蛔止痛。主治：肺虚久咳，虚热消渴，蛔厥腹痛，久泻久痢。《本草纲目》曰："敛肺涩肠，止久咳泻痢，反胃噎膈，蛔厥吐痢"。

【应用经验】

乌梅敛肺止咳医者皆知，如何应用则见仁见智，尤其是在儿科的应用则多有讲究。郑师苦研小方治病，乌梅治咳即其一也。古人治久咳多用罂粟壳配乌梅肉，如《宣明论方》的"小百劳散"，临床确有显著的镇咳之效。而方中罂粟壳为有毒之品，小儿不宜服用，新生儿、孕妇及哺乳期妇女禁用。郑师总结治疗小儿咳嗽的经验，制"咳宝汤"一方，验之临床多获良效。"咳宝汤"由乌梅肉、金樱子、陈皮、生姜、炙甘草组成。功效：敛肺止咳。主治：小儿久咳见肺肾阴虚者。加减：有痰者，加炒莱菔子；盗汗者，加地骨皮、五味子；血虚者，加当归；便秘者，加蜂蜜。

【病案举例】

例 1. 治疗支气管炎久咳

李某，女，6 岁，山东莘县人，1998 年 11 月 21 日初诊。

主诉：咳嗽反复发作 3 年余，再发 3 月余。

现病史：患儿自 2 岁起每遇冷即咳嗽不止，反复发作 3 年。经多家医院诊为"慢性支气管炎""咳嗽变异性哮喘"等，中西医多方治疗不愈而请郑师诊治。诊见：患儿面黄，双气池①色红兼紫，唇色偏红，咳嗽无痰，夜咳较多，时有盗汗，纳尚可，大便日 1 次偏干，舌质红苔少，脉沉细数。血常规未见异常；胸片、CT 报告：支气管炎。

中医诊断：咳嗽。

西医诊断：慢性支气管炎。

辨证：肺肾阴虚，肺气失敛。

治法：滋阴敛肺，纳气止咳。

方药：咳宝汤（郑启仲经验方）加减。

处方：乌梅肉 12g，金樱子（去籽、毛）6g，五味子 6g，陈皮 3g，生姜 3g，甘草 6g。7 剂，每日 1 剂，水煎取汁，加蜂蜜少许，分早晚 2 次服。

二诊（1998 年 11 月 29 日）：服上药后明显减轻，效不更方，再进 7 剂。

三诊（1998 年 12 月 6 日）：患儿咳嗽止、盗汗消、纳增、便调。其父要求根治之方，郑师嘱服麦味地黄丸合玉屏风颗粒 2 个月以观后效。

随访 1 年发作大为减少。再服上方预防，再访 2 年，上咳未发。

例 2. 治疗顿咳久咳不止

宋某，女，4 岁，河北省大名人，2013 年 10 月 11 日初诊。

主诉：咳嗽半年余。

现病史：患儿于 4 月中旬不明原因地出现咳嗽，当地医生按"感冒"治疗 7 天，咳嗽不减而加重，呈阵发性咳嗽，昼轻夜重，咳时伴有呕吐及腹痛。经某省医院诊为"类百日咳综合征"，给予头孢克洛、阿奇霉素及镇咳药治疗，症状有减轻而咳不止，改服中成药麻甘颗粒等，以及汤剂止咳散、桑杏汤、小青龙汤等亦未见明显疗效而转请郑师诊治。诊见：患儿双气池淡赤，

---

① 气池：在目下胞，一名坎下。

右颧微红，咳嗽夜重，时有咳痰，纳呆，便滞，小便色黄。舌质红苔少，脉沉细数。所带 X 光胸片报告：支气管炎。

中医诊断：顿咳。

西医诊断：类百日咳综合征。

辨证：阴虚痰恋，肺失宣肃。

治法：滋阴敛肺，化痰止咳。

方药：咳宝汤（郑启仲经验方）加减。

处方：乌梅 10g，金樱子 5g，白芍 6g，陈皮 6g，炒莱菔子 6g，生姜 3g，甘草 6g。中药配方颗粒，7 剂，每日 1 剂，分 3 次水冲服。

二诊（2013 年 10 月 18 日）：服上方 3 剂后咳嗽渐减，大便通畅，颧红已消。效不更方，原方再服 4 剂，诸症消失而愈。随访 1 年未见复发。

（郑 攀）

7. 生姜温中止呕，化饮止咳

【功能主治】

生姜，始载于《神农本草经》，不独食材，实为药食同源。《名医别录》："生姜，味辛，微温。主治伤寒头痛、鼻塞，咳逆上气，止呕吐。"又"生姜，微温，辛，归五藏。去痰，下气，止呕吐，除风邪寒热"。生姜的功效是解表散寒、温中止呕、温肺止咳、化痰止咳，解毒。用于治疗外感风寒等证。生姜还是传统的治疗恶心、呕吐良药，可以治疗胃寒呕逆等证，有"呕家圣药"之誉。本品止呕效果显著，可单独应用，"频嚼生姜，即止"（《应验良方》）；还可随着配伍不同，治疗胃气上逆的多种呕吐。

【应用经验】

生姜不但常用于呕吐、腹泻等症，另外还有一个特别功效，即止咳、化痰。《本草衍义补遗》曰其："辛治咳嗽痰涎多用者，此药能行阳而散气故也"。郑师不但治呕吐善用生姜，治咳嗽尤善用之。他的经验方"艾姜饮"（参见上篇"31.艾叶非肺经药，但治咳喘"）即是常收"单方气死名医"之效的良方。

【病案举例】

黄某，女，6岁，2014年12月12日初诊。

代主诉：反复咳嗽1月余。

现病史：患儿1个月前出现发热，咳嗽，经治疗体温正常，仍反复咳嗽，以干咳为主，咳甚时可咳出白色黏痰，遇到冷空气后加重，丑时经常咳醒而影响睡眠。曾口服孟鲁司特钠片、雾化吸入暂时缓解。诊见：咳嗽，痰少，咽痒，纳呆，少语，二便正常。舌质淡红，苔白腻偏黄，脉弦滑。

中医诊断：咳嗽。

西医诊断：支气管炎。

辨证：邪郁少阳，痰阻于肺。

治法：和解少阳，宣肺止咳。

方药：小柴胡汤加减。

处方：柴胡6g，黄芩6g，清半夏6g，生姜9g，大枣6g，代赭石9g，炙远志6g，甘草6g。3剂，每日1剂，水煎服。

二诊（2014年12月16日）：母亲甚喜，患儿咳嗽明显减轻，虽晚上仍有咳嗽，但咳嗽时间明显缩短。效不更方，原方再进3剂。

三诊（2014年12月20日）：诸症基本消失。继予六君子汤调理数日而愈。

（冯　斌　郑　攀）

8. 芦根一味浓煎，能治呕吐

【功能主治】

芦根，味甘，性寒。归肺经、胃经。功能：清热泻火，生津止渴。主治：热病烦渴，胃热呕吐，肺热咳嗽，肺痈吐脓，热淋涩痛。《本草经疏》：

"芦根，味甘寒而无毒。消渴者，中焦有热，则脾胃干燥，津液不生而然也，甘能益胃和中，寒能除热降火，热解胃和，则津液流通而渴止矣。客热者，邪热也，甘寒除邪热，则客热自解。肺为水之上源，脾气散精，上归于肺，始能通调水道，下输膀胱，肾为水脏而主二便，三家有热，则小便频数，甚至不能少忍，火性急速故也，肺、肾、脾三家之热解，则小便复其常道矣，火升胃热，则反胃呕逆不下食及噎哕不止；伤寒时疾，热甚则烦闷；下多亡阴，故泻利人多渴；孕妇血不足则心热，甘寒除热安胃，亦能下气，故悉主之也。"《唐本草》记载其功效为："疗呕逆不下食、胃中热、伤寒患者弥良。"

【应用经验】

古代医家记载有芦根用于治疗呕吐的经验方，如《肘后备急方》：芦根三斤，切，水煮浓汁，频饮治呕哕不止厥逆者。《千金方》采用芦根饮子治疗伤寒后呕哕反胃，及干呕不下食：生芦根（切）、青竹茹各一升，粳米三合，生姜三两。上四味，以水五升，煮取二升半，随便饮。郑师采众家之长，经临床反复验证，用芦根一味浓煎代茶，治疗小儿胃热呕吐，疗效良好。郑师认为，芦根清热泻火，养胃生津，煎汤代茶，味甘易服，对小儿热病伤阴，胃失濡养，胃热呕吐，疗效肯定。

【病案举例】

例1. 治疗胃热呕吐

刘某，男，2岁，郑州市人，2011年6月8日初诊。

主诉：发热、呕吐2天。

现病史：患儿2天前出现发热，体温达38℃，呕吐，食入即吐，呕吐物热秽酸臭，经当地医院诊为"积滞"，用消食导滞中药及多潘立酮口服，发热退而呕吐不止。诊见：烦躁不安，呕恶不食，口渴引饮，饮入即吐，唇红而干，小便黄，大便少，舌红少津，指纹紫滞。

中医诊断：呕吐。

西医诊断：呕吐原因待查。

辨证：胃热伤津，胃气上逆。

治法：清热养胃，生津止呕。

方药：芦根饮。

处方：芦根 30g，加水 200ml，武火浓煎 20 分钟，留汁 100ml，少量频服作茶饮。

二诊（2011 年 6 月 9 日）：上方频服 1 小时后，患儿渐渐安静下来，呕恶逐渐停止而入睡。2 小时后醒来余药再饮，开始进食。察舌红转淡有津，唇转淡红，指纹淡紫。原方减为 20g，3 剂，日 1 剂，巩固疗效而愈。

例 2. 治疗吐泻

张某，男，8 岁，河南濮阳人，2007 年 5 月 17 日初诊。

主诉：呕吐、泄泻 7 天。

现病史：患儿 7 天前始见呕吐、泄泻，经当地医院诊为湿热泄泻，给予藿香正气汤合葛根芩连汤加减。连服 3 剂，泄泻渐止，而呕吐不止，请郑师诊治。诊见：患儿神疲无彩，面黄无华，心烦口渴，胃气上逆，时而干呕，唇红少津，舌红无苔而乏津，胃不纳谷，食入即吐，大便日 2~3 次量少，脉细数。彩超查肝胆脾胰及胃肠道未见明显异常。

中医诊断：呕吐、泄泻。

西医诊断：急性胃肠炎。

辨证：久泻伤阴，胃失濡养。

治法：滋阴清热，止呕止泻。

方药：苏叶黄连汤加减。

处方：苏叶 3g，黄连 3g，麦冬 10g，甘草 6g。1 剂，轻煎，少量频服，先止其呕。

二诊（2007 年 5 月 18 日）：服上方呕吐未见好转，唇红、舌燥加重。

处方：芦根 60g，急煎，作茶频频予之。1 小时饮完，呕吐渐止，家长自行再取 1 剂，煎服。

三诊（2007 年 5 月 19 日）：患儿呕止，进食，唇红转淡，舌红变淡而有津，阴已复，胃气和，守法再调。

处方：芦根 30g，北沙参 10g，麦冬 10g，百合 10g，葛根 10g，新会陈皮 6g，甘草 6g。3 剂，日 1 剂，水煎，分 3 次服，诸症消失而愈。

（冯　斌　郑　攀）

9. 木贼活血止血，可治血尿

【功能主治】

木贼，味甘、苦，性平。归肺、肝、胆经。功能：疏散风热，明目退翳。主治：目生云翳，迎风流泪，肠风下血，痢疾脱肛，喉痛，痈肿等。《本草纲目》曰："治眼目诸血疾也。"《本草经疏》曰："木贼入足厥阴、少阳二经血分……疗肠风，止痢，及妇人月水不断，崩中赤白，痔疾出血者，皆入血益肝胆之功，肝藏血故也。"后世对木贼止血之功效进行了阐述及应用，但多用于消化道、妇科出血等。内蒙古《中草药新医疗法资料选编》中经验介绍：治外伤出血、消化道出血、妇科出血及其他出血方：木贼50%，黄柏20%，益母草20%，五倍子10%。分别研末，过120目筛，混匀。外用：将药粉撒布创面，用纱布压迫。内服：每次2g，每4~6小时1次。

【应用经验】

现代药理研究显示，木贼中含有阿魏酸，可抑制腺苷二磷酸（ADP）、凝血酶、胶原诱导的实验鼠血小板聚集，还可使血栓重量减轻。木贼中的咖啡酸可以减少出血和血凝的时间，具有止血作用。此外，木贼提取物具有一定的抗凝作用。木贼所含阿魏酸能分别抑制ADP和胶原诱导的大鼠血小板的聚集，明显抑制凝血酶诱导的血小板聚集，并能减轻血栓的重量。郑师治疗过敏性紫癜性肾炎血尿用木贼，效果显著。郑师认为，过敏性紫癜多为风邪内恋，搏击于血，伤及肾络而致尿血。木贼甘平无毒，入肝经，疏散风热，凉血止血，对风热伤络、血热出血者尤宜。

【病案举例】

李某，女，12岁，山西晋城人，2011年5月7日初诊。

主诉：双下肢皮肤紫癜、尿检异常1年余。

现病史：患儿于1年前发现双下肢皮肤紫癜，尿隐血（++），经当地医院诊为"过敏性紫癜性肾炎"，口服泼尼松、双嘧达莫等治疗，紫癜消失，尿蛋白（－）。出院后不规则服药治疗，病情时有反复。近日又发现尿隐血（+++），而请郑师诊治。诊见：咽红，双下肢散见鲜红色紫癜，压不褪色，小便黄，大便干，舌质红，苔薄黄，脉浮数。尿常规：隐血（+++）。

中医诊断：葡萄疫。

西医诊断：过敏性紫癜性肾炎。

辨证：风热遏表，血热伤络。

治法：疏风清热，凉血消癜。

方药：升降散合犀角地黄汤加减。

处方：炒僵蚕10g，蝉蜕10g，片姜黄6g，大黄6g，生地黄10g，丹皮10g，赤芍10g，水牛角10g，木贼10g，白茅根20g，徐长卿10g，甘草6g。7剂，每日1剂，水煎服。服药期间忌食辛辣、生冷、油腻之品。

二诊（2011年5月15日）：皮肤紫癜减少。尿常规检查：隐血（++）。大便稀，日2次，咽红消失，舌苔白。上方去大黄、水牛角，加炒地榆10g。

三诊（2011年6月2日）：尿常规检查：隐血（+），皮肤紫癜消退。守法调理2个月，诸症消失而愈。随访2年未见复发。

（冯　斌　郑　攀）

10. 紫草凉血透疹，善消紫癜

【功能主治】

紫草，味甘、咸，性寒。归心、肝经。功能：凉血活血，解毒透疹。用于治疗血热毒盛，癍疹紫黑、麻疹不透；外用治疗痈疽疮疡、湿疹瘙痒、水火烫伤等。紫草是传统中药材，该药始载于《神农本草经》，列为中品，因其以呈紫色的根入药，故又称紫丹、地血、紫草根、紫根、红石根等。商品有软紫草（新疆紫草）及硬紫草（内蒙古紫草）之分，习惯上以条粗长、色紫、质软、皮厚者为佳。

【应用经验】

郑启仲教授认为，《本草纲目》对其功效总结较为中肯："紫草，其功长于凉血活血，利大小肠。故痘疹欲出未出，血热毒盛，大便闭涩者宜用之，已出而紫黑便闭者亦可用。若已出而红活，及白陷大便利者，切宜忌之。"

紫草主入肝经血分，为凉血之要药，在临证中常常用于紫癜病，无论实火或虚热皆可配伍应用之。如过敏性紫癜属风热侵袭，灼伤血络，选银翘散合升降散加紫草、生地黄；血热妄行，血瘀阻络者，选用犀角地黄汤合升降散加紫草；特发性血小板减少性紫癜辨证属阴虚火旺，灼伤血络者，选用增液汤合二至丸加紫草等。另外，紫草与当归、白芷、血竭配伍成生肌玉红膏，外用治疗血热引起的痈疽疮疡，溃不收口等，疗效可靠。

【病案举例】

周某，男，7岁，学生。河南兰考县人，2009年5月12日初诊。

主诉：皮肤紫癜20天。

现病史：患儿20天前感冒后出现皮肤紫癜，伴有腹痛、关节肿，无发热，当地医院诊断为"过敏性紫癜"，住院治疗13天，病情缓解而出院。3天后又发如初，经人介绍而求郑师诊治。双下肢紫癜，斑片大小不等，色深红而紫，有的融合，臀部较多，伴有左膝关节疼痛，面赤心烦，大便干，小便黄，舌红，苔黄燥，脉数。血、尿常规检查未见异常。

中医诊断：葡萄疫。

西医诊断：过敏性紫癜。

辨证：热毒炽盛，血热发癜。

治法：清热解毒，凉血消癜。

方药：升降散合黄连解毒汤加减。

处方：炒僵蚕10g，蝉蜕10g，片姜黄6g，生大黄6g，黄连6g，黄芩10g，黄柏10g，栀子10g，生地黄10g，赤芍10g，紫草10g，牡丹皮10g。3剂，每日1剂，水煎留汁，加入蜂蜜2匙，调匀，分2次，冷服。服药期间忌辛辣、生冷、油腻之品。

二诊（2009年5月15日）：药后大便通畅，每日1~2次，紫癜明显减少，色变浅红。守法大黄改3g，3剂。

药后紫癜消失，左膝关节痛止，改用升降散合桃红四物汤，服用 20 余剂，停药观察，随访 1 年未见复发。

（李志恒　郑　攀）

11. 连翘一味妙用，可治多病

【功能主治】

连翘，味苦，性微寒。归心、肺、肝、胆经。功能：清热解毒，消肿散结。主治：风热外感，温病初起，痈肿疮毒，瘰疬痰核，热淋涩痛。《神农本草经》云其："主寒热，鼠瘘，瘰疬，痈肿恶疮，瘿瘤，结热。"张元素曰："连翘之用有三：泻心经客热，一也；去上焦诸热，二也；为疮家圣药，三也。"《本草纲目》云："连翘状似人心，两片合成，其中有仁甚香，乃少阴心经、厥阴包络气分主药也。诸痛痒疮疡皆属心火，故为十二经疮家圣药，而兼治手足少阳、手阳明三经气分之热也。"

【应用经验】

郑师善用连翘，按他自己的话说："我用连翘受张锡纯先生经验启发最深。"常在讲课时引张氏之论："连翘，具升浮宣散之力，流通气血，治十二经血凝气聚，为疮家要药。能透表解肌，清热逐风，又为治风热要药。且性能托毒外出，又为发表疹癍要药。为其性凉而升浮，故又善治头目之疾，凡头疼、目疼、齿疼、鼻渊或流浊涕成脑漏证，皆能主之"（《医学衷中参西录》）。郑师认为，"连翘解诸经之疮毒，清三焦之邪热；通气血之壅滞，散痰浊之结聚；味苦而不燥，性寒而不伐，尤宜小儿之用。"常用于小儿瘾疹、疮毒、瘰疬、乳蛾、便秘等而获佳效。

【病案举例】

例 1. 治疗小儿便秘

余某，女，6 岁，河南清丰人，1982 年 6 月 6 日初诊。

主诉：大便秘结 3 年余。

现病史：患儿人工喂养，3 年前出现不明原因的便秘，大便干燥，2~3 天、3~5 天或 6~7 天 1 次，经用润肠片、中药等治疗好转，停药后如前，父母甚愁而请郑师诊治。诊见：面黄，体瘦，纳可，大便已 4 天未行，舌质尖边红，苔黄燥，脉滑数。

中医诊断：便秘。

西医诊断：功能性便秘。

辨证：胃肠积热，腑气阻滞。

治法：通腑泄热，和胃通便。

方药：连翘蜂蜜饮（郑师经验方）。

处方：连翘 15g（轻炒，研细末），蜂蜜 1 小勺（10~15g），7 剂，每日 1 剂，分早晚 2 次空腹冲服。

二诊（1982 年 6 月 14 日）：服上方 2 剂便通，7 天共排便 5 次。舌红减轻，黄苔转为白薄。上方改隔日 1 剂，再取 7 剂。

三诊（1982 年 6 月 29 日）：大便平均每日 1 次，精神活泼，饮食增加。

处方：连翘 3g（炒，研末），每日晨起一次服下，连用 21 天善后。嘱其注意饮食调节，多吃蔬菜，加强体格锻炼。随访 2 年未见复发。

例 2. 治疗过敏性紫癜

周某，女，7 岁，河南开封人，2012 年 5 月 10 日初诊。

主诉：双下肢皮肤紫癜伴右侧膝关节疼痛 2 月余。

现病史：患儿 2 个月前不明原因出现双下肢皮肤紫癜，经当地医院诊为"过敏性紫癜"住院治疗，经用头孢类抗生素、抗过敏等治疗 7 天紫癜减少、关节疼痛减轻而出院。数日后又发如初。改请中医治疗不见减轻而来诊（所治医生系郑师学生，处方为四妙丸合黄连解毒汤加减）。诊见：双下肢皮肤紫癜成癜，色深红偏紫，右膝关节疼痛微肿，大便偏干，2 日 1 行，小便黄，舌红，苔黄，脉弦数。血、尿常规未见异常。

中医诊断：葡萄疫。

西医诊断：过敏性紫癜。

辨证：湿热痹阻，热毒发癜。

治法：清热利湿，解毒化癜。

方药：患者所带当地医院病例处方：苍术 15g，黄柏 10g，生薏苡仁

15g，川牛膝 10g，黄连 6g，黄芩 10g，栀子 10g，甘草 6g。中药配方颗粒，尚存 5 剂未用。

郑师嘱：连翘 15g。中药配方颗粒，5 剂，日 1 剂，分 2 次加入上方继服。

二诊（2012 年 5 月 18 日）：服上方后紫癜明显消退，关节疼痛减轻，大便通畅。舌红转淡，黄苔变薄。效不更方，再取 7 剂。

三诊（2012 年 5 月 26 日）：紫癜消失，关节仍活动不利，微作痛。上方去栀子，加木瓜 10g，秦艽 10g，鸡血藤 10g。14 剂。

四诊（2012 年 6 月 12 日）：症状基本消失。

处方：当归 10g，赤芍 10g，生地 10g，川芎 6g，连翘 10g，木瓜 10g，牛膝 10g，鸡血藤 10g，甘草 6g。14 剂，每日 1 剂。守法调理 3 月而愈。

例 3. 治疗瘰疬

乔某，男，5 岁，郑州市人，2011 年 4 月 6 日初诊。

主诉：颈部淋巴结肿大 3 月余。

现病史：患儿 3 个月前颈部淋巴结肿大，经某大学医院用头孢类抗生素治疗 2 周，又服中成药双黄连口服液 7 天不见减轻而来诊。诊见：双侧颈部多个淋巴结肿大，大者如豆，触之微痛，咽红，扁桃体 Ⅱ 度肿大，颌下淋巴结未触及，大便偏干。舌尖红，苔薄黄，脉弦滑。结核菌素试验（－）。

中医诊断：瘰疬。

西医诊断：颈部淋巴结炎。

辨证：热毒蕴结，痰火结聚。

治法：清热解毒，化痰散结。

方药：连翘芝麻散（简称：连芝散）。

处方：连翘 10g，黑芝麻 10g。中药配方颗粒，7 剂，每日 1 剂，分 2 次嚼食。

二诊（2011 年 4 月 14 日）：淋巴结变软，触痛减轻，上方再取 14 剂。

三诊（2011 年 4 月 28 日）：双侧肿大淋巴结明显缩小。父母甚喜，要求再服。原方再取 14 剂，淋巴结消失而愈。

注：郑师一再强调，一定要写上，"该方系我的同乡喉科老中医苗光新先生口授经验方，只有方名是我加，临床验证用于瘰疬、痈肿初起、疽块不

消均有效。"郑师还说，30年后在一次查阅资料时发现，该方出自《简便单方》："治小儿瘰疬：芝麻、连翘等分。为末，频频食之。"

（冯　斌　郑　攀）

12. 滑石利湿敛疮，善治湿疹

【功能主治】

滑石，味甘、淡，性寒。归膀胱、肺、胃经。功能：利尿通淋，清热解暑，祛湿敛疮。主治：热淋，石淋，尿热涩痛，暑湿烦渴，湿热水泻；外治湿疹，湿疮，痱子。《本草纲目》："滑石利窍，不独小便也，上能利毛腠之窍，下能利精溺之窍。盖甘淡之味，先入于胃，渗走经络，游溢津气，上输于肺，下通膀胱。肺主皮毛，为水之上源，膀胱司津液，气化则出矣，故滑石上能发表，下利水道，为荡热燥湿之剂。发表是荡上中之热，利水道是荡中下之热；发表是燥上中之湿，利水道是燥中下之湿。热散则三焦宁而表里和，湿去则阑门通而阴阳利。"

【应用经验】

郑师认为，滑石为清热利湿之要药，不仅治疗上述诸症，对小儿皮肤湿疹等亦有良效。古代医家多采用滑石外用治疗皮肤诸病，如《景岳全书》中采用"金黄散"治天疱湿热等疮，具体方法为：滑石、粉甘草各等分为末，搽敷。或加绿豆末，以治湿热肥疮。《太平圣惠方》记载有滑石散治小儿体热痱疮：滑石末三两，白矾灰一两，枣叶四两。上药捣罗为末。先以温浆水洗疮，后取药敷之。郑师常用滑石内服治疗湿疹，源自他的导师王志成先生治疗小儿腹泻用六一散，结果原患严重湿疹获愈，后用于临床治疗小儿湿疹果然有效，郑师经五十余年应用，滑石治疗皮肤湿疹时，滑石、甘草由6∶1调整为6∶3或6∶6效果最佳。

【病案举例】

例 1. 治疗婴儿湿疹

方某，男，1 岁 3 月，河南清丰人。1973 年 7 月 10 日初诊。

主诉：反复皮肤湿疹 1 年余。

现病史：患儿 1 年前面部、肩部出现较多红色皮疹，高于皮肤，遇热加重，在外院诊断为"婴儿湿疹"，予口服药（不详），外用湿疹软膏等不效而求诊于郑师。诊见：面部、头部、肩部较重湿疹，有红斑渗出及结痂，大便稀糊状，舌质红，苔黄白腻，指纹紫滞。

中医诊断：浸淫疮。

西医诊断：婴儿湿疹。

辨证：风湿侵袭，湿热搏结。

治法：清利湿热，祛风止痒。

处方：滑石 6g，甘草 6g，土茯苓 10g，荆芥 5g。7 剂，每日 1 剂，水煎分 3 次服。

二诊（1973 年 7 月 17 日）：患儿服药后皮肤湿疹明显减轻，继以上方土茯苓减为 6g，荆芥减为 3g，14 剂，每日 1 剂。

三诊（1973 年 8 月 3 日）：症状基本消失。

处方：滑石 6g，甘草 3g。14 剂，隔日 1 剂善后而愈。随访 1 年未见复发。

例 2. 治疗婴儿湿疹

宋某，女，8 个月，郑州市人。2014 年 6 月 3 日初诊。

主诉：面部湿疹 5 月余。

现病史：患儿足月顺产，母乳喂养，第二胎，出生体重 3.7kg。出生后 3 个月发现面部湿疹。经几家医院治疗，症状反复而未能控制，且有加重趋势。而请郑师诊治。诊见：患儿体胖，面部红斑，湿疹成片，渗出明显，烦躁不安，舌红苔黄，指纹紫滞。

中医诊断：浸淫疮。

西医诊断：婴儿湿疹。

辨证：湿毒内蕴，湿热搏结。

治法：清利湿热，祛风止痒。

处方：滑石 6g，甘草 3g，连翘 3g，荆芥 3g。中药配方颗粒，6 剂，每日 1 剂，分 2 次水冲服。

二诊（2014 年 6 月 10 日）：渗出减少，烦躁减轻，上方再进 15 剂。

三诊（2014 年 6 月 27 日）：症状明显减轻。上方去连翘、荆芥。再服 1 月症状消失。

（冯 斌　郑 攀）

13. 石韦清热通淋，又止咳喘

【功能主治】

石韦，味甘、苦，性微寒。归肺、膀胱经。功能：利水通淋，清肺泄热。主治：淋痛，尿血，尿路结石，肾炎，崩漏，痢疾，肺热咳嗽，慢性气管炎，金疮，痈疽。《名医别录》载其："止烦下气，通膀胱满，补五劳，安五藏，去恶风，益精气。"《植物名实图考》："治痰火，同瘦肉蒸服。"《本草纲目》记载其："主崩漏，金疮，清肺气。"《圣济总录》记载石韦散治疗咳嗽："石韦（去毛）、槟榔（锉）等分。上二味，罗为细散，生姜汤调下。"中医研究院《攻克慢性气管炎资料选编》治疗慢性气管炎经验方：石韦、蒲公英、佛耳草、一枝黄花各 30g。水煎浓缩，分 2 次服。

【应用经验】

郑师认为，石韦有清肺泄热，利尿通淋之功效，具有较好的祛痰、镇咳、平喘作用，对于肺热咳喘、痰黄而稠，如支气管炎、肺炎、肺脓肿等，在辨证用药基础上，加石韦可明显提高疗效。

【病案举例】

周某，男，4 岁，2009 年 10 月 18 日初诊。

代主诉：间断咳嗽 1 月余。

现病史：患儿 1 月多前出现发热，咳嗽，有痰，诊断为"急性支气管炎"，予静滴头孢呋辛针及痰热清针 7 天，患儿体温正常，咳嗽减轻，但迁延未愈，查胸片提示肺纹理增粗，经中西药治疗均未治愈。诊见：咳嗽，痰黄，流黄涕，纳食不佳，大便偏干，小便量少，舌质偏红，苔白腻，脉滑。双肺听诊未闻干湿性啰音。

中医诊断：咳嗽。

西医诊断：支气管炎。

辨证：痰热郁肺，肺失宣肃。

治法：清热化痰，宣肺止咳。

方药：荆前咳喘汤（郑启仲经验方）加减。

处方：前胡 6g，僵蚕 6g，蝉蜕 3g，炙麻黄 3g，苦杏仁 5g，川贝 3g，桑白皮 6g，蛤壳 8g，甘草 6g。4 剂，每日 1 剂，水煎服。

二诊（2009 年 10 月 22 日）：患儿咳嗽较前有所减轻，上方继服 3 剂。

三诊（2009 年 10 月 25 日）：咳嗽仍较频繁，且仍流黄涕，听诊有少量痰鸣音。上方加石韦 12g，3 剂，每日 1 剂。

四诊（2009 年 10 月 29 日）：咳嗽，痰少，涕转白，守方再进 5 剂而愈。

注：郑师善用小方，用石韦亦如此。一患儿 7 岁，幼患哮喘，反复发作，湿热体质，发作时多见痰热闭肺之证。郑师处一预防小方：石韦 15g，仙鹤草 15g。每日 1 剂，水煎，加冰糖少许，分 3 次服。每季第一月服药，每年服用 4 个月。哮喘复发渐少，2 年竟告痊愈。郑师经验，石韦、仙鹤草均可一味定喘，前者治痰热而喘，后者治肺脾肾亏虚而喘。单用需要量大。

（冯　斌　郑　攀）

14. 当归养血活血，确能止咳

【功能主治】

当归，味甘、辛、苦，性温。入肝、心、脾经。功能：养血和血，补血调经，活血止痛，润肠通便。主治：一切血证，为血病之要品，尤为妇科良药。用于血虚萎黄，眩晕心悸，月经不调，经闭痛经，虚寒腹痛，风湿痹痛，跌仆损伤，痈疽疮疡，肠燥便秘。酒当归活血通经，用于经闭痛经，风湿痹痛，跌仆损伤。《药性论》："止呕逆，虚劳寒热，破宿血，主女子崩中，下肠胃冷，补诸不足，止痢腹痛。单煮饮汁，治温疟，主女人沥血腰痛，疗齿疼痛不可忍。患人虚冷加而用之。"

【应用经验】

《本草经》云："当归主咳逆上气"，《本草从新》也云："当归治虚劳、寒热咳逆上气"，《本草汇编》载："当归血药，其味辛散，乃血中气药，况咳逆上气，有阴虚阳无所附者，故用血药补阴，则血和而气降矣。"其所主治咳喘气逆，多属内伤久咳，无问虚实、有痰无痰，皆可应用，但以精血不足者最为恰当。郑师十分赞赏唐宗海"气以血为家，喘则流荡而忘返"之论，常用当归于久咳，使耗散上逆之气收敛肃降而收止咳之效。

【病案举例】

万某，女，10岁，学生，河南郑州人，2011年3月7日初诊。

主诉：咳嗽、咽痒半月余。

现病史：患者于半月前出现恶寒、发热（38.2℃）、咽痛、咳嗽。在社区卫生服务中心静滴抗生素，口服止咳糖浆无效。行胸部正位片检查正常，五官科检查示：咽红充血，咽后壁滤泡增生，余无异常。又服解表利咽、止咳化痰中药10剂，咳嗽不减且有加重趋势，遂来我院门诊治疗。诊见：面色潮红，双气池色赤，声音嘶哑，咳嗽、咽痒，咽干涩，微觉胸痛，白日咳嗽频频，自觉有痰，但难以咳出，大便稍干。舌质红，苔少欠润，脉细数而涩。双肺听诊呼吸音粗。血常规、支原体检查未见异常。

中医诊断：咳嗽。

西医诊断：①支气管炎；②咽炎。

辨证：虚火伤津，咽喉失濡。

治法：养阴润燥，止咳利咽。

方药：百合固金汤加减。

处方：百合10g，熟地10g，麦冬15g，川贝母5g，玄参10g，白芍15g，当归10g，桔梗10g，海蛤壳15g，蝉蜕10g，乌梅10g，甘草6g。3剂，每日 1 剂，水煎服。

二诊（2011 年 3 月 10 日）：喉痒呛咳显减，唯晨起偶咳，胸痛已消，大便如常，咳痰亦较前爽利。继以前方再服 5 剂。

三诊（2011 年 3 月 15 日）：诸症基本消失，停药观察，半年后随访未见复发。

注：肺为娇脏，喜滋润，恶燥涩。肺燥失润，宣肃失常，是以作咳。当归甘滋辛润，养血润燥，《医方集解》之百合固金汤，养阴润肺，化痰止咳，主治肺肾阴亏，虚火上炎证。方中当归治咳逆上气，伍白芍以养血和血，滋阴养血，柔肝，故可用于肺肾阴虚、肝血不足之咳嗽痰血证，抑木而保金，共为佐药。

（张建奎　郑　攀）

15. 僵蚕化痰止痉，妙用种种

【功能主治】

僵蚕，味咸、辛，性平。归肝、肺、胃经。功能：息风止痉，祛风止痛，化痰散结。主治：肝风夹痰，惊痫抽搐，小儿急惊，破伤风，中风口眼㖞斜，风热头痛，目赤咽痛，风疹瘙痒，瘰疬痰核，发颐疔腮。郑师将其用于多种儿科疾病而收佳效。

【应用经验】

（1）治疗儿童多发性抽动症

近年来，儿童多发性抽动症发病率有明显增高趋势，且治疗困难，难治性病例增多，中医对其临床及理论研究也逐渐深入。据大量临床报道表明，中药对本病具有较好的临床疗效。郑师经多年临床实践和研究，对本病有较为全面的认识，提出儿童多发性抽动症为本虚标实之证，病位在五脏，主要表现在肝。病机可概括为"痰邪内扰，气机失调，升降失常，肝风内动"，治法以"升清降浊，化痰息风"为主，方用自拟"升降制动汤"。该方由炒僵蚕 9g，蝉蜕 6g，姜黄 6g，生大黄 3g，白附子 3g，全蝎 3g，生白芍 10g，穿山龙 10g，莲子心 3g，甘草 3g 组成（见《郑启仲儿科经验撷粹》）。水煎服，每日 1 剂。为 5~7 岁用量，可随年龄增减。实践证明，以本方为核心方，结合临床辨证配伍运用，取得了较好的疗效。

【病案举例】

刘某，女，9 岁，学生，河南周口市人，2009 年 3 月 15 日初诊。

主诉：腹部肌肉抽动 3 年。

现病史：患儿 3 年前出现腹部肌肉不自主抽动，经北京某医院诊为多发性抽动症，给予氟哌啶醇治疗，抽动一度得到控制，半年后症状又出现，再加量服用无效，改求中医治疗。先后进镇肝熄风汤、羚角钩藤汤、柴胡加龙骨牡蛎汤、风引汤等 1 年余，曾有缓解，终未能控制，求郑师诊治。诊见：患儿体瘦，面色萎黄，上腹部肌肉不自主快速上下抽动，每次抽动 3~5 秒，每次发作间隔 10 分钟、半小时、1 小时不等，而抽动部位不移，纳呆食少，大便干，2~3 日一行。舌质紫暗，尖边有点，苔腻微黄，脉沉涩。

中医诊断：肝风证。

西医诊断：儿童抽动障碍。

辨证：痰瘀阻络，肝风内动。

治法：化痰活瘀，平肝息风。

方药：升降制动汤（郑启仲经验方）加减。

处方：炒僵蚕 10g，蝉蜕 10g，姜黄 6g，酒大黄 6g，全蝎 6g，生白芍 30g，炒桃仁 10g，红花 10g，鸡血藤 15g，升麻 6g，葛根 15g，炙甘草 15g。7 剂，每日 1 剂，水煎服。

二诊（2009 年 3 月 22 日）：抽动次数明显减少，大便每日 1 次，饮食见增，舌苔薄白，脉较前缓。效不更方，上方酒大黄减为 3g，白芍改为酒炒白芍 15g。再进 7 剂。

三诊（2009 年 3 月 29 日）：抽动基本消失，舌紫、瘀点均有改善。上方去升麻、葛根，全蝎减为 3g，加生白术 30g，隔日 1 剂，水煎服。连服 2 个月，未见抽动，停药观察，随访 1 年未见复发。

（2）治疗流行性腮腺炎

流行性腮腺炎中医称之为"痄腮"，一年四季均有发生，冬春季节发病率高，且易产生兼症，男性并发睾丸炎，女性并发卵巢炎，病情严重者，可导致"邪陷心肝"，出现头晕头痛，甚至高热，呕吐，昏迷，四肢抽搐之危象。郑师指出："本病的治疗，初期阶段以疏风清热为主，中期热毒蕴结，重在清热散结，宣畅气机，通利三焦。"基于以上认识，郑师拟定了痄腮方：炒僵蚕、蝉蜕、姜黄、大黄、柴胡、生石膏、牛蒡子、板蓝根、玄参、甘草。方中炒僵蚕味辛能散，咸能软坚，祛外风，散风热，止痛，与蝉蜕、姜黄、大黄合用为升降散，宣畅气机，通利三焦；柴胡、生石膏、牛蒡子、板蓝根等和解少阳，清热解毒。诸药合用，共奏和解少阳，清热解毒，散结消肿之功。用于本病的初期、中期阶段，疗效满意。

【病案举例】

刘某，男，9岁，郑州新密人，2008年3月10日初诊。

代主诉：双侧腮部疼痛3天，发热1天。

现病史：患儿3天前吃饭时自觉右腮疼痛，肿势不甚，次日疼痛加重，肿势加剧，病波及对侧，自服板蓝根冲剂等效果不好，1天前出现发热，体温最高38.7℃，输头孢类抗生素及抗病毒药物效果不佳，遂就诊，诊见：双侧腮腺肿大，右腮肿甚，触之呼痛。体温38℃，血常规未见异常，咽部略红，咀嚼时双侧腮部疼痛明显，大便偏干，每日1行，手足心热，腹胀灼热。舌质红，苔厚，脉数。

中医诊断：痄腮。

西医诊断：流行性腮腺炎。

辨证：邪犯少阳，热毒蕴结。

治法：和解少阳，解毒散结。

方药：升降散加味。

处方：炒僵蚕10g，蝉蜕10g，生大黄6g，姜黄6g，柴胡10g，牛蒡子10g，薄荷6g，板蓝根15g，连翘10g，玄参10g，甘草6g。2剂，每日1剂，水煎，分2次服。

二诊（2008年3月13日）：患儿服用上方后大便变软，腮部疼痛减轻，发热见退，腮部肿胀几近消失，按压时有轻微疼痛，咀嚼太硬或太酸的食物仍感疼痛。舌红，苔变薄白，脉偏数，守法再调。

处方：炒僵蚕10g，蝉蜕6g，姜黄6g，生石膏30g，柴胡6g，黄芩10g，法半夏6g，赤芍10g，甘草6g。3剂，每日1剂，水煎服而愈。

（3）治疗水痘

水痘属中医"温病"范畴，传染性强。其病机主要为外感时行湿热、风温邪毒侵袭肺卫，肺失宣降，湿热搏结，透于肌肤而发，病位主要在肺脾。郑师治水痘湿热蕴结型，常用升降散合二妙散加减。药用炒僵蚕、蝉蜕、姜黄、大黄、滑石、炒苍术、黄连、黄柏、土茯苓。炒僵蚕、蝉蜕，升阳中之清阳，姜黄、大黄，降阴中之浊阴，升降相因，通和内外，透邪外出；二妙散清利湿热；土茯苓、滑石解毒利湿。待患儿热退症减后，可去黄连、黄柏、大黄，防苦寒伤正。郑师指出在出疹期和疹后期，清热利湿解毒应贯穿始终。

【病案举例】

杨某，男，11岁，信阳固始人。2010年7月21日初诊。

代主诉：全身皮疹2天，低热半天。

现病史：患儿2天前腰腹部出现透明水疱，轻微瘙痒，抓破后很快结痂，次日水疱增多，瘙痒感增强，局部涂炉甘石洗剂效果不佳，半天前出现低热，体温37.8℃而来诊。诊见：低热，躯干及颜面部较多皮疹，水疱或结痂，伴有瘙痒，稍心烦，夜卧不安，尿赤，大便滞而不爽。舌质红，苔薄黄，脉滑数。

中医诊断：水痘。

西医诊断：水痘。

辨证：邪犯肺脾，湿热蕴结。

治法：疏风清热，解毒利湿。

方药：升降散合二妙散加减。

处方：炒僵蚕10g，蝉蜕6g，姜黄6g，生大黄6g，黄连6g，黄柏10g，苍术10g，土茯苓15g，滑石15g。3剂，每日1剂，水煎，分2次服。嘱忌食油腻、生冷、辛辣之物。

二诊（2010年7月24日）：服用2剂后患儿已无新出皮疹，仍有少量破溃水疱及结痂，瘙痒感减轻，舌质稍红，苔薄略黄，脉微数，守法再调。

处方：炒僵蚕10g，蝉蜕6g，姜黄6g，滑石10g，苍术10g，土茯苓15g，当归10g。3剂，每日1剂，水煎，分2次温服而愈。

注：郑师特别重视中医学中的升降理论，肝脾左升，肺胃右降，心火下降，肾水上承，升降不违常度，即可保持正常的生理状态。正如《素问·六微旨大论》"非出入，则无以生长壮老已；非升降，则无以生长化收藏""生死之机，升降而已"。升降失常，气机失调，则百病丛生，如《中藏经》所云：诸病"皆由阴阳否格不通而生焉"。在该理论指导下，郑师经过筛选和实践，选用清·杨栗山《伤寒瘟疫条辨》所载之升降散（方由白僵蚕酒炒2钱，全蝉蜕去土1钱，广姜黄去皮3分，川大黄生4钱）化裁应用于临床，治疗儿科多种疾病大多获得了良好疗效。

（李志恒　郑　攀）

16. 全蝎息风通络，又治腹胀

【功能主治】

全蝎，味辛，性平，有毒。归肝经。功能：祛风，止痉，通络，解毒。主治：惊风抽搐，癫痫，中风，半身不遂，口眼㖞斜，偏头痛，风湿痹痛，破伤风，淋巴结结核，风疹疮肿。《本草求真》说："全蝎，专入肝祛风，凡小儿胎风发搐，大人半身不遂，口眼㖞斜，语言謇涩，手足抽掣，疟疾寒热，耳聋，带下，皆因外风内客，无不用之。"

【应用经验】

郑师取其祛风通络、性善下行之功，临床常用治疗脾虚腹胀。小儿脾胃虚弱，易发生腹胀不适，其中有脾虚作胀，亦有虚中夹实之证。郑师熟读《小儿药证直诀》，遵钱乙之义，认为治疗小儿腹胀，需要辨明虚实，不可妄用攻下，即"实者，闷乱喘满，可下之，用紫霜丸、白饼子。不喘者虚也，不可下。若误下，则脾气虚，上附肺而行，肺与脾子母皆虚"。对于脾气虚弱，气滞成胀者，采用上下分消其气的方法，即《小儿药证直诀·虚实腹胀》指出："脾虚气未出，腹胀而不喘，可以散药治之。使上下分消其气，则愈也……治腹胀者，譬如行兵战寇于林。寇未出林，以兵攻之，必可获；

寇若出林，不可急攻，攻必有失，当以意渐收之，即顺也……治虚腹胀，先服塌气丸。"

塌气丸由胡椒和蝎尾组成，胡椒味辛，气大温，气味俱厚，阳中之阳，主下气、温中；蝎尾性辛平，有祛风通络止痛之功。胡椒与蝎尾配伍，胡椒以通气，蝎尾以通血。正如张寿颐谓"盖以此虫之力，全在于尾，性情下行，且药肆中此物皆以盐渍，则盐亦润下，正与气血上菀之病情针锋相对"。为此正合钱乙所谓"上下分消之法"以治脾虚胀满。

【病案举例】

翟某，女，4个月，河南郑州人，2011年8月22日初诊。

主诉：哭闹不安，腹部胀大3天。

现病史：患儿因腹泻在社区门诊治疗（用药不详），腹泻止而哭闹不安，腹胀加重，经某医院静脉补液、肛管排气等治疗不效而请郑师诊治。诊见：患儿哭闹不安，腹部胀大，按之哭闹加剧，脐疝，大便量少。听诊：心肺无异常，肠鸣音减弱。舌红苔白，指纹紫滞。血常规：白细胞 8.48×10^9/L，中性粒细胞19.14%，淋巴细胞74.64%；腹部正位片：结肠胀气，膈下积气。

中医诊断：腹胀。

西医诊断：腹胀原因待查。

辨证：脾虚气滞，胃失和降。

治法：降气消胀，理气止痛。

方药：塌气丸加减。

处方：全蝎3g，莱菔子5g，青皮3g，陈皮3g，生姜3g，砂仁3g，厚朴3g，沉香0.5g。中药配方颗粒，2剂，每日1剂，分3次水冲服。

二诊（2011年8月24日）：服上药1小时后腹中雷鸣，矢气频转，腹胀遂减，哭闹渐止。2剂药尽，胀消神安，便畅纳增。为防复发，上方去炒莱菔子、全蝎、沉香，加白术6g。中药配方颗粒，3剂，每日1剂，分3次服。随访2个月未见复发。

注：本例患儿因腹泻治疗后而腹胀哭闹，经静脉补液、肛管排气等治疗10天不效。郑师用钱乙塌气丸加味疏调气机，2剂胀消，为巩固疗效加白术健脾以运中州而愈。真可谓"脏气清灵，随拨随应"。

（张建奎 郑 攀）

17. 虎杖清热化痰，止咳平喘

【功能主治】

虎杖，味微苦，性微寒。归肝、胆、肺经。功能：活血散瘀，祛风通络，清热利湿，解毒。主治：妇女经闭，痛经，产后恶露不下，跌仆损伤，风湿痹痛，湿热黄疸，淋浊带下，疮疡肿毒等。《药性论》说："治大热烦躁，止渴，利小便，压一切热毒"。《本草拾遗》说："主风在骨节间及血瘀"。

【应用经验】

郑师认为，此药微辛，可以透邪外出；苦寒则能清热利湿，但不甚苦，而不致败胃伤中；既入气分，又可入血分，兼有清气凉血活血之长；既能利小便，又可以通腑，具疏通之性，导湿热痰火下趋。如此，则对外邪与痰、热、瘀皆可调之，一药而兼数长，皆深合肺炎喘嗽之病机。临床多用来治疗咳喘、痰热。并自拟"龙虎平喘汤"（见《郑启仲儿科经验撷粹》），用来治疗小儿哮喘急性发作。药物组成：炒地龙 10g，虎杖 12g，炙麻黄 3g，杏仁 6g，莱菔子 10g，满山红 10g，炒白果仁 6g，生姜 6g，甘草 6g。为 3~5 岁用量，可随年龄而增减。

【病案举例】

例 1. 治疗哮证

袁某，男，5 岁，河南濮阳市人，2012 年 3 月 14 日初诊。

主诉：反复咳喘 3 年，再发 3 天。

现病史：患儿哮喘病史 3 年，每年冬春季易发病，经西医抗炎平喘等对症治疗后可缓解。3 天前因受凉后出现发热、咳喘、喉中哮鸣，用抗生素、氨茶碱及地塞米松治疗后症状缓解不著，遂携患儿至我院儿科门诊就诊。诊见：发热，咳嗽气喘，以喘为重，胸闷憋气，喉间痰多，色黄质黏难咳，口干，小便量少色黄，大便干结，3 日未行。舌红，苔黄腻，脉滑数。查体：

三凹征（＋），双肺听诊满布哮鸣音。胸片示：两肺纹理增多。

中医诊断：哮证。

西医诊断：支气管哮喘。

辨证：痰热阻肺，肺失宣肃。

治法：宣肺止咳，降气平喘。

方药：龙虎平喘汤（郑启仲经验方）加减。

处方：炒地龙10g，虎杖12g，炙麻黄3g，杏仁6g，莱菔子10g，满山红10g，炒白果6g，生大黄3g（后下），甘草6g，桃仁6g，瓜蒌皮10g，鱼腥草10g。3剂，每日1剂，水煎服。

二诊（2012年3月17日）：3剂药后，大便偏稀，日行2次，热退，咳喘均减轻。原方生大黄改为制大黄，续服7剂，诸症悉平，肺部哮鸣音消失。

例2. 治疗哮证

张某，女，6岁，河南郑州人，2014年4月7日初诊。

代主诉：咳喘反复发作3年，再发12天。

现病史：患儿反复咳喘发作已3年余，12天前再发。经社区及附近医院给予抗炎、平喘、雾化等治疗减轻，但哮喘未能控制而来诊。诊见：咳嗽频繁，喉有哮鸣声，鼻流清涕，时有浊涕，身有微热，腹稍胀，大便已2日未行，咽略红，舌尖红，苔白腻兼黄，脉弦紧。两肺可闻及哮鸣音。

中医诊断：哮证。

西医诊断：支气管哮喘。

辨证：痰浊阻肺，肺失宣肃。

治法：宣肺止咳，降气平喘。

方药：龙虎平喘汤（郑启仲经验方）加减。

处方：地龙6g，虎杖10g，炙麻黄6g，炒杏仁6g，莱菔子10g，满山红10g，炒白果仁6g，海浮石6g，厚朴6g，甘草6g。3剂，每日1剂，水煎分3次服。

二诊（2014年4月10日）：咳喘基本消失，喉间偶有哮鸣，大便畅通，舌淡红，苔白腻，脉细弱。两肺哮鸣音大部消失，仍纳差食少。上方加姜半夏5g，陈皮6g，焦山楂6g，3剂，每日1剂，诸症悉平。改六君子汤善后。

注：患儿脏腑娇嫩，卫外不固，饮食不能自节，寒温不知自调，外为风寒之邪侵袭，内为饮食所伤，肺失清肃，脾失健运，痰湿内生，壅塞气道，肺气上逆而为咳喘。方中以龙虎平喘汤为主方，宣肺化痰，降气平喘，加海浮石、厚朴以增强其化痰降气之力，3剂显效，再进3剂而平。六君子汤善后意在培土生金，以杜其生痰之源。

（张建奎　郑　攀）

18. 蜂蜜甘平润补，儿病佳品

【功能主治】

蜂蜜，味甘，性平。归肺、脾、大肠经。功能：补中，润燥，止痛，解毒。主治：肺燥咳嗽，肠燥便秘，脘腹疼痛，口舌生疮，解乌头毒。《本草纲目》论蜂蜜："蜂蜜，其入药之功有五：清热也，补中也，解毒也，润燥也，止痛也。生则性凉，故能清热；熟则性温，故能补中；甘而和平，故能解毒；柔而濡泽，故能润燥；缓可以去急，故能止心腹肌肉疮疡之痛；和可以致中，故能调和百药而与甘草同功。张仲景治阳明结燥，大便不通，蜜煎导法，诚千古神方也。"

【应用经验】

郑师赞时珍对蜂蜜之论"全面，精辟，实用"，遵为经典，用于儿科临床数十年，深有体会，简言之，经验有三。

（1）用于治疗小儿便秘

郑师受仲景《伤寒论》233条"阳明病，自汗出，若发汗，小便自利者，此为津液内竭，虽硬不可攻之，当须自欲大便，宜蜜煎导而通之……"启发，改蜜煎导为口服，用于小儿便秘。

【病案举例】

周某，男，3岁，河南清丰人，1973年3月6日初诊。

主诉：大便干结，每 7 天 1 次，必用药导之。

现病史：患儿足月顺产，母乳喂养，自幼大便干结如羊屎，7、8 天 1 次，排便困难，请医生诊治言"断奶后即愈。"一岁半断奶后仍便秘不解，服酚酞片等治疗，时好转，停药后依然而来诊。诊见：发育正常，营养中等，面颊微红，已 5 天未大便，心烦，时哭闹，咽微红，舌质偏红，苔薄微黄，指纹紫滞。经某医院检查：排除巨结肠。

中医诊断：便秘。

西医诊断：功能性便秘。

辨证：内热肠燥。

治法：润燥通便。

方药：槐花蜂蜜 15g，生甘草 6g。3 剂，每日 1 剂，甘草水煎 10 分钟，取汁，冲蜂蜜为水状，分早晚 2 次服。

二诊（1973 年 3 月 10 日）：服上方 1 剂便通，2 日后又便 1 次而成形，心烦消失，食量增加。嘱上方再服 5 剂，每日服 1 次（1/2 剂），睡前服。

三诊（1973 年 3 月 22 日）：服药期间 10 天共行排便 6 次。嘱上方去甘草，即每日睡前白开水冲服蜂蜜约 8g，服 7 天后视大便情况改为隔日 1 次，维持 2~3 周停；注意合理膳食，多食蔬菜、水果；培养定时排便习惯，以观后效。随访 2 年未见复发，发育营养如常。

注：此方为郑师治疗肠燥便秘的常用方，名曰"蜜草饮"。"燥必有热，故用槐花蜜而取其槐花清肝泻火之功"，郑师如是说。

（2）用于治疗小儿咳嗽

郑师讲："蜂蜜味甘性平，润肺止咳，实乃上品，然小儿稚阴稚阳，非阴虚燥热者不宜大量使用，量大不止咳反而增咳，验之临床确为前贤经验之谈。"

【病案举例】

程某，女，7 岁，洛阳市人，2015 年 4 月 12 日初诊。

主诉：咳嗽反复发作 2 年余。

现病史：2 年前患肺炎后咳嗽时轻时重，经当地医院用头孢、阿奇霉素等抗生素及中药治疗而终未能愈。诊见：患儿发稀而黄，面黄颧红，体瘦肌薄，干咳无痰，纳差，便秘。咽稍红，舌红，苔薄白少津，脉沉细数。所带胸 X 光片示：支气管炎改变。

中医诊断：咳嗽。

西医诊断：支气管炎。

辨证：肺胃阴虚，肺气上逆。

治法：滋阴润燥，敛肺止咳。

方药：清燥救肺汤加减。

处方：桑叶 10g，炙枇杷叶 6g，胡麻仁 6g，当归 6g，阿胶 6g，麦冬 10g，五味子 6g，金樱子 6g，甘草 6g，枣花蜂蜜 15g（冲化）。7 剂，每日 1 剂，水煎分 2 次服。

二诊（2015 年 4 月 22 日）：咳减，便畅。效不更方，原方再进 7 剂，诸症悉平。上方去胡麻仁，加乌梅 6g、生姜 3g，蜂蜜减为 10g（冲化）。改配方颗粒，隔日 1 剂，再进 7 剂巩固疗效而愈。随访 1 年未见复发。

（3）用于治疗热证

郑师善用杨栗山升降散治疗温热病及疑难杂症，方中"黄酒二盅，蜜一两，调匀冷服"之蜂蜜怎么用？今人用升降散时用黄酒、蜂蜜者已鲜见矣。杨栗山氏曰："米酒性大热，味辛苦而甘。令饮冷酒，欲其行迟，传化以渐，上行头面，下达足膝，外周毛孔，内达脏腑经络，驱逐邪气，无处不到……故为引。蜂蜜甘平无毒，其性大凉，主治丹毒斑疹，腹内留热，呕吐便秘，欲其清热润燥，而自散温毒也，故为导"（《伤寒瘟疫条辨》）。郑师考升降散最早见于明代龚廷贤《万病回春·卷二·瘟疫》："内府仙方：治肿项大头病、虾蟆瘟病。僵蚕二两，姜黄二钱半，蝉蜕二钱半，大黄四两。上共为细末，姜汁打糊为丸，重一钱一枚。大人服一丸，小儿半丸，蜜水调服，立愈。"无黄酒之用。郑师认为，对于温病高热、郁热在里者，升降散用黄酒、蜂蜜调服，确能引诸药通达表里、内外、上下、脏腑、经络，收事半功倍之效。小儿脏腑薄弱，不耐酒力，非救急不可者，一般只用蜂蜜。临床常用升降散为主方治疗手足口病、水痘、肺炎、猩红热、流行性感冒、病毒性脑炎等，每收佳效。

【病案举例】

苗某，男，7 岁，郑州人，2017 年 12 月 14 日初诊。

主诉：双侧腮部疼痛 5 天，发热 3 天。

现病史：患儿 5 天前自觉右腮疼痛，肿势不甚，次日疼痛加重，肿势加剧，并波及对侧，自服板蓝根冲剂等效果不显。2 天前出现发热，体温最高 38.9℃，服抗病毒药物效果不佳而来诊。诊见：双侧腮腺肿大，右腮肿甚，触之呼痛。发热，体温 39.1℃，头痛，微恶寒，无汗，咽红，手足心热，腹胀灼热，大便干，2 日 1 行。舌红，苔黄厚，脉数。

中医诊断：痄腮。

西医诊断：流行性腮腺炎。

辨证：疫毒蕴结，热郁三焦。

治法：清热解毒，升清降浊。

方药：升降散加减。

处方：炒僵蚕 10g，蝉蜕 6g，姜黄 6g，大黄 6g（后下），柴胡 15g，牛蒡子 10g，薄荷 6g，板蓝根 15g，连翘 10g，甘草 6g。2 剂，每日 1 剂，水煎，取汁，兑入槐花蜂蜜 15g，分 2 次服，外用青黄膏（院内制剂）贴敷患处。

二诊（2017 年 12 月 16 日）：患儿腮部疼痛减轻，发热见退，体温降至 38℃以下，腮部肿胀减轻，大便日 2 次，软便，舌红，苔变薄白，脉偏数。

处方：炒僵蚕 10g，蝉蜕 6g，姜黄 6g，柴胡 10g，黄芩 10g，连翘 10g，玄参 10g。3 剂，每日 1 剂，水煎取汁，兑入蜂蜜 10g，分 2 次温服。诸症消失而愈。

（郑 攀）

19. 白芍柔肝缓急，善治肝咳

【功能主治】

白芍，味苦、酸，性微寒。归肝、脾经。功能：养血和营，缓急止痛，敛阴平肝。主治：月经不调，经行腹痛，崩漏，自汗，盗汗，胁肋脘腹疼痛，四肢挛痛，头痛，眩晕。《神农本草经》曰："主邪气腹痛，除血痹，破坚积，治寒热疝瘕，止痛，利小便，益气"。《滇南本草》："泻脾热，止腹疼，止水泻，收肝气逆疼，调养心肝脾经血，舒经降气，止肝气疼痛。"

【应用经验】

郑师运用《素问·咳论》"肝咳之状,咳则两胁下痛……肝咳不已,则胆受之,胆咳之状,咳呕胆汁"等《黄帝内经》理论,结合自己的临床实践,提出了"顿咳从肝论治"的见解,创"镇肝止咳法"及"镇肝止咳汤",治疗顿咳痉挛性咳嗽疗效满意,取其白芍柔肝缓急之功。除治顿咳外,在临证中,凡咳嗽剧烈而伴有胁腹作痛者,郑师均在辨证遣方基础上加白芍而收效。

【病案举例】

张某,女,4岁,河南舞阳人,2013年6月17日初诊。

主诉:阵发性痉挛性咳嗽3个月。

现病史:患儿3个月前受凉感冒后出现咳嗽,曾予西药抗生素类、急支糖浆等药物治疗,初有好转,而后咳嗽时间逐渐延长,反复发作,夜晚加重,经多家医院诊为"类百日咳综合征",治疗两月余不见好转而请郑师诊治。诊见:夜晚咳剧,咳伴呕吐,胁痛。舌尖边红,苔白厚,脉弦滑。胸片示:支气管炎。

中医诊断:顿咳。

西医诊断:百日咳(痉咳期)。

辨证:木火刑金,风痰相搏。

治法:疏肝宣肺,镇肝止咳。

方药:镇肝止咳汤加减。

处方:柴胡6g,白芍12g,青黛1g,代赭石10g,炒僵蚕6g,胆南星3g,蛤壳10g,陈皮6g,生姜5g,炙甘草6g。中药配方颗粒,3剂,每日1剂,分3次冲服。

二诊(2013年6月21日):咳嗽症状明显减轻,效不更方,守方继服3剂,每日1剂,分3次冲服。

三诊(2013年6月25日):阵咳次数减少,程度减轻,胁痛未现,食纳减少,时而伴呕,此肝火已平,胃气未和之象。

处方:姜半夏6g,茯苓10g,白术10g,代赭石10g,炒僵蚕6g,旋覆花6g,砂仁3g,陈皮6g,生姜5g,炙甘草6g。中药配方颗粒,3剂,每日

1剂，分3次冲服，药尽咳止而愈。

（张建奎 郑 攀）

20. 白矾善除风痰，可治癫痫

【功能主治】

白矾，味酸、涩，性寒。归肺、脾、肝、大肠经。功能：外用解毒杀虫，燥湿止痒；内服止血止泻，祛除风痰。主治：外治用于湿疹，疥癣，聤耳流脓；内服用于久泻不止，便血，崩漏，癫痫发狂。《本草纲目》说："矾石之用有四：吐利风热之痰涎，取其酸苦涌泄也；治诸血痛，脱肛，阴挺，疮疡，取其酸涩而收也；治痰饮，泄痢，崩，带，风眼，取其收而燥湿也；治喉痹，痈疽，中蛊，蛇虫伤螫，取其解毒也"。痫证是一种发作性神志失常的疾病，俗称羊痫风。后代医家多认为本证系各种因素导致"脏气不平""痰涎壅塞"所致。如《三因极一病证方论·癫痫叙论》说："夫癫痫病，皆由惊动，使脏气不平，郁而生涎，闭塞诸经，厥而乃成"。《丹溪心法·痫》篇也指出本证之发生"非无痰涎壅塞，迷闷孔窍"。

【应用经验】

郑师认为白矾酸苦涌泄而能祛除风痰，治疗癫痫在柴胡加龙骨牡蛎汤加入白矾（白金丸）后疗效能明显提高，临床症状消失，且脑电图明显改善，亦未见不良反应。

【病案举例】

例1. 治疗痫证

孙某，男，5岁，河南开封人，2008年3月22日初诊。

主诉：间断面部抽动半年。

现病史：患儿半年前无明显原因出现面部抽动，每次持续约数秒，可自行缓解，发作时意识清楚，每天发作约3~5次，无明显肢体症状，曾在当地儿童医院及我院做 24 小时脑电图提示"癫痫",家长恐西药副作用而请郑师治疗。诊见:神志清,精神佳,面色萎黄,声音响亮,纳食可,二便正常。舌质红,苔白腻,脉弦。

中医诊断:痫证。

西医诊断:癫痫。

辨证:脾虚肝亢,痰浊内蕴。

治法:疏肝理脾,化痰息风。

方药:四逆散加减。

处方:柴胡 5g,枳实 5g,白芍 10g,川黄连 5g,姜半夏 5g,天南星 6g,制白附子 3g,生龙牡各 10g,全蝎 3g,炒僵蚕 5g,红景天 10g,甘草 5g。7 剂,每日 1 剂,水煎服。

二诊(2008 年 3 月 30 日):服上方期间发作较前稍减少,每天发作 2~3 次。流鼻血 2 次,大便稍干,咽不利,舌淡苔白,脉沉弱,改为柴胡加龙骨牡蛎汤加减。

处方:醋柴胡 6g,姜半夏 6g,黄芩 6g,党参 10g,茯苓 10g,桂枝 3g,酒大黄 3g,生龙骨 10g,生牡蛎 10g,全蝎 5g,制鱼鳔 10g,甘草 10g。7 剂,每日 1 剂,水煎服。

三诊(2008 年 4 月 6 日):患儿每 2~3 日发作 1 次,上方加白矾 1g(化、兑)、郁金 3g。每日 1 剂,继服 1 个月,症状明显减轻,癫痫偶有发作。

继续以柴胡加龙骨牡蛎汤为主方,合白金丸服药 2 年,患儿无临床症状,复查脑电图正常。后期以益气健脾之六君子汤加减为主方巩固治疗,随访 5 年无发作。

注:"诸风掉眩,皆属于肝。"本患儿发作性面部抽动半年余,经当地及我院脑电图检查提示癫痫。首诊给予疏肝解郁,化痰息风,镇惊安神之四逆散加味治之,未见显效。二诊改为柴胡加龙骨牡蛎汤加减仍不见明显好转。三诊加白矾 1g(化、兑)、郁金 3g 而取效。守法治疗 2 年,临床症状消失,脑电图恢复正常。最后以六君子汤加减巩固疗效而收功。

例 2. 治疗痫证

周某,女,15 岁,洛阳市人,2008 年 11 月 17 日初诊。

代主诉:发作性失语 4 年。

现病史:4 年前发现患儿短暂失语、神呆,经某医院诊断为"癫痫"。父母皆为教师，恐其西药副作用而求中医治疗。诊见：患儿体偏胖，面色萎黄，神呆、失语发作无规律，有一日多发、数日不发，有最长达半年未发者，每次发作为一过性，时间 3~5 秒钟，余无不适，有时发作后吐出痰涎一口，饮食可，二便调，近期发作较频，几乎每天皆发。舌尖微红，苔白偏腻中偏厚，脉平缓。

中医诊断：痫证。

西医诊断：癫痫。

辨证：痰邪内扰，升降失常。

治法：升清降浊，化痰通窍。

方药：升降散合柴胡加龙骨牡蛎汤加减。

处方：蝉蜕 10g，炒僵蚕 10g，姜黄 6g，酒大黄 3g，醋柴胡 6g，姜半夏 6g，桂枝 6g，石菖蒲 10g，制远志 10g，白矾 1g（化，兑），生龙牡各 15g，珍珠粉 2g（冲）。7 剂，每日 1 剂，水煎分 2 次服。

二诊（2008 年 11 月 25 日）：服上药期间 2 日未发。原方再取 14 剂，每日 1 剂，水煎服。

三诊（2008 年 12 月 10 日）：发作明显减少，其间 11 日未发。父母信心大增。患儿精神好转，压力明显减轻。守法调方如下。

处方：蝉蜕 10g，炒僵蚕 10g，醋柴胡 6g，珍珠粉 2g（冲），茯神 15g，生姜 6g，白矾 1g（化，兑），石菖蒲 10g，远志 10g，生龙牡各 15g。30 剂，每日 1 剂，水煎服。

患儿近 1 个月无发作，春节来临，自行停药。至 2009 年 3 月 4 日来诊。询郑师，患儿停药后未见复发，是否还需服药以防复发？嘱其避免精神刺激，保持心情舒畅，以观后效。随访 3 年未见复发。

注：本例癫痫，短暂失语达 4 年之久，因父母恐惧抗癫痫西药副作用而求郑师诊治，用升降散合柴胡加龙骨牡蛎汤升清降浊、疏调气机，加菖蒲、远志、珍珠、白矾通窍醒脑、化痰止痉、镇惊安神而获效。患儿父母给郑师送一面锦旗，上书"妙手回春除顽疾，菩萨心肠待病人"以表达感激之情。郑师多次给我们讲，患者的赞誉之词是对我们医生的期望，决不能作为评价自己的资本，只能从灵魂深处感谢患者，更好地服务患者。

（张建奎　郑　攀）

21. 白及入肺敛气，清热止咳

【功能主治】

白及，味苦、甘、涩，性微寒。归肺、肝、胃经。功能：收敛止血，消肿生肌。主治：内外伤出血，用于咯血吐血，外伤出血，疮疡肿毒，皮肤皲裂。前人均谓其能收敛止血，消肿生肌。《本草纲目》说："白及，性涩而收，故能入肺止血，生肌治疮也"。《滇南本草》："治痨伤肺气，补肺虚，止咳嗽，消肺痨咳血，收敛肺气"。

【应用经验】

郑师认为，白及味苦甘而性凉，色白而入肺，故白及又善止咳，尤其对于阴虚咳嗽、肺热咳嗽、百日咳、肺痨有良效，惟其味涩，故有表证初咳者慎用。

【病案举例】

张某，男，5岁，河南开封人，2013年5月15日初诊。

主诉：反复咳嗽2个月。

现病史：患儿2个月前开始剧烈咳嗽，服多种中西药物效差，查病原学及肺部CT无异常。请郑师诊治。诊见：形体消瘦，面色潮红，咳嗽无痰，手足心热，夜卧不安，烦躁盗汗，舌红，苔薄黄，脉细数无力。

中医诊断：咳嗽。

西医诊断：支气管炎。

辨证：肺阴亏虚，肺失濡养。

治法：养阴清热，润肺止咳。

方药：生脉散加减。

处方：人参3g，麦门冬6g，五味子5g，天冬6g，地骨皮10g，石斛6g，炙枇杷叶6g，炙甘草6g。3剂，每日1剂，水煎，分2次服。

二诊（2013 年 5 月 18 日）：患儿服上方 3 剂后面潮红、盗汗减轻，咳嗽不见好转，遂于原方中加白及 6g，3 剂，每日 1 剂，水煎服，服后咳嗽大减，再续 3 剂而愈。

（张建奎　郑　攀）

22. 硼砂清化顽痰，善治顿咳

【功能主治】

硼砂，味甘、咸，性凉，无毒。归肺、胃经。功能：清热消痰，解毒防腐。主治：咽喉肿痛，口舌生疮，目赤翳障胬肉，阴部溃疡，骨鲠，噎膈，咳嗽痰稠。《本草纲目》说："治上焦痰热，生津液，去口气，消障翳，除噎膈反胃，积块结瘀肉，阴溃，骨鲠，恶疮及口齿诸病"。《本草经疏》说："硼砂，色白而体轻，能解上焦胸膈肺分之痰热。辛能散，苦能泄，咸能软，故主消痰，止嗽，喉痹及破症结也"。

【应用经验】

硼砂止咳，为郑师的导师王志成先生经验。郑师说："咳因于痰，痰化而咳止"，故化痰即止咳。临床对于痰热咳嗽、顿咳等他药无效时加用硼砂可化顽痰而止咳。

【病案举例】

例 1. 治疗痰热咳嗽

王某，男，11 岁，河南驻马店人，2007 年 10 月 11 日初诊。

主诉：咳嗽痰多 1 月。

现病史：患儿 1 个月前出现发热咳嗽，胸部 X 光片提示"支气管炎"，应用头孢类及痰热清等药治疗，发热缓解，咳嗽减轻，但痰多，常喉间痰鸣辘辘，吐痰后稍缓，片刻则痰多涌喉，终日吐痰不休，以至于暂时停课休息。曾用西药盐酸氨溴索等，及二陈汤、清气化痰丸等，稍有好转，未能痊愈。慕名至郑师门诊。诊见：痰多质黏，喉间痰鸣，吐痰不休，就诊期间吐痰 10 余次，量大质黏色白，胸胁满闷，形体偏胖，大便黏滞不爽。舌稍红，苔黄厚腻，脉滑数有力。

中医诊断：咳嗽。

西医诊断：支气管炎。

辨证：痰热蕴肺，肺失宣肃。

治法：升清降浊，宣肺化痰。

方药：升降散合葶苈大枣泻肺汤加减。

处方：蝉蜕 6g，炒僵蚕 10g，姜黄 6g，生大黄 6g，葶苈子 10g，清半夏 9g，海浮石 10g，硼砂 2g（另化，兑服）。3 剂，每日 1 剂，水煎，分 3 次服。

二诊（2007 年 10 月 14 日）：患儿服用 1 剂后，大便排出较多黏液，自觉喉间清爽，仍有痰，服用 3 剂后患儿曾间断呕吐 3 次，均为大量痰涎。胸胁满闷缓解，大便质稀，舌稍红，苔厚腻较前轻，脉略滑数。调方以升降散合二陈汤加减。

处方：蝉蜕 6g，炒僵蚕 10g，姜黄 6g，生大黄 3g，姜半夏 6g，陈皮 9g，茯苓 15g，硼砂 2g（另化，兑服），甘草 6g，生姜 6g。3 剂，每日 1 剂，水煎，分 3 次服。

三诊（2007 年 10 月 17 日）：患儿偶有喉间痰鸣，晨起吐清稀痰涎，舌淡红，苔白稍腻，脉缓。方用苓桂术甘汤加减。

处方：茯苓 15g，桂枝 9g，炒白术 15g，党参 10g，姜半夏 6g，炙甘草 6g。5 剂，每日 1 剂，水煎，分 2 次服。痰消咳止，诸症悉平。

注：患支气管炎后很多患儿会出现痰多情况，如何化痰需要根据情况选用不同的药物。该患儿以痰多为主，初期热象明显，故治疗上当清热化痰，方药以升降散合葶苈大枣泻肺汤加半夏、海浮石、硼砂治疗，升降散宣通上下，以达肺主宣发肃降之职，葶苈大枣泻肺汤清热泻肺，使痰有出路，结合半夏、海浮石、硼砂燥湿化痰。脾为生痰之源，继以二陈汤、苓桂术甘汤健脾化痰，善后收功。

例 2. 治疗顿咳

谢某，男，8 岁，河南濮阳县人，1977 年 3 月 7 日初诊。

主诉：阵发性咳嗽 1 月余。

现病史：患儿于 1 月前因感冒而出现咳嗽，后逐渐呈阵发性，近半月来咳嗽加剧，咳时面红目赤，两眼流泪，颈脉怒张，异常痛苦，每次咳嗽都呕出黏液痰及胃内容物，有时一夜发作 10 余次，经某医院先后给予青霉素、链霉素、氯霉素、四环素、枸橼酸喷托维林片等药治疗不见减轻而来诊。诊见：精神疲倦，表情痛苦，颜面、眼睑浮肿，双目睛充血，口唇有血迹，右鼻孔塞着棉球。舌质深红，苔黄，脉数有力。听诊：两肺呼吸音粗糙，偶闻干性啰音。腹平软，肝于剑突下约 2cm、右肋缘下约 1cm，质软，触痛（±）。体温 37.1℃。化验检查：白细胞 18.4×10^9/L，中性粒细胞 33%，淋巴细胞 67%。

中医诊断：顿咳。

西医诊断：百日咳（痉咳期）。

辨证：痰热蕴肺，肺失宣肃。

治法：宣肺清热，化痰止咳。

方药：顿咳汤（郑启仲经验方）加减。

处方：炙麻黄 6g，炙百部 15g，炒杏仁 6g，生石膏 15g，胆南星 6g，炒僵蚕 6g，青黛 3g，白茅根 30g，栀子 9g，炙甘草 3g，硼砂 1.5g（化，兑）。3 剂，每日 1 剂，水煎服。

二诊（1977 年 3 月 10 日）：症状减轻，眼结膜下充血开始吸收。前方继进 3 剂。

三诊（1977 年 3 月 13 日）：诸症大减，精神好转，眼睑浮肿见消，阵咳由治疗前的每天十数次减至 5~6 次，咳时已很少呕出胃内容物，舌见淡红，苔薄白。前方去石膏、青黛，百部减为 9g，茅根减为 15g，加白术 10g、茯苓 10g，再进 3 剂。

4 月 15 日随访，因家长看其孩子病已大轻，将最后 3 剂药自行隔日 1 剂煎服，服完后阵咳基本停止，颜面及眼睑浮肿消退，饮食恢复正常，唯右眼结膜下尚有少量充血未吸收，现已回校学习。

注：该患儿咳嗽 1 月有余，虽经多方治疗仍在百日咳痉咳期，且痰热郁肺，咳势剧烈，多种抗生素无效。改用中药顿咳汤加减，服药 9 剂，历时 12 天基本痊愈，可见中医药治疗百日咳之疗效。

（张建奎 郑 攀）

23. 白术健脾止泻，又治便秘

【功能主治】

白术，味苦、甘，性温。归脾、胃经。功能：健脾益气，燥湿利水，止汗，安胎。主治：脾虚食少，腹胀泄泻，痰饮眩悸，水肿，自汗，胎动不安。《神农本草经》："术，味苦，温。主风寒湿痹死肌，痉疸，止汗，除热，消食，作煎饵。久服轻身延年，不饥"。《长沙药解》："味甘、微苦，入足阳明胃、足太阴脾经。补中燥湿，止渴生津，最益脾精，大养胃气，降浊阴而进饮食，善止呕吐，升清阳而消水谷，能医泄利"。

【应用经验】

白术始载于《神农本草经》，被列为上品。汉·张仲景《伤寒论》云："伤寒八九日，风湿相搏，身体疼烦，不能自转侧，不呕，不渴，脉浮虚而涩者，桂枝附子汤主之。若其人大便硬，小便自利者，去桂加白术汤主之。"可以说，这是运用白术治疗大便坚硬（便秘）的最早记载。郑师受《伤寒论》的启发，认为白术虽为苦燥之品，但富含脂膏，能滋液润燥而通便，其通而不温燥，润而不滋腻，又可顾护中州，可用于各型便秘。

【病案举例】

王某，男，10岁，河南信阳人，2013年7月16日初诊。

主诉：大便秘结2月余，加重5天。

现病史：脑瘫患儿，近2月反复出现便秘，大便干结，少则2、3天1次，多则5、6天1次。诊见：行走不稳，反应迟钝，口角流涎，言语不清，体胖，小便尚可，大便不畅，已5日未行，舌质淡，苔黄腻而厚，脉弦细。

中医诊断：便秘。

西医诊断：功能性便秘。

辨证：痰热瘀滞，胃失和降。

治法：豁痰开窍，化瘀通腑。

处方：生白术 20g，决明子 10g，石菖蒲 10g，郁金 10g，僵蚕 10g，麦冬 8g，五味子 6g，炙远志 6g，赤芍 10g，大黄 3g。3 剂，每日 1 剂，水煎，分 2 次服。

二诊（2013 年 7 月 20 日）：服药 1 天，大便已行，语言较清晰，纳差，苔黄腻而厚，唇紫暗。

处方：生白术 20g，炒莱菔子 10g，草决明 6g，五味子 6g，丹参 10g，赤芍 10g，石菖蒲 10g，郁金 10g，炒僵蚕 10g。14 剂，每日 1 剂，水煎，分 2 次服。

三诊（2013 年 8 月 5 日）：患儿服药后大便基本保持 1~2 天 1 次，无明显干结，效不更方，原方 14 剂巩固治疗。

注：便秘之源在于脾胃。脾胃之药，首推白术，正如叶天士所言："脾宜升则健，胃主降则和。盖太阴湿土，得阳始运；阳明阳土，得阴自安。以脾喜刚燥，胃喜柔润。仲景急下存阴，治在胃也；东垣大升阳气，治在脾也"（《临证指南医案》）。便秘结者，重用白术健脾益气，脾健则运化有权，津液自行，实乃治本之法。

（张建奎　郑　攀）

24. 苍术燥湿运脾，独治溢乳

【功能主治】

苍术，味辛、苦，性温。归脾、胃、肝经。功能：燥湿健脾，祛风散寒，明目，辟秽。主治：脘腹胀痛，泄泻，水肿，风湿痹痛，脚气痿躄，风寒感冒，雀目等。《本草正义》言："苍术，其性温散，故能发汗宽中，调胃进食，去心腹胀疼，霍乱呕吐，解诸郁结，逐山岚寒疫，散风眩头疼，消痰癖气块，水肿胀满。"《珍珠囊》云其："能健胃安脾，诸湿肿非此不能除。"

【应用经验】

郑师善用苍术治疗小儿多种病证，最值介绍者当属苍术一味治新生儿溢乳。方用：炒苍术 5 分（1.5g）。水煎，少量频服，确有良效。郑师一再强调，该方系清丰县人民医院眼科名老中医路际平老师 1968 年亲口传授，屡验屡效已 50 年矣，书此供同道验之。

【病案举例】

乔某，男，10 天，1992 年 3 月 2 日初诊。

主诉：反复溢乳 5 天。

现病史：患儿足月顺产，母乳喂养，5 天来吮乳后乳汁从口角溢出，家长未予重视，日渐加重，成吮乳必溢之状，而求郑师诊治。诊见：舌淡红，苔白厚腻，指纹淡紫。

诊断：新生儿溢乳。

辨证：脾失健运，胃失和降。

治法：燥湿运脾，和胃降逆。

处方：炒苍术 5 分（1.5g）。3 剂，每日 1 剂，水煎，小量频服。

二诊（1992 年 3 月 6 日）：小儿吐奶次数明显减少，再进 3 剂溢乳消失。

（冯　斌　郑　攀）

25. 乌药温肾散寒，善治遗尿

【功能主治】

乌药，味辛，性温。归肺、脾、肾、膀胱经。功能：行气止痛，温肾散寒。主治：胸腹胀痛，气逆喘急，膀胱虚冷，遗尿尿频，疝气，痛经。《本草思辨录》云："乌药色黑味辛，气温而香，其主膀胱肾间冷气攻冲背膂宜矣。"《妇人良方》中采用缩泉丸治肾经虚寒，小便滑数及白浊等疾：天台乌药（细锉）、益智子（大者，去皮，炒）。上等分，为末，别用山药炒黄为末，打糊丸，如梧桐子大，曝干。每服五十丸，嚼茴香数十粒，盐汤或盐酒下。

【应用经验】

郑师认为，小儿若先天禀赋不足，或素体肾气虚弱，膀胱虚冷，不能温化蒸腾气液，闭藏失职，不能约制水道，而为遗尿。而乌药温而不燥，通而不泻，性平而力宏，适宜小儿应用，为治寒疝、腹痛、腹胀、遗尿之佳品。

【病案举例】

方某，女，5 岁，2015 年 1 月 4 日初诊。

代主诉：睡中遗尿 2 年余。

现病史：患儿 2 年前出现睡眠时不自主小便，一般每周 3~4 次，严重时每日均有尿床现象，甚至一夜多次尿床，不易唤醒，伴有畏寒怕冷，四肢发凉，在外院查肾脏彩超、脊柱 X 线片无异常。诊断为遗尿，口服甲氯芬酯片，效果不佳，求诊于郑师。诊见：患儿面白少华，畏寒怕冷，手足不温，小便清长，大便稀。舌淡红，苔白，脉沉细。

中医诊断：遗尿症。

辨证：肾气不足，下元虚冷。

治法：温补下元，固脬缩尿。

方药：缩泉丸加减。

处方：乌药 10g，山药 10g，益智仁 6g，补骨脂 6g，升麻 6g，菖蒲 6g，鱼鳔 6g，金樱子 6g，炙甘草 3g。7 剂，每日 1 剂，水煎服。

二诊（2015 年 1 月 12 日）：服药后遗尿次数减少，畏寒肢冷减轻。药已中的，上方再进 7 剂。

三诊（2015 年 1 月 20 日）：近 1 周共尿床 2 次，畏寒肢冷明显好转，守上方加浮小麦 10g，继服 14 剂。

四诊（2015 年 2 月 4 日）：服药后未再出现尿床现象，上方去金樱子、浮小麦，加黄芪 10g。隔日 1 剂，继用 10 剂告愈。随访 1 年未再遗尿。

（冯斌　郑攀）

26. 地榆凉血解毒，能治血尿

【功能主治】

地榆，味苦、酸、涩，性微寒。入肝、大肠经。功能：凉血止血，解毒敛疮。主治：便血，痔血，崩漏下血，湿热血痢，外用可治疗水火烫伤，疮痛肿毒，湿疹等。《本草正义》载该药："味苦微涩，性寒而降，既消且涩，故能止吐血、衄血……除恶臭，止疮毒疼痛，凡血热者当用之，虚寒者不相宜也。"《本草求真》中亦说："地榆……因其苦寒，则能入于下焦血分除热，俾热悉从下解，且其性收敛，既能清降，又能收涩，实为解热止血药也。"

【用药经验】

郑师认为，地榆解毒敛疮，凉血止血，且可活血，治疗便血、痔血、崩漏为医家共识。前后二阴同属下焦，皆为肾所主，治疗小便血证亦当有效。故在治疗过敏性紫癜性肾炎、IgA 肾病、慢性肾炎等尿隐血不消者，加入地榆可增强隐血消失之效。郑师治血尿用地榆，辨证属血热者用生地榆；属气虚血瘀者，用炒地榆；属脾肾阳虚者，用地榆炭，多获良效。

【病案举例】

例 1. 治疗过敏性紫癜性肾炎

宋某，女，11 岁，山西运城人。2010 年 4 月 2 日初诊。

主诉：患过敏性紫癜性肾炎 3 年余。

现病史：3 年前出现双下肢皮肤紫癜，在当地医院诊断为过敏性紫癜，住院治疗 10 余天，紫癜消失后出院。2 个月后复发，查尿常规示：隐血（++），尿蛋白（+），诊为过敏性紫癜性肾炎，经中西医多方治疗后紫癜消退，但血尿不消，而请郑师诊治。诊见：形体偏瘦，面色黄而黯，咽略红，扁桃体Ⅱ度肿大。舌质红，苔薄黄，脉弦滑。尿常规示：隐血（++），肝肾功能未见异常。

中医诊断：葡萄疫。

西医诊断：过敏性紫癜性肾炎。

辨证：湿热夹瘀，阻伤肾络。

治法：清热利湿，化瘀通络。

方药：四妙散加减。

处方：炒苍术 10g，黄柏 10g，生薏苡仁 15g，川牛膝 10g，赤芍 10g，牡丹皮 10g，生地榆 15g，白茅根 30g，甘草 6g。14 剂，每日 1 剂，水煎，分早晚 2 次温服。

二诊（2010 年 4 月 18 日）：尿常规示：隐血（＋）。舌质淡红，黄苔转白薄。患儿精神较前振作。守上方再取 21 剂。

三诊（2010 年 5 月 12 日）：1 周前当地查尿常规隐血消失。其父甚喜，请求复查尿常规，结果隐血（－）。上方去苍术、牡丹皮，加黄芪 15g，当归 10g；地榆减为 10g，白茅根减为 15g。改隔日 1 剂，嘱每周查尿常规 1 次，如有异常，随时复诊。

四诊（2010 年 6 月 15 日）：血尿未再出现，诸症悉平。家长不敢停药，唯恐复发。上方去黄柏，改中药配方颗粒巩固疗效而愈。随访 2 年未见复发。

例 2. 治疗过敏性紫癜性肾炎

宋某，男，7 岁，山西运城人，2012 年 5 月 7 日初诊。

主诉：反复皮肤紫癜、尿检异常半年。

现病史：患儿 6 个月前无明显诱因出现双下肢皮肤紫癜、腹痛、关节肿痛，2 周后出现尿常规异常：蛋白（＋＋），隐血（＋＋＋）。24 小时尿蛋白定量 1.19。某大学医院诊为过敏性紫癜性肾炎，给予泼尼松片 30mg/d，雷公藤多苷片 60mg/d，尿蛋白曾消失，减泼尼松后，尿蛋白复见异常，而请中医诊治。诊见：双下肢皮肤紫癜，无腹痛及关节痛，眼睑轻度浮肿，舌红，苔薄黄腻，脉滑数。尿常规示：蛋白（＋），隐血（＋＋）。

中医诊断：葡萄疫。

西医诊断：过敏性紫癜性肾炎。

辨证：血热发癜，瘀伤肾络。

治法：清热凉血，活血化瘀。

方药：犀角地黄汤加减。

生地黄 10g，牡丹皮 10g，赤芍 10g，水牛角 15g，当归 10g，生地榆 10g，益母草 20g，旱莲草 15g，甘草 10g。14 剂，每日 1 剂，水煎分 2 次服。

二诊（2012 年 5 月 22 日）：患儿皮肤紫癜消退，尿常规示：蛋白（＋），隐血（＋）。调方如下。

当归 10g，生地黄 10g，牡丹皮 10g，赤芍 10g，益母草 15g，炒蒲黄 10，炒地榆 10g，石韦 15g，凌霄花 6g，甘草 10g。28 剂，每日 1 剂，水煎服。

三诊（2012 年 6 月 20 日）：患儿病情稳定，尿常规示：蛋白（－），隐血（－）。上方去石韦，加黄芪 30g，炒白术 10g。隔日 1 剂，连服 2 个月善后而愈。随访 3 年未见复发。

（李志恒　郑　攀）

27. 佛手疏肝解郁，可治厌食

【功能主治】

佛手，味辛、苦、酸，性温。归肝、脾、肺经。功能：疏肝理气，和胃止痛。主治：肝胃气滞，胸胁胀痛，胃脘痞满，食少呕吐，咳嗽痰多。《本草纲目》云其："煮酒饮，治痰气咳嗽。"《本草再新》曰："佛手治气舒肝，和胃化痰，破积。"佛手有和胃化痰之效，然其疏肝解郁之功更彰。《滇南本草》云："补肝暖胃，止呕吐，消胃寒痰，治胃气疼痛，止面寒疼，和中行气。"《本草从新》认为其："理上焦之气而止呕，进中州之食而健脾。"《本草便读》更是直接点明其主要功效"唯肝脾气滞者宜之。"佛手功能疏肝，且行肺胃气滞，又能化痰。虽疏肝之力逊于青皮，化痰之功弱于陈皮，然一物而兼理肺脾肝三经之气滞，平和而无燥烈之弊，是其所长焉。

【应用经验】

郑师认为，小儿厌食多由于父母强求孩子不合理多吃，精神压力，恐惧，家庭不和，女孩子怕胖，精神障碍等精神社会因素导致，因而肝郁克脾者日益增多。故治疗小儿厌食多从疏肝解郁着手，自拟"疏肝乐食汤"（醋柴胡 6g，醋白芍 10g，百合 10g，醋郁金 6g，焦山楂 6g，佛手 6g，炒谷芽 6g，砂仁 3g。日 1 剂，水煎服，为 3~5 岁用量，可随年龄增减）治疗小儿厌食症，疗效良好。

【病案举例】

肖某，男，4岁，河南新郑人，2015年1月8日初诊。

代主诉：食欲不佳1年余。

现病史：患儿自幼比较调皮，其父亲经常责骂，1年前被父亲打骂后出现食欲减少，见食不贪，自诉不饿，不愿进食太多，当地医院诊为厌食症，给予益生菌、健胃消食片、山楂丸等，均效果不佳，求诊于郑师。诊见：面黄无华，纳呆食少，心烦易怒，厌恶进食，体形偏瘦，睡眠不佳，大便稍干。舌淡红，苔白腻，脉弦滑。

中医诊断：恶食。

西医诊断：厌食症。

辨证：肝郁脾虚，胃纳失司。

治法：疏肝解郁，醒脾开胃。

方药：疏肝乐食汤加减。

处方：醋柴胡6g，醋白芍10g，佛手6g，百合10g，玫瑰花3g，醋郁金6g，石菖蒲3g，焦山楂6g，炒谷芽6g，砂仁3g。7剂，每日1剂，水煎服。

二诊（2015年1月15日）：纳食增加，心烦减轻，大便正常，夜卧平稳。效不更方，上方再进7剂。

三诊（2015年1月23日）：诸症消失。上方去玫瑰花、郁金，加白术6g，太子参6g，炙甘草3g。中药配方颗粒剂，15剂，隔日1剂，分2次水冲服。嘱家长注意教育方法，关心孩子心理健康。随访2年健康如常。

（冯 斌 郑 攀）

28. 竹沥清热化痰，又善通便

【功能主治】

竹沥，味甘、苦，性寒。归心、肝、肺经。功能：清热降火，滑痰利窍。主治：中风痰迷，肺热痰壅，惊风，癫痫，热病痰多，壮热烦渴，子烦，破伤风。《本草再新》："清心火，降肝火，化痰止渴，解热除烦，治牙痛，明眼目"。《本草衍义》称其为"痰家之圣剂"。临床多用来治疗肺热痰壅、中风痰迷心窍、心胸烦闷等症。《本草纲目》说："竹沥性寒而滑，大抵因风火燥热而有痰者宜之，若寒湿胃虚肠滑之人服之，则反伤脾胃。"

【应用经验】

"肺与大肠为表里"，竹沥清热润燥，滑痰利窍，正治燥热之便秘，且味甘尤宜于小儿服用。郑师除用于小儿痰热咳嗽外，常用于小儿风火燥热之便秘。

【病案举例】

郑某，男，6岁，河南濮阳市人，2000年9月24日初诊。

主诉：大便秘结半年。

现病史：患儿半年前出现大便干结，坚如羊屎，便时肛痛哭闹。初服酚酞片、麻仁丸等润肠通便药有效，但停药则复秘。家中常备开塞露，但通便之效越来越差。患儿因久服汤药乏效而生厌，恶闻药味。家长遂请郑师诊治。诊见：形体消瘦，面色青黄，口干，舌质红，苔薄黄欠润，脉沉。

中医诊断：便秘。

西医诊断：功能性便秘。

辨证：胃阴不足，肠燥津乏。

治法：清热润燥，降浊通便。

方药：鲜竹沥500ml。用法：每次服30ml，每日3次，口服。

二诊（2000年9月30日）：家长诉患儿回家后边喝边说："好喝！"未及2日，大便已通。乃改为每次服15ml，每日2次，竟剂而安。尔后偶尔便秘，便自购本品，服之皆效。

（张建奎　郑　攀）

29. 附子益火消阴，妙扶稚阳

【功能主治】

附子，味辛、甘，性大热。有毒。归心、脾、肾经。功能：补火助阳，散寒除湿，止痛。其气雄行散，可升可降，走而不守。主治：亡阳欲脱，肢冷脉微，阳痿宫冷，寒厥头痛，阴火喉痹，心腹冷痛，吐泻久痢，冷结便秘，阴寒水肿，冷积疝瘕，阳虚外感，风寒湿痹，中风挛急，阴疽疮漏。《医学启源》："《主治秘要》云，去脏腑沉寒；补助阳气不足，温热脾胃。"李杲曰其："除脏腑沉寒，三阴厥逆，湿淫腹痛，胃寒蛔动；治经闭；补虚散壅。"《小儿药证直诀》："小儿五脏六腑，成而未全……全而未壮。"《温病条辨·解儿难》总结为"小儿稚阳未充，稚阴未长。"

【应用经验】

关于附子在儿科的应用，郑师认为，由于儿科领域"以清为主"和"以温为主"两大学派的形成，特别是受小儿为"纯阳之体"的影响，加之小儿患病易从热化，临床用药多以清凉，所以"以清为主"的清凉派占有主导地位。尽管"稚阴稚阳"的小儿生理特点几被公认，而用药并未得到广泛遵循。补偏救弊不乏贤达，如近代医家徐小圃氏善用麻、桂、姜、附治疗小儿急危重证"立起沉疴"，而"温阳"在儿科临床并未得到应有的应用。寒凉法造成的弊端依然触目惊心，正如清代儿科医家陈复正直言所指："幼科论证，悉以阳有余阴不足立论，乖误相乘，流祸千古，后人误以婴儿为一团阳火，肆用寒凉，伤脾败胃。"时至今日，附子的应用在儿科"谈附色变"者仍普遍存在。

郑师深入研究小儿体质，曾有《略论小儿体质"三说"》《江育仁教授"阳可统阴"学术思想在中医儿科临床应用体会》及"回阳救逆"抢救小儿重证的医案发表，对附子在儿科的应用积累了丰富的经验。小儿凡脾肾阳虚、阳不护阴、生气不足诸证均在辨证遣药中常用附子而收良效。

【病案举例】

例1. 桂枝加附子汤治疗汗过伤阳

魏某，男，2岁4个月，河南原阳县人，2011年4月2日初诊。

主诉：发热4天，汗出2天余。

现病史：患儿于4天前因发热在当地医院诊断为"感冒"，治疗（具体用药不详）2天后，热退而汗出不止，体温35℃，胸背冷汗自溢，四肢发凉而至我院求诊。诊见：神清，倦卧，恶风，唇白，额头、胸腹、背部冷汗，四肢发凉，小便少，大便稀，舌质淡，苔白水滑，脉浮大无力。

中医诊断：漏汗。

西医诊断：上呼吸道感染。

辨证：汗过伤阳，卫阳不固。

治法：温护阳气，固表止汗。

方药：桂枝加附子汤加减。

处方：桂枝6g，白芍6g，干姜6g，制附子6g，大枣6g，炙甘草6g。中药配方颗粒，1剂，频频服之。

二诊（2011年4月3日）：恶风已除，汗出明显减少，四肢转温，脉已转平缓。守法再调。

处方：桂枝6g，白芍6g，生姜6g，大枣6g，制附子6g，黄芪10g，炙甘草3g。2剂，每日1剂，药尽诸症平复而愈。

注：小儿脏腑娇嫩，患病易虚易实、易寒易热，临床误下、误汗病例时有发生。该患儿因感冒发热应用发汗药物过多而致漏汗不止，《伤寒论》第20条："太阳病，发汗，遂漏不止，其人恶风，小便难，四肢微急，难以屈伸者，桂枝加附子汤主之。"遵张仲景之法，用桂枝加附子汤，生姜改为干姜，旨在加强温阳之力。1剂而阳复肢温，守法加黄芪一味调理3日而愈。

例2. 大黄附子汤治疗冷积便秘

周某，女，8岁，学生，河南郑州市人，2008年12月6日初诊。

主诉：大便干硬、排便困难3年余。

现病史：患儿平素嗜食生冷，大便秘结常达7天不行，每次必用开塞露导之，此次因 6 天未排大便而求诊。诊见：面白无华，风池^①、气池色青，大便干硬，四肢发凉，畏寒，腰冷腹凉，食少神疲，舌淡，苔灰白水滑，脉沉迟无力。胃肠道彩超无异常。

中医诊断：便秘。

西医诊断：功能性便秘。

辨证：脾肾阳虚，阴寒凝结。

治法：温里散寒，通腑散结。

方药：大黄附子汤加减。

处方：制附子（先煎）9g，酒大黄 6g，玄明粉（溶化，兑服）6g。3 剂，每日 1 剂，水煎，分 2 次空腹服用。服药第 2 剂即自行排便，下硬便如算珠 6、7 枚。第 3 剂后又下 2 枚。

二诊（2008 年 12 月 9 日）：饮食见增，舌苔转薄白，脉见缓象。原方继进 3 剂，又大便 2 次，为不成形软便。原方去玄明粉，大黄减为 3g，加生姜 6g、大枣 3 枚，再进 3 剂。

三诊（2008 年 12 月 15 日）：患儿手足转温，饮食大增，大便能自行排出，请求根治之方。遂改为配方颗粒，处方：制附子 3g，酒大黄 3g，生白术 10g，陈皮 6g，炙甘草 3g。每日 1 剂，分 2 次冲服，10 天后改为隔日 1 剂，1 月后停药观察，嘱其禁食冷冻、冷藏食品。随访观察 2 年未见复发。

注：小儿冷积便秘日益增多已成为一个趋势，囿于小儿为"纯阳之体"，有病多从热化，冷秘常被忽视，甚至见到亦少用温下之法。此案用温下法获得满意疗效，同时经温通之后患儿整体健康水平明显提高，当然，由于小儿为"稚阴稚阳"之体，"易寒易热""易虚易实"，温通之法，十祛七八，中病即止，不可过剂，以防热热之弊，亦当谨记。郑师如是讲。

例 3. 四逆汤加减治疗麻疹合并肺炎心衰

杨某，男，6 岁，河南清丰人，1967 年 3 月 2 日初诊。

主诉：发热，咳嗽，喘促 11 天。

现病史：患儿于 11 天前始发热、咳嗽、流涕，按风热咳嗽治疗 3 天，发热、咳嗽渐重，以"上呼吸道感染"住院治疗。经用青霉素、地塞米松以

---

① 风池，小儿面部望诊的部位。见《奇效良方》，即眼平视，瞳孔直上，当眉毛下缘处，即鱼腰穴的稍下方。

及中药桑菊饮、麻杏石甘汤等治疗，高热见退而喘促加重。3 天前见身有皮疹，疑为药物疹。病情进一步加重而邀郑师会诊。诊见：嗜睡神疲，面色青灰，喘促痰鸣，口唇发绀，面部及胸、背部散在灰色疹点隐隐，四肢欠温，呕恶不食，下利清谷，日 10 余次，舌淡紫，苔白水滑，脉细数而微弱。体温 35.5℃，心率 127 次 /min，呼吸 43 次 /min，两肺可闻及细小湿啰音及痰鸣音。腹部凹陷，肝大，脾未触及。

中医诊断：麻疹。

西医诊断：麻疹合并肺炎心衰。

辨证：疹毒内陷，心脾阳衰。

治法：回阳救逆，暖中补土。

方药：四逆汤合桂附理中汤加减。

处方：制附子（先煎）9g，人参 9g，干姜 6g，肉桂 6g，炒白术 10g，炙甘草 6g。1 剂，急煎，频频予之。

二诊（1967 年 3 月 3 日）：神振志清，面灰大减，四肢转温，喘轻泻减，体温 36℃，心率 90 次 /min，呼吸 28 次 /min，两肺啰音及痰鸣音大减。守法再调。

处方：桂枝 6g，制附子 6g，人参 6g，炒白术 6g，干姜 6g，五味子 6g，丹参 10g，炙甘草 6g。3 剂，每日 1 剂，水煎分 3 次服。

三诊（1967 年 3 月 6 日）：神振身温，阳复脉通，喘平痰消，泻止纳食，舌质淡红，苔薄白，脉沉弱。体温 36.5℃，心率 82 次 /min，呼吸 26 次 /min，两肺啰音基本消失。

处方：人参 6g，炒白术 6g，茯苓 6g，姜半夏 3g，陈皮 3g，五味子 6g，炒白果 6g，款冬花 6g，炙甘草 6g，生姜 2 片，大枣 2 枚。3 剂，每日 1 剂，水煎分 3 次服。药后诸症悉平，痊愈出院。

注：郑师在其所记病例中写道：该患儿本为麻疹，误而未透，见高热、咳喘而投激素及中药寒凉之剂，治上犯中，致冰伏胃阳、疹毒内陷、阳衰正败之变证。土寒则不能生金，阳衰则寒水凌心。暖中补土、回阳救逆乃救危之要，故投四逆汤合桂附理中汤温振脾肾之阳。此刻宣肺则难平其喘，化痰亦难救其心，非温肾不能治其寒，非暖土不能救其金，此即"临证察机"之所在。

（冯　斌　郑　攀）

30. 丁香温肾助阳，善止遗尿

【功能主治】

丁香，味辛，性温。归脾、胃、肺、肾经。功能：温中降逆，散寒止痛，温肾助阳。主治：胃寒呕吐，脘腹冷痛，呃逆，泻痢等。《本草经疏》："丁香，其主温脾胃、止霍乱壅胀者，盖脾胃为仓廪之官，饮食生冷，伤于脾胃，留而不去，则为壅塞胀满，上涌下泄，则为挥霍撩乱，辛温暖脾胃而行滞气，则霍乱止而壅胀消矣。"

【应用经验】

郑师参考《日华子本草》："治口气，反胃，疗肾气，奔豚气，阴痛，壮阳，暖腰膝"之论，除用丁香治疗上述诸疾外，常用于治疗小儿遗尿，疗效满意。遗尿症多与肺脾肾功能失调有关，小儿肾常虚，多由先天肾气虚弱，下焦虚冷，膀胱气化功能失司所致。正如《诸病源候论》说："遗尿者，此由膀胱虚冷，不能约于水故也"。郑师经验方"控泉散"（见《郑启仲儿科经验撷粹》），药物组成：公丁香、母丁香、小茴香（炒）、大茴香各等份。

制法：上方共为细末，装瓶备用。

用法：取控泉散 2~3g，与鲜韭菜（切碎）适量，共捣如泥，制成膏贴 1张，睡前贴于患儿脐部，次日晨起取下，连用 7 天为 1 疗程。

【病案举例】

陈某，男，8 岁，河南濮阳市人，1998 年 11 月 6 日初诊。

代主诉：睡中遗尿已 3 年。

现病史：患儿 3 岁入幼儿园后一直夜间尿床不止，经用针灸、推拿、中药等治疗曾有暂止，不日又发，3 年未能控制，即将入小学，父母心急如焚，请郑师诊治。诊见：小儿面色黄白少华，语音低微，畏寒怕冷，大便溏，小便清长，舌淡苔白，脉沉迟无力。

诊断：遗尿症。

辨证：脾肾阳虚，膀胱失约。

治法：益气补肾，温阳缩泉。

方药：①外用控泉散（郑启仲经验方）贴脐。②内服桑螵蛸散加减。

处方：桑螵蛸 10g，丁香 2g，人参 6g，炒白术 10g，制附子 3g，制远志 3g，石菖蒲 3g，煅龙骨 10g，乌药 6g，炙甘草 3g。7 剂，每日 1 剂，水煎分早晚 2 次服。

二诊（1998 年 11 月 15 日）：已 2 日未遗尿，效不更方，上方再进 7 剂。遗尿基本控制，7 天只有 1 次遗尿。父母十分满意，请求郑师予以根治。上方去附子，改为隔日 1 剂，再服 7 剂。控泉散亦改为隔日 1 贴，与内服方交替。

三诊（1998 年 11 月 30 日）：遗尿已止，嘱服补中益气丸合六味地黄丸 1 个月后停药。随访 2 年未见复发。

（郑 攀）

31. 艾叶非肺经药，但治咳喘

【功能主治】

艾叶，味苦、辛，性温。归肝、脾、肾经。功能：温经止血，散寒调经，安胎。主治：崩漏下血，胎动，胎漏，吐血咯血，月经不调，脘腹冷痛，湿疹瘙痒等。艾叶辛香，暖气血而温经脉，为温经止血之要药。《药性本草》对其描述较为全面："止崩血，安胎，止腹痛，止赤白痢及五脏痔泻血。""长服止冷痢，又心腹恶气……治一切冷气，鬼邪毒气，最去恶气。"对于因冲任不固，血不养胎所致妇人漏下，或半产后下血不绝，或月水过多，淋漓不断，常与阿胶、川芎、甘草、当归、芍药、干地黄配伍，即为《金匮要略》之芎归胶艾汤；《名医别录》载艾叶"生寒熟热"，非其生用即寒凉之性，而是反佐意也，如《校注妇人良方》所载方"四生丸"

（鲜生地、鲜荷叶、鲜侧柏叶、鲜艾叶）治疗血热妄行之吐血咯血等证；《世医得效方》将其与白姜研末为丸，即"艾姜丸"，为治疗虚寒性脘腹冷痛的常用方。

【应用经验】

郑师认为，艾叶温经止血，散寒调经，是治疗寒性疼痛之良药。据临床观察，本品尚有温肺肾、止咳喘之效，对小儿寒咳、寒哮，症见面色㿠白，咳喘无力，声音低微，易于感冒，畏寒肢冷，舌淡苔白，在处方中加入艾叶，有增强平喘止咳之功。

【病案举例】

例1. 治疗哮证

李某，女，6岁，山东省菏泽市人。1989年10月21日初诊。

代主诉：遇冷咳嗽喘鸣反复发作4年余。

现病史：患儿2岁起每遇冷即咳嗽，喉有喘鸣音，反复发作，当地医院诊断为"支气管哮喘"。经用中西药多方治疗而未能控制，开始多在冬季发作，后渐及春夏亦发。求郑师诊治时已发作7天。诊见：面色㿠白，咳嗽时作，喉有哮鸣，畏寒怕冷，动则喘重，常在夜间子时发作，易自汗出，纳尚可，便溏，尿清。舌体偏胖有齿痕，色淡苔白腻，脉浮略紧，沉取细弱无力。

中医诊断：哮证。

西医诊断：支气管哮喘。

辨证：肺肾亏虚，营卫失和。

治法：调和营卫，温补脾肾。

方药：桂枝汤合附子理中汤加减。

处方：桂枝6g，白芍6g，人参6g，炒白术10g，制附子6g（先煎），干姜3g，炙甘草3g，炒白果仁3g，大枣3枚。3剂，每日1剂，水煎分3次服。

二诊（1989年10月25日）：服上方后咳嗽略减，畏寒减轻，而喘鸣不见明显缓解，夜间加重。听诊如前。郑师嘱：上方加炒艾叶3g。3剂，每日1剂，水煎服。

三诊（1989年10月28日）：咳喘明显减轻，已2天未发作。效不更方，原方再进 7 剂，诸症悉平。后以此方化裁，制为散剂，每次 3g，日服 2 次，坚持休止期固本治疗，9 岁后未见再发。

例 2. 治疗咳嗽

周某，男，8 岁，河北大名人。1992 年 4 月 7 日初诊。

主诉：咳嗽半年余。

现病史：患儿半年前因受凉而致咳嗽，经当地医院诊断为支气管炎，给予抗生素、止咳化痰药、中成药及中药止嗽散、小青龙汤、玉屏风散、二陈汤等，咳嗽终未能止，而请郑师诊治。诊见：体略胖，面白少华，咳嗽多在夜间加重，咯少量白色稀痰，遇冷咳嗽加重。舌质淡苔白，脉沉迟无力。听诊：两肺未闻及异常呼吸音，咳嗽时偶闻痰鸣音。

中医诊断：咳嗽。

西医诊断：支气管炎。

辨证：寒痰内蕴，肺失宣肃。

治法：温经散寒，化痰止咳。

方药：艾姜饮（郑启仲经验方）。

处方：艾叶（肥大者洗净）3 片，生姜（洗净，带皮）3 片，红糖适量（约 6g），芝麻油少许。置一陶瓷碗，先放生姜片，次入艾叶，再加红糖，最后滴芝麻油于红糖之上。将药碗放不锈钢锅内蒸 10 分钟。然后取出药碗，即加沸水 100~150ml，加盖，待温后饮汤，弃艾、姜，每日早晚各 1 次。咳止药停。

二诊（1992 年 4 月 16 日）：其父自来，喜告，上方服 1 次，当晚咳嗽减轻，又服 2 天，咳嗽全止，停药已 7 天，未见咳嗽。

注：该患儿家长系一位中学教师，来时含泪向郑师赠锦旗一面，上书"小方效神奇，大家真良医"十个大字，感谢郑师。郑师笑曰：过奖了。注意避受寒冷，不吃凉食，加强体格锻炼，以防咳嗽复发。随访 5 年，前 2 年有 3 次复发，均以上方治疗而愈，后 3 年未见复发。

（李志恒　郑　攀）

32. 蛤蚧补肺纳气，治喘尤良

【功能主治】

蛤蚧，味咸，性平。入肺、肾经。功能：补肾益肺，纳气定喘，温阳补肾。主治：肺肾两虚，气喘咳嗽，咯血，肾虚阳痿，遗精，小便频数，消渴。《海药本草》言其"疗折伤，主肺痿上气，咯血，咳嗽"。《本草纲目》言其"补肺气，益精血，定喘止嗽，疗肺痈，消渴，助阳道"。《本草再新》说："蛤蚧温中益肾，固精助阳。"

【应用经验】

郑师认为，蛤蚧长于补肺气、助肾阳、定喘咳。治肺肾两虚，肾不纳而作喘咳。蛤蚧能补肺气，助肾纳气，肺气得纳，金水相济，而喘咳自消。

【病案举例】

任某，男，3岁，河南清丰县人，1978年4月4日初诊。

主诉：咳嗽3个月。

现病史：患儿平素脾胃不健，营养欠佳，于3个月前因感冒咳嗽，继之出现阵发性痉挛性咳嗽，伴以呕吐。昼轻夜重，严重时每日发作20余次。先后经中西药治疗，虽痉挛性咳嗽已基本停止，呕吐减轻，但仍有咳嗽，日3~5次，咳嗽程度亦较轻，眼睑浮肿未消，食少便溏，时自汗出而来诊。诊见：面色㿠白无华，精神疲倦，气短懒言，动则自汗，食少纳差，大便溏薄，时而咳嗽，眼睑浮肿，两下肢轻度浮肿。舌质淡，苔薄白，指纹色淡，脉浮无力。X线检查：两肺未见异常。化验检查：血红蛋白100g/L，红细胞2.2×10^{12}/L，白细胞6.8×10^{9}/L，中性粒细胞百分比64%，淋巴细胞百分比35%，嗜酸性粒细胞百分比1%。

中医诊断：顿咳。

西医诊断：百日咳（恢复期）。

辨证：肺脾气虚，正虚邪恋。

治法：益气健脾，培土生金。

方药：黄芪建中汤加减。

处方：炙黄芪 9g，白芍 6g，桂枝 3g，白术 6g，茯苓 6g，蛤蚧 3g，砂仁 1.5g，人参 6g，炙甘草 3g，生姜 2 片，大枣 3 枚。3 剂，每日 1 剂，水煎服。

二诊（1978 年 4 月 8 日）：患儿精神好转，自汗减少，浮肿见消，咳嗽基本停止，其父大悦。前方再进 3 剂。

三诊（1978 年 4 月 11 日）：咳嗽停止，精神大振，眼睑及下肢浮肿基本消失，饮食增加，大便日 1 次，成形，舌质淡红，苔薄白，脉缓有力。查血常规：血红蛋白 110g/L，守法再调。

处方：黄芪 12g，人参 6g，炒白术 6g，茯苓 6g，当归 6g，蛤蚧 3g，阿胶珠 6g，砂仁 3g，炙甘草 3g，生姜 2 片，大枣 3 枚。7 剂，每日 1 剂，水煎服。嘱其饮食调养，避受风寒。

四诊（1978 年 4 月 20 日）：浮肿全消，饮食、精神如常，血常规基本正常。改服归脾丸，每日 1 丸，分 2 次服，善后而愈。随访 1 年，健康如常。

注：顿咳一证，虽有风寒束肺、痰热闭肺、热伤肺络之分，但引起阵发性痉挛性剧咳的关键在于痰阻气机、肺失宣降，故清热化痰、宣肺镇咳为痉咳期治疗基本原则。本例患儿平素脾虚胃弱，咳嗽近百日不见痊愈，肺病及脾，邪正俱虚，出现一派土不生金，卫阳不固的气虚血亏之证，"虚者补之"，故投黄芪建中益气和营固表，加人参、白术、茯苓、蛤蚧以健脾益肾，3 剂症减，6 剂而获大效。继以四君子汤合当归补血汤巩固疗效，最后以归脾丸善后而愈。

（张　璠　郑　攀）

33. 灵芝补益心肺，能止虚咳

【功能主治】

灵芝，味甘，性平。入心、肺、肝、肾经。功能：补气安神，止咳平喘。主治：心神不宁，失眠，惊悸，虚劳等。《神农本草经》把灵芝列为上品，谓灵芝"主耳聋，利关节，保神益精，坚筋骨，好颜色，久服轻身不老延年"。《本草纲目》："灵芝，无毒，主治胸中结，益心气，补中，增智慧，不忘，久食轻身不老，延年神仙"。

【应用经验】

郑师认为，该品味甘能补，性平偏温，入肺经，补益肺气，温肺化痰，止咳平喘。小儿肾常虚，肺常不足，患病极易损伤正气，而出现正虚邪恋之证，扶正祛邪是儿科常用的重要治法，灵芝乃补益肺肾之上品。常用于治疗肺肾亏虚，肾不纳气之哮喘而收佳效。

【病案举例】

刘某，女，5岁，河南尉氏县人，2010年10月8日初诊。

主诉：遇冷哮喘发作3年余。

现病史：患儿1岁时因受凉而发哮喘，每遇冷即发已3年余。经西药解痉平喘，中药定喘汤、射干麻黄汤等多方治疗未能控制复发，此次发病已4天。诊见：咳嗽喘促，喉中痰鸣，时自汗出，大便稀，小便清，体温37.2℃。两肺满布哮鸣音。特禀体质。舌淡，苔白，脉浮缓。

中医诊断：哮证。

西医诊断：支气管哮喘。

辨证：营卫不和，肺失宣降。

治法：调和营卫，降逆平喘。

方药：桂枝加厚朴杏子汤加减。

处方：桂枝9g，白芍9g，厚朴6g，杏仁6g，苏子6g，白果仁6g，炙甘草6g，生姜6g，大枣10g。2剂，每日1剂，遵桂枝汤煎服法。

二诊（2010年10月10日）：2剂后哮止痰消，脉静身凉，唯活动时喘促汗出。上方去厚朴、杏仁、苏子，加灵芝3g。5剂，每日1剂，水煎服，诸症悉平。为防复发，拟善后之方。

处方：黄芪30g，人参15g，白果仁15g，白术30g，五味子20g，陈皮10g，姜半夏10g，砂仁10g，灵芝15g，桂枝10g，炙甘草10g，蛤蚧1对，冬虫夏草6g。共为细末，每服2g，每日2次，连服4个月，停药观察。后每年冬夏各服本方 2 个月，随访 3 年未见复发。

（张　璠　郑　攀）

34. 羚羊角平肝息风，功可拯危

【功能主治】

羚羊角，味咸，性寒。归肝、心经。功能：平肝息风，清热解毒，清肝明目。主治：热病神昏，高热痉厥，谵语发狂，惊痫抽搐，肝阳上亢，头晕目眩，肝火上炎，目赤头痛。《本草纲目》曰："羚羊角，入厥阴肝经。肝开窍于目，其发病也，目暗障翳，而羚羊角能平之。肝主风，在合为筋，其发病也，小儿惊痫，妇人子痫，大人中风搐搦，及经脉挛急，历节掣痛，而羚羊角能舒之。魂者肝之神也，发病则惊骇不宁，狂越僻谬，而羚羊角能安之。血者肝之藏也，发病则瘀滞下注，疝痛毒痢，疮肿瘰疬，产后血气，而羚羊角能散之。相火寄于肝胆，在气为怒，病则烦懑气逆，噎塞不通，寒热，及伤寒伏热，而羚羊角能降之。"

【应用经验】

郑师在五十余年前的儿科临证生涯中，在继承钱乙"五脏证治"学术思想基础上，逐渐形成了"从肝论治"的儿科学术思想。对于平肝息风第一要药羚羊角的应用可谓情有独钟。按照郑师所讲，结合他所治典型病案，笔者将其应用羚羊角的经验归纳为"退高热，息肝风，抗过敏"三大特色。

（1）退高热

郑师讲，"羚羊清乎肺肝"（《药性赋》），羚羊角有良好的清热作用，可清高热、大热。它既无麻桂之发汗解表，又无大黄之通腑泻里；既无石膏之辛寒泻火，也无芩连之苦寒清热，羚羊角的清热作用是通过调节肝、肺等脏腑功能而达到的。郑师对儿科疾病的一切表、里、脏、腑、实、热、气、血等病证而见高热不退，大热不解，病情危急之倾，均在辨证遣方基础上加用羚羊角而每收佳效，同时达到已风息之，未风防之之目的。

【病案举例】

例1. 治疗手足口病

赵某，男，4岁，河南新郑人，2012年9月10日初诊。

主诉：发热3天，皮疹2天。

现病史：患者3天前出现发热，体温38.3℃，社区诊为"感冒"，给予感冒清热颗粒等治疗，热不减反而升高。当地医院诊为"手足口病"，给予利巴韦林、抗病毒口服液治疗，高热不退，体温达39℃以上，伴咽痛，不食，哭闹不安。静脉滴注头孢类抗生素及解热镇痛药治疗仍高热不降而来诊。诊见：高热，体温39.7℃，微汗，烦躁不安，扁桃体Ⅱ度肿大，咽峡及口腔内多个疱疹，手、足及肛周疹点明显，大便2日未行，小便黄，舌质红，苔黄腻，脉数。

中医诊断：时疫。

西医诊断：手足口病。

辨证：疫邪侵袭，毒犯三焦。

治法：疏风清热，凉血解毒。

方药：升降散合黄连解毒汤加减。

处方：蝉蜕6g，炒僵蚕6g，姜黄3g，大黄6g，黄连3g，黄芩6g，黄柏6g，栀子6g，玄参10g，甘草6g，羚羊角粉1g。中药配方颗粒，2剂，每日1剂，分2次服（注：原建议患者住院治疗，家长执意请求郑师开中药后带药回当地医院住院，故有上述方药）。

二诊（2012年9月12日）：初诊当天取药后急服上药半剂，约2小时回当地市医院时，患儿体温已降至38.1℃，未入院而回家。大便1次，排出硬便如算子数枚及软稀便，量多，臭腐难闻，患儿入睡。至当日晚9时，体温已降至37℃以下，开始进食。2剂药后，其病若失。为防复发而来诊。见患儿神静，体温36.4℃，口腔疱疹大部已消，手、足及肛周疹点多已消退。舌见淡红，苔现薄黄有津，脉见缓象。郑师嘱上方去黄连、羚羊角，大黄、黄芩、黄柏减为3g，加陈皮、砂仁各3g。再取3剂，每日1剂善后。随访1年未见复发。

例2. 治疗猩红热

宋某，男，5岁，河南濮阳市人，2007年4月8日初诊。

主诉：高热，皮疹 4 天。

现病史：患儿以"猩红热"住院，中西医结合治疗已 3 天，高热持续不退，于 4 月 8 日请郑师会诊。察患儿神清，面赤，全身皮疹满布，猩红热特征典型，咽红，扁桃体肿大有脓性分泌物渗出，舌深红无苔，芒刺呈草莓状。体温波动在 38~39.8℃，大便偏干，小便黄，脉数有力。西药头孢类抗生素，中药为清瘟败毒饮加减。郑师寻思，该患儿诊断、治疗中西方药都很合理，为何不效呢？遂嘱主管医师：取羚羊角粉 3g，每日 1g，分 2~3 次，配入原服清瘟败毒饮方中服。服药 1 天体温降至 38℃以下，服药 2 天降至 37℃以下，诸症趋平，调理数日，痊愈出院。

注：郑师讲，羚羊角配方服、单服都有良好的退热作用，与疏风解表药相配，可解表透邪而退热；与清热解毒药相配，可清热解毒而退热；与滋阴凉血药相配，可滋阴凉血而退热，至平至和，至效至善。

（2）息肝风

"平肝息风"是古今公认的羚羊角最主要功能之一。郑师说，羚羊角息风主要体现在清热、平肝和凉血上。主要用于热极生风、肝阳上亢所致脏腑功能失调而出现的抽风、晕、眩、痉、癫、痫等风证。在儿科以各种感染性脑病热极生风、惊、抽、癫、痫的热证、实证为多。

【病案举例】

例 1. 治疗流行性乙型脑炎

秦某，男，6 岁，河南清丰县人，1969 年 7 月 12 日初诊。

主诉：高热、呕吐、嗜睡 6 天，抽搐 3 天。

现病史：患儿 6 天前突发高热，伴呕吐、嗜睡，当地公社卫生院治疗 3 天（用药不详）热不退、反见抽搐而急转县医院以"流行性乙型脑炎"住院，西药对症治疗，中药以清瘟败毒饮为主方合安宫牛黄丸治疗 2 天仍每日抽搐 3~5 次，高热（体温在 38~39.4℃），邀郑师会诊。诊见：患儿烦躁不安，体温 39.1℃，抽搐发作时二目上视，四肢抽动，角弓反张，面唇色青，口涌痰涎，大便不调，小便黄，舌质红，苔黄而少津，脉弦数。诊断：乙型脑炎。中医诊断：暑温。病历处方：生石膏 30g，生地 10g，黄连 3g，栀子 6g，黄芩 6g，知母 6g，金银花 10g，连翘 10g，丹皮 6g，犀角粉（冲）1.5g，钩藤 6g，全蝎 3g，甘草 3g。3 剂，每日 1 剂，水煎服。安宫牛黄丸，每日 1 丸，分 3 次服。上药尚有 1 剂未用。郑师嘱：本病诊断明确，辨证清晰，遣方用药得当。上药加羚羊角粉 3g，以观疗效。7 月 14 日复诊，高热已降至 38℃左右，抽搐基本控制，大便畅，仍精神不振，多昏睡，舌红，苔白黄而厚腻，脉滑数。热势减，湿热留，痰邪扰，上方去生地、知母、栀子，加滑石 10g，石菖蒲 6g，郁金 6g，再进 3 剂。高热退，抽搐止，神志清，始进食，守法辨治，住院 16 天痊愈出院。6 个月时及 1 年后，2 次随访健康如常，未留任何后遗症。

例 2. 治疗儿童多发性抽动症

周某，男 8 岁，河南新乡市人，2002 年 5 月 11 日初诊。

主诉：眨眼，吸鼻，摇头，肢体抖动，喉发怪声 3 年。

现病史：经当地医院诊为"多发性抽动症"，给予盐酸苯海索片、氟哌啶醇等治疗，始见好转，自行减量、停药后又发，且症状较始为重。赴北京某大学附属医院，诊为"抽动秽语综合征"，因惧怕西药副作用而转请某中医大学医院治疗。中药、针刺及穴位注射等治疗 1 年余，症状曾一度明显减轻，近半年来上述症状加重而来诊。诊见：面青颊赤，双风池青暗，鼻及口周色青，烦躁不安，时睁怒目，给人一"山雨欲来"之感；眨眼、努嘴、摇头、举眉、抖臂、伸腿、时发怪声等症状频繁。大便干，2~3 日 1 行，舌尖边红，苔黄，脉弦滑。

中医诊断：肝风证。

西医诊断：儿童多发性抽动症。

辨证：痰火内扰，肝风内动。

治法：升降制动汤（郑启仲经验方：炒僵蚕 6g，蝉蜕 6g，姜黄 6g，生大黄 3g，制白附子 3g，全蝎 3g，穿山龙 10g，生白芍 10g，莲子心 3g，甘草 3g。日 1 剂，水煎分 2 次服。为 5~7 岁用量，可随年龄增减）加减。

处方：炒僵蚕 6g，蝉蜕 6g，大黄 6g（后下），制白附子 6g，全蝎 6g，生白芍 15g，龙胆草 6g，生栀子 10g，黄连 3g，生地 10g，天麻 6g，钩藤 10g。7 剂，每日 1 剂，水煎，分 2~3 次服。

二诊（2002 年 5 月 20 日）：服上方后，大便通，颊赤、烦躁减，抽动、面青主症未见缓解。郑师嘱，上方大黄减为 3g，加羚羊角粉 2g（冲服），再取 6 剂。

三诊（2002 年 5 月 26 日）：眨眼、摇头、肢体抖动、喉发轻声、面色发青等症状明显减轻，其母甚喜，上方去大黄，龙胆草减为 3g，羚羊角粉减为 1.5g，再取 7 剂。

四诊（2002 年 6 月 3 日）：诸症再减，羚羊角减为 1g，续服 7 剂，病情稳定而入校上学。守法调理半年诸症消失，最后以逍遥散加减疏肝理脾而收功，随访 3 年未见复发。

注：郑师讲到例 1 时说，那时年轻气盛，但对前医（是一位资格比我深的老中医）处方未敢重开，而又救人心切，故加羚羊角 3g 一试，确收意外之获，还得到了老前辈的表扬。后在临床反复验证，肝风实证之平肝息风羚羊角当为首选矣。讲到例 2 时说，"例 2 给人一'山雨欲来风满楼'之感！"是郑师在讲解此病案时讲的给我们印象最深刻的一句话，以后临诊中面对同类病例多次用这句话来形容描述肝风的特征，阐述中医理论的正确与精深。作为郑师学术继承人，每当临床应用老师经验而喜得收获时才真正理解郑师用心之良苦。

（3）抗过敏

1974 年我在河南中医学院进修时，李晏龄老师在治疗一位过敏性紫癜患儿时说，省人民医院小儿科常全主任问她（李晏龄老师与常全主任是好朋友），"你不是搞中西医结合的吗？有人说羚羊角有很好的抗过敏作用，你试试！""启仲，你的老师都是有名的儿科老中医，他们有这方面的经验吗？""李老师，我的老师王志成先生一生好用羚羊角，但都是治疗惊风用，未见治过敏性疾病用。""羚羊角有副作用吗？""未见有什么副作用，中药学上未说有什么毒副作用。""你在临床上观察一下，看看有没有抗过敏作用。""好吧，李老师，有结果了向您汇报。"这是郑师讲到羚羊角时讲的一段话。他还说，在和李晏龄老师写《临床儿科》时尚未经临床验证，故而未提到羚羊角的抗过敏问题。经过临证反复观察，羚羊角确有抗过敏作用。

【病案举例】

例 1. 治疗荨麻疹

魏某，男，12 岁，山东省莘县人，1986 年 7 月 6 日初诊。

主诉：全身风团反复发作 2 年余。

现病史：患者于 2 年前不明原因的出现全身风团，医院诊为"荨麻疹"，给予马来酸氯苯那敏片、钙糖片等治疗消失，不日又发，夏秋季为重，中西药多种方法治疗不愈，且有加重趋势，此次发作已6天而来诊。诊见：患儿面及两胁皮肤风团累累，色红，瘙痒，心烦易怒，坐立不安，烦渴欲冷饮，纳可，大便滞而不畅，小便黄，舌尖边红，苔黄腻，脉弦滑。

中医诊断：瘾疹。

西医诊断：荨麻疹。

辨证：肝胆湿热，风遏肌肤。

治法：清肝利胆，化湿除风。

方药：龙胆泻肝汤加减。

处方：柴胡10g，龙胆草6g，黄芩10g，栀子10g，生地10g，当归10g，滑石15g，车前子10g（包煎），防风6g，甘草6g。3剂，每日1剂，水煎服。

二诊（1986年7月9日）：服上方2剂后瘙痒稍缓，其父自行停用抗过敏西药，次日又痒如前。上方加羚羊角粉3g（分2次与上药冲服）。3剂，每日1剂，水煎服。

三诊（1986年7月12日）：服上方1剂减轻，3剂诸症消失。神静气和，舌转淡红，苔白微腻，脉现缓象。其父求郑师根治之方。嘱：①停用西药；②上方去龙胆草、栀子，加土茯苓15g，羚羊角减为1.5g。4剂，每日1剂，水煎服。

四诊（1986年7月16日）：风团未见再发，上方改隔日1剂，连服5剂，停药观察，随访2年未见复发。

例2. 治疗过敏性紫癜

佟某，女，9岁，河南南阳人，2011年4月13日初诊。

主诉：皮肤紫癜反复发作3年余。

现病史：患儿3年前突发双下肢紫癜，当地医院诊断为"过敏性紫癜"住院治疗，10余天痊愈出院，不日又发，经多处中西医治疗反复不愈且日渐加重，伴右膝关节疼痛，请郑师诊治。诊见：双下肢多处紫癜融合成片，色紫红，上及臀部。双下肢轻度浮肿，右膝关节疼痛。咽红，扁桃体Ⅱ度肿大，心烦易怒，纳呆，大便2~3日1行，舌红瘀点，苔薄黄，脉数。尿常规（-），血常规未见异常。

中医诊断：葡萄疫。

西医诊断：过敏性紫癜。

辨证：湿热内蕴，瘀毒发癍。

治法：凉血解毒，化瘀消癍。

方药：犀角地黄汤合黄连解毒汤加减。

处方：水牛角 15g，生地黄 10g，丹皮 10g，赤芍 10g，黄连 6g，黄柏 6g，黄芩 10g，栀子 10g，大黄 6g，紫草 10g，威灵仙 10g，甘草 10g。7 剂，每日 1 剂，水煎服。

二诊（2011 年 4 月 20 日）：大便通，日 1~2 次，紫癍见减，关节疼痛减轻，上方去大黄，加徐长卿 15g，7 剂，每日 1 剂。

三诊（2011 年 4 月 27 日）：双下肢又见新的紫癍出现。考虑经济状况，经与家长商量同意后，上方加羚羊角粉 3g（冲服），7 剂，每日 1 剂。

四诊（2011 年 5 月 5 日）：诸症明显好转，紫癍大部已消，膝关节疼痛消失，神清气和，纳增，便调，脉平缓。停用所有西药，上方改血府逐瘀汤加羚羊角粉 1g（冲服）、紫草 10g，7 剂，每日 1 剂，诸症悉平。改补阳还五汤加防风 10g，隔日 1 剂，服 14 剂，停药观察。随访 6 年未见复发，健康如常。

注：郑师讲，羚羊角的抗过敏作用是肯定的，且用量易偏大，因价格昂贵而尽量不用，实证、热证、重症，他药罔效时，可考虑在辨证遣方基础上加羚羊角，常见理想疗效。郑师曾风趣地说，"羚羊角的退高热、抗过敏作用好像西药的激素一样，且无激素的副作用，可惜我们中药无激素之称谓！是经验，是诤言，是谬语，捧予同道检验与指教。"

（郑 攀）

35. 凌霄花凉血祛风，善治瘾疹

【功能主治】

凌霄花，花朵为漏斗形，大红或金黄色，色彩鲜艳，是著名的园林花卉之一。该药始载于《神农本草经》，列为中品，《诗经》里亦有记载："苕之华，芸其贵矣"，"苕"即为凌霄花。本品味酸、甘，性寒，入肝、心包经。功能活血通经，凉血祛风。主治月经不调，经闭，癥瘕，产后乳肿，跌打损伤，风疹瘙痒等。《神农本草经》载该药："主妇人产乳余疾，崩中，癥瘕，血闭，寒热羸瘦，养胎。"《本草图经》总结其能"入妇人血崩风毒药，又治少女血热风毒，四肢皮肤生瘟疹，并行经脉。"治疗血瘀经闭，即与桃仁、红花、赤芍等同用；治疗癥瘕积聚，如常用的鳖甲煎丸；治疗风湿夹热之皮癣，常用《杨氏家藏方》凌霄花散等。

【应用经验】

郑师经验，凌霄花既可破血通经，又是凉血祛风之佳品。在儿科临证中用于治疗小儿瘟疹（荨麻疹）、湿疹、皮肤瘙痒症属血热风燥者，在辨证遣方的基础上加入凌霄花一味可明确地提高疗效。常配伍白蒺藜、生地黄、蝉蜕、徐长卿等，用之效佳。

【病案举例】

王某，女，14岁，南阳市人，2013年5月11日初诊。

主诉：反复皮疹、瘙痒2年余。

现病史：2年前月经初潮后，每至经期即全身瘙痒，伴有皮疹累累，皮肤科诊为"丘疹性荨麻疹"。用抗过敏药可以缓解症状，经期过后症状消失。下月再发同前。经多处治疗未能控制而求郑师诊治。就诊时正值经期，诊见：表情痛苦，心烦易怒，全身皮肤散在丘疹，色红兼紫，奇痒难忍，自觉痒处有灼热感，大便干。舌红，苔黄，脉浮数。

中医诊断：瘟疹。

西医诊断：荨麻疹。

辨证：肝郁血热，风燥内扰。

治法：疏肝解郁，凉血消风。

方药：丹栀逍遥散加减。

处方：醋柴胡10g，当归10g，生白芍10g，生白术15g，土茯苓15g，牡丹皮10g，炒栀子10g，薄荷6g（后下），凌霄花10g，蝉蜕10g，甘草10g。3剂，每日1剂，水煎分2次温服。

二诊（2013年5月14日）：经期已过，疹消痒止，诸症悉平。嘱其下次月经来潮前7天开始服药，至月经来后停药，观察疗效。守上方连用3个月经周期，症状消失而愈。随访 2 年未见复发。

（李志恒　郑 攀）

36. 红景天补脾益气，止咳平喘

【功能主治】

红景天，味甘，性寒。归脾、肺经。功能：清肺止咳，健脾益气。主治：气虚血瘀，胸痹心痛，中风偏瘫，倦怠气喘。藏《四部医典》言其"性平，味涩，善润肺，能补肾、理气养血。主治：周身乏力，胸闷，恶心，体虚等证。"《本草纲目》记载"红景天，本经上品，祛邪恶气，补诸不足"。

【应用经验】

郑师认为，红景天健脾益气，活血化瘀，用于治疗肺虚喘咳有良效。哮喘休止期郑师常投固本定喘膏。基本方：红景天 300g，黄芪 200g，白术 200g，当归 100g，蛤蚧 2 对，金樱子 100g，阿胶 100g，五味子 100g，橘红 100g，炙远志 100g，生姜 100g，细辛 30g，炙甘草 100g。制膏，分 60 天服完（3~5 岁量）。体胖湿盛加茯苓 200g，气虚加红参 100g，过敏体质明显者加乌梅 100g、石菖蒲 50g，反复感冒而见营卫失和者合桂枝汤。

【病案举例】

例 1. 治疗哮证

孙某，男，5 岁，河南郑州人，2014 年 6 月 20 日初诊。

主诉：反复喘咳 3 年余。

现病史：患儿 2 岁时因受凉而发哮喘，反复发作已 3 年。经西药解痉平喘、中药多方治疗终未能愈，仍反复喘息发作，而请郑师诊治。诊见：患儿声低懒言，倦怠乏力，自汗盗汗，纳少便干，舌淡红，苔薄白，脉细弱。

中医诊断：哮证。

西医诊断：支气管哮喘。

辨证：肺脾气虚，肺失宣肃。

治法：补肺益气，固本定喘。

方药：固本定喘膏（郑启仲经验方）加减。

处方：固本定喘膏基础方加红参100g，制膏。分作2个月水冲服。

二诊（2014年9月22日）：患儿气虚乏力症状好转，纳食增加。3个月未见哮喘发作。应家长要求再用1疗程。随访1年未见复发。

例2. 治疗咳嗽

徐某，女，6岁，河南郑州市人，2001年10月12日初诊。

主诉：咳嗽4月余。

现病史：患儿自4个月前因受凉后咳嗽，经多处治疗，均诊为"支气管炎"，用西药头孢类、阿奇霉素、红霉素等多种抗生素及中药治疗均未能治愈而来诊。诊见：患儿体偏瘦，唇鲜红，面色淡黄而颧红，咽轻红，咳而无痰，昼轻夜重，咳则连连，十分痛苦，兼有盗汗，纳谷不香，倦怠乏力，大便偏干，小便略黄，舌质红苔少，脉沉细无力。郑师细阅前医所投，麻杏石甘汤、桑杏汤、养阴清肺汤、沙参麦冬汤等均已用过。

中医诊断：咳嗽。

西医诊断：支气管炎。

辨证：气阴两虚，肺失宣肃。

治法：养阴益气，润肺止咳。

方药：二甘汤加减。

处方：生甘草6g，炙甘草6g，五味子6g，乌梅6g，生姜3g，大枣6g，红景天10g，南天竹子3g。4剂，每日1剂，水煎分3次服。

二诊（2001年10月16日）：咳嗽明显减轻，盗汗止，食欲增，其母赞不绝口，"郑教授名不虚传，后悔来晚了！"舌红变淡，脉见缓象。效不更方，原方再进4剂。

三诊（2001年10月20日）：诸症基本消失。上方去南天竹子，加炙黄芪10g，继服7剂善后而愈。随访1年未见复发。

注：该患儿咳嗽昼轻夜甚达4月有余，前医用麻杏石甘汤、桑杏汤、养阴清肺汤、沙参麦冬汤等多方不效，郑师投二甘汤养阴清热，补脾润肺，敛阴止咳；加红景天与炙甘草、大枣、五味子补虚固本；加南天竹子以镇咳；伍生姜辛甘化阳，阳中求阴，降逆止咳。全方味少量轻，配伍巧妙，4剂显

效，8剂症消，最后加黄芪益气健脾而收全功。

（张建奎　郑　攀）

37. 玫瑰花疏肝和胃，妙治厌食

【功能主治】

玫瑰花，味甘、微苦，性温。归肝、脾经。功能：疏肝解郁，活血止痛。主治：肝胃气痛，食少呕恶，月经不调，跌仆伤痛。《本草正义》盛赞："玫瑰花，香气最浓，清而不浊，和而不猛，柔肝醒胃，流气活血，宣通窒滞，而绝无辛温刚燥之弊，断推气分药之中、最有捷效而最为驯良者，芳香诸品，殆无其匹。"《本草纲目拾遗》曰其："气香性温，味甘微苦，入脾、肝经，和血行血，理气。"《本草再新》云："舒肝胆之郁气，健脾降火。"

【应用经验】

郑师讲，小儿肝常有余，肝木横克脾土，容易出现肝胃不和、肝郁脾虚证，表现为夜卧不宁、纳呆厌食等症，玫瑰花可宣通肝脾气机，有和胃安神之妙。常用于治疗小儿肝郁脾虚、肝胃不和之厌食、夜卧不宁、胁腹疼痛等证。

【病案举例】

例1. 治疗小儿厌食

周某，女，5岁，河南洛阳人，2013年5月12日初诊。

主诉：纳差食少2年余。

现病史：患儿自幼不喜饮食，2年前入幼儿园出现纳食减少，家长多次给肥儿丸、健胃消食片等药，症状稍有改善，但停药后仍厌恶进食而来郑师门诊治疗。诊见：厌恶进食，心烦易怒，食不知味，面色黄，舌质尖边红，苔微黄，脉弦细。

中医诊断：恶食。

西医诊断：厌食症。

辨证：肝郁脾虚，胃不受纳。

治法：疏肝解郁，醒脾开胃。

方药：疏肝乐食汤（郑启仲经验方）加减。

处方：柴胡 6g，白芍 6g，玫瑰花 6g，郁金 6g，焦山楂 6g，百合 6g，炒麦芽 6g，炒谷芽 6g，佛手 6g，砂仁 3g，炙甘草 3g。中药配方颗粒，12 剂，每日 1 剂，分 2 次水冲服。服药期间忌食生冷、油腻之品。

二诊（2013 年 5 月 24 日）：服上方后，心烦易怒减轻，食欲增加。效不更方，原方再服 12 剂。

三诊（2013 年 6 月 7 日）：患儿食欲恢复，肤色红润，上方去郁金、百合，改隔日 1 剂，调理 1 个月而愈。

注：疏肝乐食汤系郑师经验方。郑师认为家长望子成龙，过早给孩子学习压力，造成儿童情志不畅，日久则肝郁不疏，影响脾胃功能而致厌食。方中柴胡、白芍、玫瑰花、郁金、佛手疏肝解郁，山楂、麦芽、谷芽、砂仁醒脾开胃，百合养胃阴以防伤阴，全方配伍，共奏疏肝解郁，醒脾开胃之功。药切病机，见效著矣。此方系郑师"从肝论治"儿科疾病学术思想的研究成果之一。对西医学所诊断的神经性厌食有良好的疗效。

例 2.　治疗小儿夜惊

田某，男，4 岁，郑州市人，2014 年 5 月 9 日初诊。

主诉：夜卧不宁 1 月余。

现病史：患儿 1 个月前饮食不节出现夜卧不宁，手足心热，心烦易怒，经当地医院治疗不效而就诊于郑师。诊见：夜卧不宁，时有哭闹，急躁易怒，多动不安，手足心热，纳食不佳，口有异味，偶有小腹痛，大便滞，小便黄，舌质红，苔黄腻，脉弦滑数。

中医诊断：夜惊。

西医诊断：睡眠障碍。

辨证：心脾积热，痰热扰神。

治法：疏肝和胃，宁心安神。

方药：清热泻脾散加减。

处方：焦栀子 6g，玫瑰花 6g，白芍 6g，枳实 3g，青皮 3g，黄连 2g，焦山楂 6g，炒麦芽 6g，鸡内金 3g，炒莱菔子 8g，木香 3g。中药配方颗粒，3

剂，每日 1 剂，分 2 次水冲服。

二诊（2014 年 5 月 12 日）：诸症明显减轻，夜卧平稳，纳食增加，大便通畅，口臭消失，脉见缓象。上方去黄连，再服 6 剂而愈。

（冯 斌 郑 攀）

38. 土茯苓味甘入胃，可止泄泻

【功能主治】

土茯苓，味甘、淡，性平。归肝、胃经。功能：解毒，除湿，通利关节。主治：梅毒及汞中毒所致的肢体拘挛，筋骨疼痛；湿热淋浊，带下，痈肿，瘰疬，疥癣。《本草纲目》记载："土茯苓能健脾胃，祛风湿，脾胃健则营卫从，风湿去则筋骨利。"《本草正义》也云："土茯苓，利湿去热，能入络，搜剔湿热之蕴毒。"

【应用经验】

郑师治疗 1 例小儿湿疹时，发现患儿湿疹及腹泻同时好转，遂查阅《本草纲目》，发现记载土茯苓有止泄泻之功。后用土茯苓一味治疗数例湿热泻患儿，大多在 3~5 日内止泻。郑师认为土茯苓甘淡平，便于小儿服用，谓其无芩连之苦而有芩连之效，故对服用药物困难之小儿尤宜。常以本品代替芩、连、柏而用于湿热泻痢而收效。

【病案举例】

蔡某，男，2 岁，2013 年 8 月 20 日初诊。

主诉：大便次数增多 3 个月，加重 4 天。

现病史：患儿泄泻时轻时重 3 个月，4 天来日渐加重。大便稀糊样，有黏液，经当地医院治疗（用头孢等）不效而求郑师诊治。诊见：患儿纳食不佳，大便日 4~5 次，呈稀糊状，有黏液，肛周红。舌质红，苔黄腻，指纹紫滞。

中医诊断：泄泻。

西医诊断：婴幼儿腹泻。

辨证：湿热内蕴，脾失健运。

治法：清利湿热，运脾止泻。

处方：土茯苓 10g。中药配方颗粒，2 剂，每日 1 剂，少量频服。

二诊（2013 年 8 月 22 日）：服上方 2 剂，患儿大便次数减少，黏液明显减少。原方再进 3 剂而愈。

注：讲到这一病案时，郑师语重心长地说，自古有"宁治十男子，莫治一妇人；宁治十妇人，莫治一小儿"（《景岳全书》）之叹。方子再好，用不进去等于无效。平淡见功夫，方小量轻，效专力宏，便于小儿服用，应为儿科制方之旨。"不战而屈人之兵"，不药而愈疾，应为医者追求之最高境界！

（冯　斌　郑　攀）

39. 莲子心清心除烦，善治谵语

【功能主治】

莲子心，味苦，性寒。归心、肺、肾经。功能：清心安神，交通心肾，涩精止血。主治：热入心包，神昏谵语；心肾不交，失眠遗精；血热吐血等。《温病条辨》提到莲子心："由心走肾，能使心火下通于肾，又回环上升，能使肾水上潮于心。"

【应用经验】

郑师认为，心属火，肝属木，木生火，肝为心之母。小儿为纯阳之体，阳常有余，心常有余，肝常有余，患病易从火化，常见木火相煽，心火肝风之证。实者泻其子，心火得清则肝风自息。因此，郑师常将莲子心用于治疗心肝火旺之证，如小儿多发性抽动症、多动症、惊风、癫痫等。小儿多发性抽动症病位主要在心、肝两脏，盖心有热，肝有风，二脏为阳脏，肝风心火为阳物，风火相搏，火热之邪，内迫心肝，肝风内动而反复抽动不已。郑师创制"升降制动汤"（见《郑启仲儿科经验撷粹》），治疗小儿多发性抽动症而获良效。方由：炒僵蚕、蝉蜕、片姜黄、大黄、白附子、全蝎、白芍、穿山龙、莲子心、甘草组成。莲子心为清心火之主药。

【病案举例】

张某，男，7岁，2008年10月12日初诊。

主诉：发现眨眼、耸鼻、秽语2年余。

现病史：患儿2年前不明原因出现眨眼、耸鼻、喉中发出吭吭怪声，在当地医院诊为"多发性抽动症"，用氟哌啶醇治疗，症状得到控制，后因出现明显的副作用而停药，停药后上述症状重新出现，且出现秽语，而求中医诊治。诊见：眨眼频繁，甩头、耸肩，秽语连连，心烦易怒，坐立不安，大便干，舌红，苔薄黄，脉弦滑。

中医诊断：肝风证。

西医诊断：小儿多发性抽动症。

辨证：痰火扰心，肝风内动。

治法：清心平肝，化痰息风。

方药：升降制动汤（郑启仲经验方）加减。

处方：炒僵蚕10g，蝉蜕10g，姜黄6g，生大黄6g，制白附子6g，全蝎6g，生白芍15g，穿山龙10g，莲子心3g，黄连6g，生甘草6g。7剂，每日1剂，水煎服。

二诊（2008年10月20日）：眨眼、耸鼻、甩头及烦躁明显减轻，大便通畅，舌转淡红，苔薄白。秽语不减，上方加胆南星6g，莲子心加至6g。7剂，每日1剂，水煎服。

三诊（2008年10月28日）：诸症明显减轻，秽语减少，脉见缓象。上方再进7剂。

四诊（2008年11月6日）：患儿病情渐趋平稳，眨眼消失，耸鼻、甩头症状消失，已入校学习。调方如下：

处方：炒僵蚕6g，蝉蜕6g，白附子3g，白芍15g，地龙10g，莲子心3g，石菖蒲6g，生龙骨15g，生牡蛎15g，当归10g，天麻6g，炙甘草6g。每日1剂，水煎服。

五诊（2008年12月8日）：上方连服30剂，诸症消失，其父甚喜，请求根治之方。上方去白附子、地龙、天麻，加白术 10g。隔日 1 剂，连服 1 个月巩固疗效。随访 2 年未见复发。

（冯斌 郑攀）

40. 石菖蒲通心止痒，妙治瘾疹

【功能主治】

石菖蒲，味辛、苦，性微温。归心、肝、脾经。功能：化痰开窍，化湿行气，祛风利痹，消肿止痛。主治：热病神昏，痰厥，健忘，耳鸣，耳聋，脘腹胀痛，噤口痢，风湿痹痛，跌打损伤等。《本草备要》说："补肝益心，去湿逐风，除痰消积，开胃宽中。疗噤口毒痢，风痹惊痫。"

【应用经验】

"诸痛痒疮皆属于心"，郑师深谙《黄帝内经》之旨，认为石菖蒲可以通心气而止痒，临床可治疗以痒为主症的小儿过敏性疾病。常用于治疗营卫不和之瘾疹（荨麻疹），用桂枝汤加石菖蒲为主方，疗效显著。

【病案举例】

张某，女，13 岁，2009 年 3 月 7 日初诊。时值惊蛰。

主诉：发作性风团 3 年余。

现病史：3 年来荨麻疹遇风即起，时轻时重，经几家医院中西药多种方法治疗，缠绵不愈而请郑师诊治。诊见：遇冷即起，奇痒难忍，得暖则消，日二三发，动则易汗，皮肤风团累累，色淡红，面颈部较多，躯干较少，食纳尚可，大便调，小便清。舌淡，苔薄白，脉浮弱无力。

中医诊断：瘾疹。

西医诊断：荨麻疹。

辨证：营卫不和，风遏于表。

治法：调和营卫，祛风止痒。

方药：桂枝汤加减。

处方：桂枝 12g，白芍 12g，炙甘草 6g，当归 10g，防风 6g，石菖蒲 10g，生姜 3 片，大枣 5 枚。3 剂，每日 1 剂，水煎服。

二诊（2009 年 3 月 10 日）：3 日共发 2 次，且症状明显减轻。患者甚喜，请求原方再服。上方再取 5 剂。

三诊（2009 年 3 月 15 日）：服上药期间只有 1 次发作。前方去防风、加黄芪 15g，再进 5 剂，诸症消失。随访 3 年未见复发。

注：郑师认为，该患儿 3 年不愈者乃营卫不和所致。故投桂枝汤调和营卫，加当归以养血，取"血行风自灭"之意；"诸痛痒疮皆属于心"，故伍石菖蒲以通心气；加防风以引邪外出。药切病机，诸症遂减，加黄芪益气固表以图久治，果获良效。郑师用桂枝汤，配伍用量谨遵经旨，常以原方而收奇效；变化加减谨守病机，活而不乱，可见郑师对经方化裁是以病机为绳而非对症堆投。

（张　璠　郑　攀）

41. 仙鹤草益气理血，可治哮喘

【功能主治】

仙鹤草，味苦、涩，性平。入心、肝经。功能：收敛止血，截疟，止痢，解毒，补虚。主治：咯血，吐血，崩漏下血，疟疾寒热，血痢，久泻久痢，阴痒带下，痈肿疮毒，脱力劳伤等。

仙鹤草立夏时出苗，寒露时开花成穗，色黄而细小，根有白芽，尖圆似龙牙，顶开黄花，故又名"金顶龙芽"。《药镜拾遗赋》中对其有生动描述："秋发黄花细瓣五，结实扁小针刺攒……大叶中间夹小叶，层层对比相新鲜。"本品始见于宋《本草图经》，其功效如上所述，后代医家多有发现，寥见言及仙鹤草治咳喘者。唯《纲目拾遗》载："葛祖方中：消宿食，散中满，下气"。

【应用经验】

郑师曰："仙鹤草一味可定喘。"他在治疗 1 例小儿久痢时，用真人养脏汤加入仙鹤草一味，不但久痢获愈，其母喜告说，郑大夫您的这个方子不但治好了我儿子的痢疾，他的哮喘病也明显减轻了。继用仙鹤草一味治哮喘而获愈。所以，常在治疗哮喘时，在辨证应用小青龙汤、射干麻黄汤、桂枝加厚朴杏子汤、定喘汤等方中加入本品，有明显增强定喘作用。曾用本品一味 15~30g，水煎分 2 次温服，治哮喘获愈。故命名为"独仙汤"。在小儿哮喘缓解期，常用玉屏风散、桂枝汤、四君子汤等加仙鹤草预防小儿哮喘获效。

【病案举例】

例 1. 治疗哮喘发作

常某，男，6 岁，河南封丘人。2013 年 6 月 12 日初诊。

主诉：反复咳喘 3 年，再发月余。

现病史：患儿患哮喘已 3 年，1 月前因感受风寒出现咳嗽，咳吐少量白痰，甚时喘鸣，张口呼吸，在当地医院诊断为支气管哮喘，经中西药治疗症状稍有缓解。诊见：咳嗽，咳声重浊，时有喘息，清涕，纳差，面色萎黄，气池色青，大便干。舌边尖红，苔黄腻，脉细数。双肺听诊呼吸音粗，可闻及明显哮鸣音。血常规检查无异常，胸片提示肺纹理增粗。

中医诊断：哮证。

西医诊断：支气管哮喘。

辨证：营卫失和，肺失宣肃。

治法：调和营卫，宣肺平喘。

方药：桂枝汤合小柴胡汤加减。

处方：桂枝 6g，生白芍 6g，生姜 6g，甘草 3g，柴胡 6g，黄芩 6g，党参 6g，姜半夏 6g，细辛 2g，五味子 6g，辛夷 6g，仙鹤草 15g。中药配方颗粒，6 剂，每日 1 剂，分 3 次冲服。嘱其停用其他药物。

二诊（2013 年 6 月 19 日）：精神好转，咳喘减轻，大便畅，舌质淡红，苔薄黄，脉细。拟上方加乌药 8g，6 剂，每日 1 剂，分 3 次冲服。

三诊（2013 年 6 月 26 日）：服药期间未喘，饮食增加，大便正常，舌质红，苔薄黄。

处方：桂枝 6g，生白芍 6g，生姜 6g，大枣 6g，炙甘草 3g，熟地黄 15g，乌梅 10g，辛夷 6g（包煎），仙鹤草 15g。中药配方颗粒，6 剂，每日 1 剂，分 3 次冲服。后以玉屏风散加仙鹤草、五味子调理 2 月余，随访 2 年未见复发。

例 2. 预防支气管哮喘

宋某，女，7 岁。河南濮阳市人。2006 年 9 月 26 日初诊。

主诉：哮喘反复发作 4 年余。

现病史：患者哮喘反复发作 4 年，经中西医多方治疗一直未能控制发作而请郑师诊治。时值哮喘缓解期，诊见：形体略胖，面白无华，神疲少语，语声低怯，动则气促，纳少便溏，舌质淡体胖，苔白薄，脉弱无力。其母拟带其外出，唯恐哮喘复发，请求带药防患于未然。

郑师遂书：仙鹤草（中药配方颗粒），每次 15g，每日早晚各 1 次冲服。

二诊（2006 年 10 月 30 日）：患儿服上方 1 个月，不但哮喘未发，且精神明显好转，面色增华，语言增多，其母请求郑师根治之方。

书方：独仙汤合玉屏风散加减：仙鹤草 15g，黄芪 10g，白术 10g，防风 6g，炙甘草 3g。中药配方颗粒，每日 1 剂，连用 1 个月，停药观察。

2007 年 5 月 2 日哮喘发作，患儿父母正在旅游路上，自购仙鹤草颗粒服用 2 日缓解。后每年 5 月、10 月各服独仙汤 1 个月预防，至 2010 年停药，随访 5 年未复发。

注：笔者曾问郑师，仙鹤草为何能治哮喘？郑师曰，尚待研究。

（李志恒　郑　攀）

42. 刘寄奴散瘀通络，能治肾病

【功能主治】

刘寄奴，味苦，性温。归心、肝、脾经。功能：散瘀止痛，疗伤止血，破血通经，消食化积。主治：跌打损伤，瘀滞肿痛，外伤出血，血瘀经闭，产后瘀滞腹痛，食积腹痛，赤白痢疾。

刘寄奴是南北朝时期宋国开国皇帝刘裕之乳名，该仙草为其外出打猎时偶得，后在南征北战过程中治疗受伤将士，甚为灵验，官兵皆不知仙草之名，知是刘寄奴偶得，所以就亲切地称仙草为"刘寄奴"。据史书记载，刘裕嗜医药，曾将广泛收集的民间验效方辑为《杂戎狄方》一卷，惜已散佚。刘寄奴，味苦，性温，入心、肝、脾经，功能散瘀止痛，疗伤止血，破血通经，消食化积。因其苦泄温通，散瘀止痛，故古人谓其为"金疮要药"，《千金方》中即用此味配伍骨碎补、元胡煎服治疗外伤、腹中有瘀血；产后血瘀疼痛用之效亦佳，如《圣济总录》刘寄奴汤。另外，民间常用该药花穗研末冲服治疗小儿食积之症，疗效肯定。

【应用经验】

郑师经验，刘寄奴性温善走，活血散瘀无寒凉之弊，且气味芳香，能醒脾开胃，消食化积，久服无碍胃之虑。在治疗肾病综合征、肾炎，辨证属痰瘀互结兼脾肾气虚者用之，疗效满意。郑师在多年临证中总结拟定的"清漾汤"（见《郑启仲儿科经验撷粹》）：猫爪草 15g，炒僵蚕 10g，刘寄奴 10g，益母草 15g，炒地龙 10g，生黄芪 15g，菟丝子 15g，金樱子 10g，即为临床常用方。郑师在带教中常讲，"对一些难治性肾病综合征在辨证遣药的基础上，凡见有血瘀之征者，加用刘寄奴则可显著地提高消除蛋白尿、改善临床症状的疗效。"

【病案举例】

周某，女，8 岁，河南清丰县人，1997 年 9 月 26 日初诊。

主诉：浮肿时轻时重，伴尿检异常 2 年余。

现病史：患儿于 1995 年 4 月发现全身水肿，经北京某医院诊为"肾病综合征"，用激素、环磷酰胺等治疗已 2 年余，属激素不敏感型肾病。尿蛋白反复（+~++）。诊见：轻度浮肿，精神不振，心烦易怒，面部褐斑，咽红，扁桃体 Ⅱ 度肿大，色紫暗，大便色深不畅，小便黄。舌质暗，有瘀点，苔薄黄，脉沉弦。查：尿蛋白（++），肝、肾功能未见异常。时正服泼尼松 30mg，隔日 1 次。

中医诊断：水肿。

西医诊断：肾病综合征。

辨证：痰瘀互结，阻滞肾络。

治法：化痰活瘀，通络理肾。

方药：清漾汤（郑启仲经验方）合桃红四物汤加减。

处方：猫爪草 15g，炒僵蚕 10g，刘寄奴 10g，益母草 30g，地龙 10g，黄芪 30g，当归 10g，赤芍 10g，川芎 10g，炒桃仁 6g，红花 6g，制水蛭 3g。14 剂，每日 1 剂，水煎服。

二诊（1997 年 10 月 11 日）：尿蛋白（＋），浮肿消退，舌苔仍薄黄。上方加黄柏 10g，土茯苓 15g。每日 1 剂，水煎服，连进 30 剂。

三诊（1997 年 11 月 10 日）：尿蛋白（±），舌紫减轻，黄苔已退，面部褐斑减少。泼尼松已减至 20mg，隔日 1 次。守法再调，清漾汤合桃红四物汤加减。服 60 剂，尿蛋白（－），激素已减至 10mg，隔日 1 剂。中药守法出入再进 90 剂，诸症悉平。随访 10 年未再复发。

（李志恒　郑　攀）

43. 猫爪草化痰散结，多有妙用

【功能主治】

猫爪草为毛茛科植物小毛茛的块根，呈纺锤形，多 5~6 个簇生，外皮黄褐色，因形似猫爪，又称猫爪儿草。猫爪草辛温，味厚气锐，内可温化寒痰，治寒饮咳嗽；外达经络，散郁结，治疗瘰疬痰核。现代用其治疗多耐药肺结核患者效果明显。此外，该药还有抗肿瘤、抗急性炎症等作用。

【应用经验】

郑师指出，猫爪草既能化痰散结，又善解毒消肿，除作为辛温化痰药治疗痰火郁结之瘰疬、乳蛾、腺样体增生等，同时用于水肿（肾病综合征、慢性肾炎等）的治疗，有较好疗效，在自拟方清漾汤中为主药之一，郑师对猫爪草的应用经验可见一斑。

（1）治疗肾病综合征

肾病综合征是一组由多种病因引起的症候群，临床以大量蛋白尿、低蛋白血症、高脂血症、不同程度水肿为特征，该病常被视为慢性肾病中最为棘手的病症之一。

郑师认为，痰浊瘀血阻滞肾络是致病因素；肺脾肾三脏亏虚是发病基础；"虚生痰瘀，痰瘀致虚，痰瘀虚互为因果"是主要病机，应以化痰、活瘀、补虚为治。并发现猫爪草有消除蛋白尿的作用，自拟治疗小儿肾病综合征的清漾汤（见《郑启仲儿科经验撷粹》）：猫爪草15g，炒僵蚕10g，刘寄奴10g，益母草15g，炒地龙10g，生黄芪15g，菟丝子15g，金樱子10g。每日1剂，水煎分2次服。为7~10岁用量，可随年龄增减。郑师指出：猫爪草为本方的主药之一，凡有蛋白尿者必用之，其疗效与用量呈正比，大剂量1日可用至30g。经大量临床观察，猫爪草确有消除蛋白尿的功效。

【病案举例】

张某，男，7岁，学生，河南鹤壁市人，1993年4月6日初诊。

主诉：浮肿时轻时重，伴尿检异常3年。

现病史：患儿3年前出现浮肿，当地医院诊为"肾病综合征"，经用激素治疗尿蛋白消失，当减量至泼尼松隔日15mg时，尿蛋白即又出现，如此反复已2年余。某医院用泼尼松龙、环磷酰胺冲击治疗，仍未能控制病情，而求郑师诊治。诊见：满月脸、水牛背等库欣综合征明显，全身浮肿（中度），鼻塞、流涕、咳嗽、咽痛、咽红赤，双扁桃体Ⅱ度肿大，色暗红，大便每日1次，小便黄。舌边尖红，苔白腻微黄，脉滑数。尿蛋白（++），肝、肾功能未见异常。时正服泼尼松10mg，隔日1次。

中医诊断：水肿。

西医诊断：肾病综合征。

辨证：痰湿内阻，时邪袭肺。

治法：化痰除湿，宣肺止咳。

方药：清漾汤（郑启仲经验方）合桑菊饮加减。

处方：猫爪草15g，蝉蜕10g，炒僵蚕10g，刘寄奴10g，柴胡10g，炙桑皮10g，桔梗6g，牛蒡子6g，金银花15g，金果榄6g，益母草15g，甘草6g。3剂，每日1剂，水煎服。

二诊（1993年4月10日）：咽痛、咳嗽消失，舌淡红，苔白腻。表邪已解，调方如下。

处方：猫爪草15g，蝉蜕10g，炒僵蚕10g，刘寄奴10g，益母草15g，地龙10g，黄芪30g，生薏苡仁15g，茯苓皮15g，车前子10g（包），甘草6g。7剂，每日1剂，水煎服。

三诊（1993年4月17日）：浮肿见消，查尿蛋白（＋），舌淡，苔白变薄，脉见缓象。守法再进28剂，浮肿消，饮食增，查尿蛋白（±）。泼尼松已减至5mg，隔日1次。改清漾汤合香砂六君子汤加仙灵脾，每日1剂，水煎服。

守上方连服60剂，尿蛋白（－），泼尼松已减至2.5mg，隔日1次。清漾汤去刘寄奴、益母草，合香砂六君子汤，每日1剂。连用6个月，查尿蛋白（－），肾功能正常。停泼尼松，中药改隔日1剂，巩固疗效，服半年，至1994年9月停药，随访16年未见复发。

（2）治疗乳蛾

乳蛾常见于4岁以上小儿，多因风热侵袭，脾胃积热，肺肾阴亏，虚火上炎所致，症状以喉核红肿、化脓为特征，一年四季均可发生。相当于西医学的扁桃体炎。郑师认为，扁桃体炎反复发作，大多为内外合邪所致，凡大便干者，通腑泄热十分重要，腑气通畅，邪无地稽留，则肺胃不受其害。对此病常用升降散合消瘰丸加猫爪草为主方，每收良效。方用炒僵蚕6g，蝉蜕6g，姜黄6g，大黄6g（后下），玄参10g，浙贝母6g，生牡蛎10g，猫爪草10g，桔梗6g，甘草6g。每日1剂，水煎服。猫爪草解毒、消肿、散结，是治疗乳蛾的主药之一。

【病案举例】

王某，男，5岁，学生，开封市人。2014年4月23日初诊。

主诉：反复高热、咽痛、咳嗽2年，再发2天。

现病史：患儿反复扁桃体化脓已2年，每次发作即给予抗生素静滴，好转后未继续治疗。此次患病影响呼吸、发声，当地治疗后未见好转而求诊郑师。诊见：发热，体温38.6℃，咽痛、咳嗽、恶寒，扁桃体Ⅲ度肿大，有脓性分泌物，纳差，大便干结，舌质红，苔黄腻，脉数。血常规检查：白细胞：13.2×10^9/L，中性粒细胞百分比：70%。

中医诊断：乳蛾。

西医诊断：扁桃体炎。

辨证：胃火炽盛，毒结咽喉。

治法：升清降浊，解毒利咽。

方药：升降散加减。

处方：炒僵蚕 6g，蝉蜕 6g，片姜黄 6g，大黄 3g（后下），玄参 10g，浙贝 6g，猫爪草 8g，桔梗 6g，金银花 15g，生石膏 15g，甘草 6g。2 剂，每日 1 剂，水煎分 3 次冷服。

另取羚羊角粉 2g，每日 1g，与上药同服。服药期间忌食辛辣、生冷、油腻之品。

二诊（2014 年 4 月 25 日）：服上方 1 剂后便通热减，2 剂热退痛轻，查扁桃体脓性分泌物消失，舌上黄苔渐退。上方大黄减为 3g，加生地黄 10g。3 剂，每日 1 剂。

药后诸症悉平，改中药配方颗粒：玄参 6g，浙贝 6g，生牡蛎 10g，猫爪草 10g，黄芪 10g，甘草 6g。每日 1 剂，连服 1 个月善后。扁桃体消至 I 度，停药观察。随访 2 年未见复发。

（李志恒　郑　攀）

44. 代赭石重镇肝逆，可治肝咳

【功能主治】

代赭石，味苦，性寒。归肝、心、肺、胃经。功能：平肝潜阳，重镇降逆，凉血止血。主治：眩晕，耳鸣，呕吐，噫气，呃逆，气逆喘息，血热吐衄，崩漏下血。

代赭石为氧化物类刚玉族赤铁矿的矿石，主含三氧化二铁，开采后除去泥土、杂石，以表面有乳头状突出的石块为佳，称为"钉赭石"。关于代赭石的功效，历代医家多有阐述，《神农本草经》谓："主贼风，蛊毒，腹中毒邪气，女子赤沃漏下。"《名医别录》载其："主带下百病，难产，胞衣不下，堕胎；养血气，除五脏血脉中热，血痹，血瘀，大人小儿惊气入腹，及阴萎不起。"近代张锡纯氏，在总结前人经验基础上，尤有发挥，在其集毕生心血所著《医学衷中参西录》173首方剂中，含有代赭石的处方高达32首，足见其对该药应用得心应手。

【应用经验】

代赭石为重镇潜阳常用之品。郑师指出，其平肝潜阳、降逆平喘的作用，同于磁石，但磁石主入肾经，多用于水不涵木，肾虚肝旺所致之头晕目眩，惊悸失眠，虚喘等；代赭石主入肝经，平肝潜阳，凉血止血之功胜，如张锡纯镇肝熄风汤即以此味配伍生龙骨、生牡蛎、生白芍等，治疗肝阳偏亢，气血逆乱所致头痛眩晕，目胀耳鸣效佳。入胃经，治疗"心下痞硬，噫气不除"之呕吐、呃逆，常配伍半夏、旋覆花、生姜、人参，如《伤寒论》中旋覆代赭汤；入肺经，降肺逆而平喘息，如参赭镇气汤即为肺肾不足、阴阳两虚之虚喘而设。此外，本品入心肝血分，有凉血止血之效，治疗气火上逆之吐血、衄血，单用本品醋淬研末服即有效。以上均为代赭石的传统用法。

郑师在《素问·咳论》"五脏六腑皆令人咳"的理论指导下，提出了"顿咳从肝论治"的学术观点，立"镇肝止咳"法，拟"镇肝止咳汤"一方，治疗百日咳因木火刑金引起的痉挛性咳嗽，效果显著，药用柴胡6g，生白芍10g，代赭石10g（先煎），青黛1g，炒僵蚕6g，胆南星3g，甘草3g。为3~7岁用量，可随年龄增减（见《郑启仲儿科经验撷粹》）。水煎服，每日1剂，分2~3次服。咳而呕吐者，加姜半夏、生姜；目睛充血者，加炒栀子、牡丹皮；痉咳而伴肺胃阴虚者，加沙参、麦冬；面目浮肿者，加白术、茯苓。

【病案举例】

例1. 治疗顿咳

张某，女，7岁，2009年5月18日初诊。

主诉：咳嗽1月余。

现病史：患儿1个月前始有咳嗽，当地医生按支气管炎给予头孢克肟颗粒、急支糖浆等药治疗，咳不减反而加重，呈阵发性痉挛性咳嗽，昼轻夜重，痉咳后吐出黏痰及胃内容物。改服中药麻杏石甘汤加减治疗，亦未见减轻。诊见：阵发性痉挛性咳嗽，咳时伴以两胁疼痛，咳后呕吐。舌质尖边红，苔黄腻，脉滑数。听诊两肺未闻及异常。

中医诊断：顿咳。

西医诊断：百日咳。

辨证：木火刑金，痰热壅肺。

治法：清肺化痰，镇肝止咳。

方药：镇肝止咳汤（郑启仲经验方）加减。

处方：柴胡6g，黄芩6g，姜半夏3g，炒僵蚕9g，蝉蜕5g，代赭石12g，青黛3g，栀子6g，生白芍10g，甘草3g。3剂，每日1剂，水煎服。

二诊（2009年5月21日）：痉咳次数减少，舌红减轻，黄腻苔见退，上方去青黛、黄芩，再进4剂而愈。

例2. 治疗顿咳

李某，女，5岁，第一胎，混合喂养，河南郑州人，2011年6月17日初诊。

主诉：咳嗽2月。

现病史：患儿2月前出现咳嗽，社区卫生服务站按感冒治疗后咳嗽反而加重，渐呈阵发性剧咳，多在午后和夜间发作。某儿童医院诊为"百日咳综合征"，用头孢类抗生素、镇咳化痰剂，及中药止嗽散、葶苈大枣泻肺汤、麻杏甘石汤等治疗不效而求郑师诊治。诊见：神清，左腮色赤，阵发性剧咳，多在午后和夜间发作，咳后吐出白色黏痰。舌边尖红，苔微黄，脉弦数。

中医诊断：顿咳。

西医诊断：百日咳（痉咳期）。

辨证：木火刑金，痰热郁肺。

治法：清肝泻火，化痰止咳。

方药：镇肝止咳汤（郑启仲经验方）加减。

处方：柴胡6g，白芍10g，代赭石10，海蛤壳10g，青黛2g，黄芩10g，僵蚕6g，胆南星3g，甘草3g。3剂，每日1剂，水煎分3次服。

二诊（2011年6月20日）：咳大减，面赤消。原方再进3剂而愈。

（李志恒　郑　攀）

45. 金樱子非肺经药，能治久咳

【功能主治】

金樱子始载于《雷公炮炙论》，因其形似马缨，色黄红，故名金樱子，其中以个大，色红黄，有光泽者为佳。金樱子酸、涩，平，归肾、膀胱、大肠经。功能：固精缩尿，涩肠止泻。常用于治疗因肾气不足所致诸症，如精关不固所致之遗精、滑精；膀胱失约之遗尿、尿频；带脉失约之带下清稀；肾气不固，清浊不分之小便白浊。此外，本品味涩固脱，善能涩肠止泻，亦可与党参、黄芪、柴胡、升麻等益气升陷之品同用治疗脱肛及阴挺等。

【应用经验】

郑师讲，金樱子虽不入肺经，但能治久咳。金樱子止咳是我的导师王瑞五先生之经验，且有"久咳不止金樱子"之训。历代本草论及金樱子入肾、膀胱、大肠经者多，鲜有载其入肺者。唯《雷公炮制药性解》载："金樱子，味酸涩，性温无毒，入脾肺肾三经。主脾泄下痢，血崩带下，涩精气，止遗泄，除咳嗽，止小便，助真气，润颜色，久服延年。"《医林纂要·药性》盛赞其"补肺生水，和脾泻肝，固精，敛气。"《本草药性大全》更直接说"善止咳嗽"。经40余年临床应用，本品确有止咳功能，且不论阳虚、阴虚，凡久咳不止辨证属肺脾肾亏虚，皆可用之。

郑师拟定的六子定喘汤（见《郑启仲儿科经验撷粹》）：葶苈子6g，紫苏子6g，车前子10g（包煎），炒莱菔子10g，五味子6g，金樱子6g，海浮石10g，生姜6g。为5~7岁用量，可随年龄增减，坚持服用，多获良效。咳重者，加炙桑白皮；喘重者，加白果仁；大便溏者，去葶苈子加茯苓；大便干者，加瓜蒌仁；痰湿重者，加白术、茯苓。

此外，在辨证用药基础上加入本品或单用本品研末冲服（每岁每次1~2g，每日2~3次）均可取效。如营卫不和，肺失宣降之哮喘，用桂枝加厚朴杏子汤加金樱子；属肺脾气虚轻者，用玉屏风散加金樱子；阴虚火旺者，用百合固金汤加金樱子、五味子；肺脾气虚之久咳，可选香砂六君子汤加金樱子、五味子等，均系郑师常用的经验方。

【病案举例】

例1. 治疗肺脾气虚咳嗽

韩某，男，15岁，学生，河南郑州市人，2013年7月20日初诊。

主诉：反复咳嗽1月。

现病史：患儿1月前出现咳嗽、咽痛、鼻塞等症状，当地医院给予小儿清热宁颗粒、橘红颗粒、头孢克肟等多种清热化痰及抗感染药物，咽痛、鼻塞症状缓解，但咳嗽未减，反而加剧，故求郑师诊治。诊见：面色㿠白，气池色黄，咳嗽，痰多，纳呆，肢体困倦，大便稀溏。舌质淡，舌苔白，脉滑。双肺听诊呼吸音粗，可闻及少量痰鸣音。血常规检查、胸部正位片检查未见异常。

中医诊断：咳嗽。

西医诊断：支气管炎。

辨证：肺脾气虚，痰浊蕴肺。

治法：培土生金，化痰止咳。

方药：香砂六君子汤加减。

处方：党参15g，炒白术15g，茯苓30g，陈皮10g，姜半夏10g，五味子10g，砂仁6g，木香3g，金樱子15g，炙甘草6g。中药配方颗粒，3剂，每日1剂，分2次，水冲服。

二诊（2013年7月23日）：咳嗽减轻，纳食改善，大便成形，舌质淡，苔转薄白，脉滑，药已中的，病情好转，守法再调。

处方：党参15g，炒白术15g，茯苓15g，陈皮10g，姜半夏10g，五味子6g，金樱子10g，炙甘草6g。中药配方颗粒，7剂，每日1剂，调理而愈。

对于辨证属营卫不和，肺脾气虚之久咳，症状稳定后，为防复发，郑师常拟膏方缓服以善后：黄芪30g，白术30g，防风6g，桂枝15g，白芍30g，五味子15g，陈皮15g，炒麦芽15g，谷芽15g，生姜15g，大枣30g，蛤蚧1对，阿胶15g，枸杞30g，金樱子30g，甘草10g。经临床观察，效果肯定。

例2. 治疗肺肾亏虚久咳

程某，女，14岁，山东莘县人。2004年10月11日初诊。

主诉：咳嗽 1 年余。

现病史：患儿出现咳嗽 1 年，经当地医院诊为支气管炎治疗减轻，不日又咳，改请中医给予肺力咳糖浆治疗，初服有效，几日后仍咳嗽，动则咳甚，无痰干咳，而请郑师诊治。诊见：患儿面色萎黄，精神不振，语音偏低，咽不红，舌淡红，苔少而白，食纳尚可，脉沉细无力。

中医诊断：咳嗽。

西医诊断：支气管炎。

辨证：肺肾亏虚，肾不纳气。

治法：补益肺肾，固本止咳。

方药：因患儿拒服苦药，不喝中药，也是久治不愈的原因之一。郑师突念王瑞五老师"久咳不止金樱子"之训，处方如下：

金樱子（免煎颗粒）15g，7 剂，每日 1 剂，分 3 次冲服。

二诊（2004 年 10 月 19 日）：服上方 4 剂咳嗽基本消失，7 剂咳止而愈。父母恐其复发，为请求根治之方而来复诊。嘱再取金樱子（免煎颗粒）15g，7 剂，隔日 1 剂，分 2 次服善后。随访 1 年未见复发。

注：郑师讲课时数次讲到金樱子治疗久咳。20 世纪 60 年代跟他的导师、儿科名家王瑞五老先生学习时，学到的王老用金樱子治咳的经验。"久咳不止金樱子，大热不退白芍将，泄泻不止丁香用……"的歌诀即王老亲口面授。经几十年的临床验证，用之得当，疗效确切，望诸君研究探讨，造福患者。

（李志恒　郑　攀）

46. 肉苁蓉润肠通便，善治便秘

【功能主治】

肉苁蓉，味甘、咸，性温。归肾、大肠经。功能：补肾阳，益精血，润肠道。主治：肾阳虚衰、精血不足之阳痿，遗精，白浊，尿频余沥，腰痛脚弱，耳鸣目花，月经愆期，宫寒不孕，肠燥便秘。《日华子本草》说："治男绝阳不兴，女绝阴不产，润五脏，长肌肉，暖腰膝，男子泄精，尿血，遗沥，带下阴痛"。《本草经疏》："白酒煮烂顿食，治老人便燥闭结"。

【应用经验】

郑师认为，小儿肾常虚，若先天不足，喂养失宜，肾失温养，脾失健运之大便秘结者，用之甚效，非老人之专用。

【病案举例】

宋某，女，6 岁，河南新郑市人，2009 年 3 月 6 日初诊。

主诉：大便秘结兼咳喘反复发作已 3 年余。

现病史：近 3 年多来，患儿大便 5~6 天 1 次，干如羊屎，排便困难，遇冷咳喘即发，几乎每月必发，不发热，缠绵难愈。诊见：大便已 5 天未行，气促咳喘，畏寒怕冷。舌质淡，苔白水滑，脉沉迟。

中医诊断：冷秘、咳喘。

西医诊断：①支气管哮喘；②功能性便秘。

辨证：肺肾亏虚。

治法：补肺益肾，温阳散寒。

方药：麻黄细辛附子汤加减。

处方：炙麻黄 3g，制附子 3g，细辛 1g，炒艾叶 3g，苏子 6g，枇杷叶 6g，肉苁蓉 10g，炙甘草 3g。3 剂，每日 1 剂，水煎服。

二诊（2009 年 3 月 9 日）：服上药 1 剂大便行，3 剂而咳喘明显减轻，上方再进 3 剂，大便已为软便，咳喘已止，舌质淡红，苔变薄白。调方如下。

处方：炙杷叶 6g，制附子 3g，桂枝 6g，白芍 6g，杏仁 6g，生姜 6g，肉苁蓉 10g，炙甘草 3g。5 剂，每日 1 剂，水煎服。

三诊（2009 年 3 月 14 日）：大便 1~2 天 1 次，咳喘已止。守上方调理月余停药，嘱其禁食冷凉，避受风寒。随访 1 年，不但大便未再秘结，咳喘发作已显著减少，体质明显改善。

（张建奎 郑 攀）

47. 小茴香温肾散寒，能止鼻鼽

【功能主治】

小茴香，味辛，性温。归肝、肾、脾、胃经。小茴香有散寒止痛，理气和胃的功效。可治疗寒疝腹痛，睾丸偏坠，痛经，少腹冷痛，脘腹胀痛，食少吐泻。《本草汇言》论小茴香："此药辛温发散，甘平和胃。故《唐本草》善主一切诸气，如心腹冷气、暴疼心气、呕逆胃气、腰肾虚气、寒湿脚气、小腹弦气、膀胱水气……阴汗湿气、阴子冷气、阴肿水气、阴胀滞气。其温中散寒，立行诸气，乃小腹、少腹至阴之分之要品也。"

【应用经验】

郑师认为，肾主骨生髓，脑为髓之府。《素问玄机原病式》："鼻鼽，鼻流清涕也。"涕源于脑，故温肾散寒，阳胜则阴化，而涕可止也，正为小茴香所治之证。临证常在辨证用药基础上加小茴香一味可明显的提高疗效。

【病案举例】

乔某，男，4岁，2013年8月24日初诊。

代主诉：反复流涕1月余。

现病史：患儿1月多前受凉后出现流清涕，无咳嗽、发热等，在当地诊所诊断为"上呼吸道感染"，予口服氨酚黄那敏颗粒、头孢等药3天，无明显改善，流涕仍较多，之后在外院耳鼻喉科、儿科等就诊，采用抗过敏、鼻腔冲洗等，虽获一时之效，旋即病情如初，家长苦不堪言，听人介绍至郑师处就诊。诊见：流清涕，鼻如滴漏，时时用纸擦鼻子，纳食不佳，偶有小腹疼痛，大便偏稀，小便清长，舌质淡红，苔白腻，脉沉细。

中医诊断：鼻鼽。

西医诊断：过敏性鼻炎。

辨证：肾气亏虚，寒邪郁肺。

治法：补肾温阳，宣肺止涕。

方药：苍耳子散合肾气丸加减。

处方：苍耳子 6g，辛夷 6g，白芷 6g，熟地 10g，山药 10g，茯苓 9g，桂枝 3g，淡附片 3g，小茴香 3g，甘草 3g。中药配方颗粒，3 剂，每日 1 剂，分 3 次冲服。

二诊（2013 年 8 月 27 日）：患儿流涕症状减轻，腹痛消失，大便正常。继用 6 剂，嘱其忌食凉食及冷饮。

三诊（2013 年 9 月 3 日）：患儿诸症消失，嘱其服用玉屏风颗粒 1 月巩固疗效。随访 1 年未见反复。

（冯　斌　郑　攀）

48. 吴茱萸止痛止呕，功在降浊

【功能主治】

吴茱萸，味辛、苦，性热。有小毒。归肝、胃、脾、大肠、肾经。功能：散寒止痛，疏肝下气，温中燥湿。主治：厥阴头痛，寒疝腹痛，寒湿脚气，经行腹痛，脘腹胀痛，呕吐吞酸，寒湿泄泻。《医学启源》："吴茱萸气浮而味降，其用有四：去胸中寒一也；止心痛二也；感寒腹痛三也；消宿酒，为白豆蔻之佐四也。"《本草汇言》："吴茱萸，开郁化滞，逐冷降气之药也。方龙潭曰，凡患小腹、少腹阴寒之病，或呕逆恶心而吞酸吐酸，或关格痰聚而隔食隔气，或脾胃停寒而泄泻自利，或肝脾郁结而胀满逆食，或疝瘕弦气而攻引小腹，或脚气冲心而呕哕酸苦，是皆肝脾肾经之证也，吴茱萸皆可治之。"

【应用经验】

郑师认为，脾胃虚寒，浊邪内生，循经上犯于肝，寒凝经脉，不通则痛，厥阴头痛之证作矣。非吴茱萸不治，妙在温阳降浊。辛能开散，苦能降浊，其降浊之力非姜附可比也。郑师常以吴茱萸汤为主方加减治疗儿科多种阴寒病证，每获良效。

【病案举例】

黄某，女，9岁，2014年4月11日初诊。

代主诉：发作性头痛6月余，加重3天。

现病史：患儿6月前进食冷食物后出现头顶部疼痛，疼痛时痛如针刺，伴有干呕、吐涎沫及胃内容物，手足逆冷。在外院查头颅核磁共振、脑电图均无异常，胃肠道彩超未见异常。曾口服多潘立酮口服液、布洛芬及中药川芎茶调散加减治疗，头痛时轻时重，近3天头痛加重而来诊。诊见：头痛在颠顶，疼痛剧烈时呕吐涎沫，手足凉，小便清长，大便偏稀。舌质淡，苔白腻，脉沉弦。

中医诊断：厥阴头痛。

西医诊断：头痛原因待查？

辨证：浊阴上犯，寒凝肝脉。

治法：温肝暖胃，降浊止痛。

方药：吴茱萸汤加减。

处方：吴茱萸6g，清半夏6g，党参10g，生姜12g，茯苓10g，大枣5枚。中药配方颗粒。3剂，每日1剂，分3次服。

二诊（2014年4月14日）：患儿头痛症状明显减轻，未再出现呕吐，大便正常。效不更方，原方再进3剂痛止而安。改隔日1剂，再进3剂善后而愈。随访1年，未再反复。

（冯　斌　郑　攀）

49. 白附子燥湿化痰，可治滞颐

【功能主治】

白附子，有禹白附、关白附之分，"两种白附子均能祛风化痰解痉，但禹白附毒性较小，又能解毒散结，现已作为白附子的正品广泛应用；而关白附毒性大，功效偏于散寒湿止痛，现已较少应用"（《中药学》，中国中医药出版社，2007 年 1 月第 2 版）。白附子，味辛、甘，性温，有毒。归胃、肝经。功能：燥湿化痰，祛风止痉，解毒散结。主治：中风痰壅，口眼㖞斜，惊风，癫痫，痰厥头痛，瘰疬结核等。《名医别录》云："主治心痛，血痹，面上百病……"。

【应用经验】

郑师取其"燥湿化痰"之功，用于治疗小儿滞颐，创拟"白龙散"：制白附子 8 份，炒地龙 2 份。上方共为细粉，装瓶备用。用法：取白龙散 6g，醋调为膏，制成药贴 2 张，睡前敷于患儿双涌泉穴上（约 6 小时），次日晨起时去掉，连用 7 天为 1 个疗程。

郑师从事儿科临床 50 余年，内服、外治儿科常见病经验丰富，滞颐是指小儿口中涎水不自觉地从口内溢出的一种病证，因涎水常滞渍于颐下而得名，俗称流涎、流口水。多见于 3 岁以下婴幼儿。是儿科常见病，临床治疗常一时难以取效。白龙散，又名清源散。主治：小儿滞颐（见《郑启仲儿科经验撷粹》）。外敷治疗小儿滞颐疗效显著。我们自 2012 年 1 月至 2014 年 12 月对 128 例小儿滞颐进行了疗效观察。128 例中男 71 例，女 57 例；年龄 2 岁以下 26 例，2~3 岁 69 例，3~5 岁 33 例。128 例中贴敷白龙散 1 个疗程者 39 例，2 个疗程者 62 例，3 个疗程者 27 例。其中治愈 79 例（占 61.72%），显效 12 例（占 9.38%），有效 13 例（占 10.16%），无效 24 例（占 18.75%），总有效率 81.75%。

【病案举例】

例 1. 治疗滞颐

张某，男，2 岁 3 个月，郑州市人。2012 年 10 月 16 日初诊。

代主诉：流口水 1 年余。

现病史：患儿从 10 个月起即不自觉从口中流涎，经内服、外治多方治疗，曾有减轻而终未能控制，且近 2 个月来症状加重而来诊。诊见：发育正常，营养中等，体偏胖，面色萎黄少华，涎水色清，不时从口中溢出，双口角及下巴色红、糜烂。纳食尚可，大便日 1 次，小便清，舌质淡红，苔白腻，指纹色淡红。

中医诊断：滞颐。

辨证：脾虚湿困，廉泉不闭。

治法：燥湿醒脾，升清降浊。

方药：白龙散外治。

处方：白龙散50g，分7包，日1包，醋调为膏，睡前贴敷双涌泉穴。

二诊（2012年10月22日）：贴敷上方明显减轻，口水外溢较治疗前减少约80%。再用1疗程症状消失而愈。随访1年未见复发。

例2. 治疗滞颐

宋某，女，1岁10个月，开封市杞县人。2013年11月2日初诊。

代主诉：流口水半年余。

现病史：患儿足月剖宫产，混合喂养，尚未断奶。自1岁后开始流口水，经当地医院治疗时轻时重，近1个月来症状加重而请郑师诊治。诊见：面色萎黄，发束无华，涎水间断从口角外溢，双口角及下巴色红、糜烂，纳呆，大便时干时稀，舌尖红，苔花剥微黄，指纹沉，色略紫。

诊断：滞颐。

辨证：脾胃湿热，湿浊上泛。

治法：健脾利湿，升清降浊。

方药：白龙散外治。

处方：白龙散50g，分7包，日1包，醋调为膏，睡前贴敷双涌泉穴。

二诊（2013年11月10日）：流涎明显减少，原方再敷第2个疗程，流涎症状消失。2014年5月随访未见复发。

注：郑师讲，涌泉穴为肾经穴位，可引水液气血下行。方中白附子，辛、温，归胃、肝经，燥湿化痰，祛风止痉，善治头面诸疾；地龙，咸、寒，入肝、脾、膀胱经，清热、息风、通络，"性寒而下行"（《本草纲目》）。二药配伍，一温一寒，刚柔相济，升降相得，加醋调之酸敛，贴敷涌泉腧穴，共奏燥湿醒脾，化痰通络，升清降浊之效，亦即"病在上者下取之……病在头者取之足"（《灵枢·终始第九》）之义。从上述观察结果看，白龙散贴敷涌泉穴治疗小儿滞颐的疗效是肯定的。

（郑　攀）

50. 车前子利湿止泻，又善止咳

【功能主治】

车前子，味甘，性微寒。归肝、肾、肺、小肠经。功能：清热利尿，渗湿通淋，明目，祛痰。主治：水肿胀满，热淋涩痛，暑湿泄泻，目赤肿痛，痰热咳嗽。《神农本草经》曰："主气癃、止痛，利水道小便，除湿痹"。《雷公炮制药性解》说："主淋沥癃闭，阴茎肿痛，湿疮，泄泻，赤白带浊，血闭难产。"

【应用经验】

郑师说，车前子止咳是导师王志成先生的经验，为王老家传不宣之秘。配方可提高疗效，单用有明显化痰、止咳、平喘功用。郑师临床验证，车前子、车前草均有化痰、止咳、平喘作用，车前子较车前草作用力强。并制"六子定喘汤"（见《郑启仲儿科经验撷粹》）：葶苈子 6g，紫苏子 6g，车前子 10g，炒莱菔子 10g，五味子 6g，金樱子 6g，海浮石 10g，生姜 6g。为 5~7 岁用量，可随年龄增减，应用于临床，降气化痰、止咳平喘作用良好。

【病案举例】

肖某，女，5 岁。河南濮阳人，2005 年 2 月 8 日初诊。

主诉：咳嗽、喘鸣半月余。

现病史：患儿半月来反复咳嗽、喘鸣，早晚加剧，经服用阿奇霉素、孟鲁司特钠、氨溴特罗等，症状稍缓解，1 周后上症均加重，来我院就诊。诊见：患儿咳嗽、喘促，喉间痰鸣，食少，大便 3 天 1 次。舌质红，苔腻，中心薄黄，脉滑数。听诊双肺呼吸音粗糙，可闻痰鸣音。

中医诊断：哮证。

西医诊断：支气管哮喘。

辨证：痰热阻肺，肺失宣肃。

治法：宣肺化痰，降气平喘。

方药：六子定喘汤（郑启仲经验方）加减。

处方：葶苈子 6g，紫苏子 6g，车前子 10g，炒莱菔子 10g，五味子 6g，金樱子 10g，海浮石 10g，海蛤壳 10g，生姜 6g，甘草 3g。3 剂，每日 1 剂，水煎服。

二诊（2005 年 2 月 11 日）：咳喘减轻，大便日 1 次，继服上方 3 剂症状消失，喉间无痰声，双肺听诊呼吸音清晰。

（张建奎　郑　攀）

51. 威灵仙祛风通络，善治痛症

【功能主治】

威灵仙，味辛、咸，性温，有毒。入膀胱经。功能：祛风胜湿，通络止痛，能消骨鲠。主治：痛风，顽痹，腰膝冷痛，清骨鲠咽。《药品化义》说："灵仙，性猛急，善走而不守，通宣十二经络。主治风、湿、痰壅滞经络中，致成痛风走注，骨节疼痛，或肿、或麻木。风胜者，患在上，湿胜者，患在下，二者郁遏之久，化为血热，血热为本，而痰者为标矣，此以疏通经络，则血滞痰阻，无不立豁。"

【应用经验】

郑师认为，威灵仙味辛，性温，走气而行血，虽为祛风胜湿之药，寒证可温经驱寒，风湿证则能祛风胜湿，血瘀者则又能活血通络而止痛，实为治疗多种痛症之良药。常用于头痛、牙痛、胁痛、胃脘痛、足跟痛等每收良效。

（1）治疗偏头痛

郑师自拟经验方"柴仙止痛汤"：柴胡 6g，威灵仙 6g，酒白芍 15g，川芎 10g，石菖蒲 6g，莲子心 3g，甘草 6g（见《郑启仲儿科经验撷粹》）。治疗偏头痛多收良效。

【病案举例】

宋某，女，14 岁，河南郑州市人，2008 年 4 月 11 日初诊。

主诉：右侧头痛反复发作 1 年余。

现病史：经西医医院脑电图、核磁共振检查均未见异常，诊为"血管神经性头痛"，用多种药物治疗不效。改用中医服用川芎茶调散等治疗，时有缓解，仍有发作，求郑师诊治。诊见：右侧头部疼如锥刺，常在心中不悦和月经来潮前发作。表情痛苦，心烦易怒，舌尖边红有瘀点，苔白腻微黄，脉弦紧。

中医诊断：偏头痛。

西医诊断：血管神经性头痛。

辨证：肝郁气滞，血瘀阻络。

治法：疏肝理气，活瘀止痛。

方药：柴仙止痛汤（郑启仲经验方）加减。

处方：柴胡 10g，威灵仙 10g，白芍 18g，川芎 15g，当归 10g，石菖蒲 10g，玫瑰花 10g，细辛 3g，甘草 6g。3 剂，每日 1 剂，水煎分 2 次服。

二诊（2008 年 4 月 14 日）：1 剂痛减，3 剂痛止。原方再投 3 剂，改隔日 1 剂，痛止而愈。

因该患儿多在每月经来前头痛易发，嘱其每月经来前 1 周服本方 3 剂，连服 3 个月经周期。随访 3 年未见再发。

（2）外用治疗足跟痛

郑师另有外治经验方 1 张：威灵仙 30g，细辛 10g，川芎 30g，冰片 3g。名曰"跟痛灵"（见《郑启仲儿科经验撷粹》）。

制法：上方前 3 味共为细粉，再研入冰片，装瓶，密封，备用。

用法：用纯棉布做成 5cm×5cm 或 6cm×6cm 大小的布袋，装入跟痛灵 7~10g，缝口，成药垫状，平放在鞋中足跟底部。夜间可将药袋敷于足跟底部，用胶布固定，次日取下仍放鞋中。3 天更换 1 次药粉。9 天为 1 疗程。连用 2~3 个疗程。

主治：足跟痛。

【病案举例】

李某，男，62 岁，河南省濮阳市人，2010 年 2 月 6 日初诊。

主诉：足跟痛 3 月余。

现病史：患者 3 月前不明原因出现右侧足跟痛，尤其走路时疼痛加重，伴腰酸腿软无力，口服小活络丹，外用骨质增生一贴灵等多方治疗无效而来诊。诊见：右足跟痛，不红、不肿，走路时足跟疼痛加重，平卧时减轻，伴腰膝酸软，二便可，舌质淡红有瘀点，苔薄白，脉弦紧。查 X 线示：右跟骨骨质增生。

诊断：跟痛症。

辨证：肾精亏虚，脉络瘀阻。

治法：活血化瘀，温经止痛。

方药：跟痛灵。

用跟痛灵治疗 1 疗程后，疼痛较前减轻，继用 1 个疗程，疼痛消失，行走如常。追访 4 年足跟痛未见复发。

注：该方为郑师早年在基层工作时的经验方。在整理资料时因系成人病案，请示郑师，郑师讲，足跟痛大都为成年人，该方疗效确切，录此供同道参考，多救些成年足跟痛亦为善事。

（郑 攀）

52. 淡豆豉解表除烦，可止夜啼

【功能主治】

淡豆豉，味辛、甘、微苦，性凉。归肺、胃经。功能：解表，除烦。主治：感冒发热，头痛，虚烦，失眠。《本经疏证》："豆豉治烦躁满闷，非特由于伤寒头痛寒热者可用，即由于瘴气恶毒者亦可用也。盖烦者阳盛，躁者阴逆，阳盛而不得下交，阴逆而不能上济，是以神不安于内，形不安于外，最是仲景形容之妙，曰反复颠倒，心中懊忱。惟其反复颠倒，心中懊忱，正可以见上以热盛，不受阴之滋，下因阴逆，不受阳之降，治之不以他药，止以豆豉栀子成汤，以栀子能泄热下行，即可知豆豉能散阴上逆矣。"

【应用经验】

夜啼是指小儿白天能安静入睡，入夜则啼哭不安，时哭时止，或每夜定时啼哭，甚则通宵达旦，主要为小儿夜间不明原因的反复啼哭。郑师认为若母亲内蕴湿热，素食肥甘动火之食，蕴热于小儿，加之小儿将养过温，火热之邪上扰，入夜心烦不安而啼哭不止。淡豆豉既可宣发心中郁热于上，又可降脾胃积热于中，故郑师常用于小儿心经积热之夜啼、夜卧不宁的治疗。

【病案举例】

例1. 治疗小儿夜啼

张某，男，6个月，2016年9月2日初诊。

代主诉：夜间哭闹5天。

现病史：患儿5天前出现睡眠易醒，哭闹不安，手足心热，家属自行口服药物效果不佳。诊见：精神可，纳乳不佳，大便2日1行，小便微黄，舌质红，苔黄腻，指纹紫滞。

中医诊断：夜啼。

西医诊断：睡眠障碍。

辨证：心脾积热，心神不宁。

治法：清热泻脾，宁心安神。

方药：栀子豉汤加减。

处方：淡豆豉3g，焦栀子3g，蝉蜕3g，炒麦芽3g。中药配方颗粒剂，3剂，每日1剂，分3次水冲服。

二诊（2016年9月6日）：患儿服药后哭闹明显减少，上方再进3剂症状消失而愈。

例2. 治疗脑炎后烦躁

贾某，男，3岁，2015年7月23日初诊。

主诉：烦躁不安、夜卧不宁15天。

现病史：患儿1月前出现高热，抽搐，昏迷，在当地医院诊断为"病毒性脑炎"，经治疗病情好转，痊愈出院。之后一直烦躁不安，夜卧不宁，经采用西药、中药治疗未见明显好转。诊见：神志清，烦躁不安，多动，舌质红，苔黄腻，脉滑数。

中医诊断：暑温。

西医诊断：病毒性脑炎恢复期。

辨证：胸膈郁热，痰阻心包。

治法：清透郁热，豁痰开窍。

方药：栀子豉汤加减。

处方：焦栀子 10g，淡豆豉 6g，石菖蒲 6g，制远志 6g，生龙骨 10g，甘草 3g。中药配方颗粒剂，7 剂，每日 1 剂，分早晚 2 次服。

二诊（2015 年 7 月 30 日）：患儿烦躁减轻，夜卧较前平稳，药已中的，继服 7 剂，诸症消失。

（冯　斌　郑　攀）

53. 牛蒡子炒熟一味，可治便秘

【功能主治】

牛蒡子，味辛、苦，性寒。归肺、胃二经。功能：疏散风热，祛痰止咳，解毒透疹，利咽消肿。主治：风热感冒，斑疹不透，痈肿疮毒等。《药鉴》曰："牛蒡子，气寒，味苦辛，无毒。苦能解毒退热，而利咽喉之痛，并甘桔为妙。辛能达表润肌，而散疮疡之肿，同解毒尤良。合气与味，又治腰膝凝滞之血。若痘出不快者，即用麻黄桔梗汁煮之，则痘不时起发矣。"《珍珠囊》云其："润肺散气，主风毒肿，利咽膈。"近代医家中医、西医不同角度对牛蒡子的应用研究不断深入，不断扩大牛蒡子的应用范围。现代药理研究发现，牛蒡子有抗炎、抗病毒作用，而周围性面神经麻痹与病毒感染有关。

【应用经验】

牛蒡子不但可疏风清热，通利大便效果尤佳。《中药学》在"使用注意"条云："本品能滑肠，气虚便溏者忌用。"牛蒡子味辛寒，可以降胃气，提高大肠传导功能，肠腑通畅而大便正常，故《本草正义》云其："辛泻苦降，下行之力为多。"张锡纯在《医学衷中参西录》更是明确提出："牛蒡子能通大便。"郑师在临床治疗便秘时，常采用牛蒡子炒熟、研末冲服，一味即可治疗小儿便秘，作用较大黄缓，且未见任何不良反应，特别对有积热者尤宜。

【病案举例】

苏某，男，6 岁，2009 年 5 月 25 日初诊。

代主诉：反复大便干结 1 年余，现已 3 日未大便。

现病史：患儿平素大便干结，多 2~3 天 1 次，大便干如羊矢。曾口服益生菌、麻子仁丸等治疗未愈，而请郑师诊治。诊见：烦躁不安，咽稍红，腹胀，纳呆，舌红，苔薄黄，脉滑数。

中医诊断：便秘。

西医诊断：功能性便秘。

辨证：积滞化热，传导失司。

治法：清热导滞，润肠通便。

处方：炒牛蒡子（研细末）10g。3 剂，每日 1 剂，分 2 次空腹冲服。

二诊（2009 年 5 月 29 日）：口服 2 次，大便已解，效不更方，再进 7 剂。

三诊（2009 年 6 月 5 日）：患儿大便日 1 次。改为炒牛蒡子末每次 3g，每日睡前 1 次服，继服 3 周，患儿大便通畅而愈。嘱其注意饮食调节，多食蔬菜水果，勿暴饮暴食，以观疗效。随访 1 年，未见复发。

（冯 斌　郑 攀）

54. 鸡内金健脾助运，又治遗尿

【功能主治】

鸡内金，味甘，性平。归脾、胃、小肠、膀胱经。功能：健胃消食，涩精止遗。主治：食积胀满，呕吐反胃，泻痢，疳积，消渴，遗溺，喉痹乳蛾，牙疳口疮。《本草纲目》言："治小儿食疟，疗大人（小便）淋沥、反胃，消酒积，主喉闭、乳蛾，一切口疮，牙疳诸疮"。《名医别录》："主小便利，遗溺，除热止烦"。《日华子本草》："止泄精，并尿血、崩中、带下、肠风、泻痢"。

【应用经验】

遗尿主要发生于 3~12 岁的儿童，常发生在睡眠中，每夜或数夜一次，甚则一夜数次。本病在临床上没有排尿困难或剩余尿，尿检查正常。古代医籍对本病记载颇多，如《灵枢·九针论》云："膀胱不约为遗溺"。说明遗尿是因为膀胱不能固摄所致。《诸病源候论·遗尿候》云："遗尿者，此由膀胱虚冷，不能约于水故也"。后世医家对小儿遗尿大多认为是肾与膀胱虚冷所致。《本草经疏》曰："肫是鸡之脾，乃消化水谷之所，其气通达大肠、膀胱二经。"郑师临证发现鸡内金健脾助运、统摄下焦气化而用于遗尿、尿频的治疗，疗效明显。

【病案举例】

黄某，女，10 岁，河南社旗人，2009 年 11 月 2 日初诊。

主诉：遗尿 2 月。

现病史：患儿近 2 月来每天入睡后遗尿，每晚 1~3 次，尿清而长，曾查尿常规、腰骶平片无异常，服中西药物效差而来诊。诊见：神疲乏力，面白少华，肢凉怕冷，腰腿酸软，平时小便清长，舌质淡，苔薄白，脉细。

中医诊断：遗尿。

西医诊断：遗尿。

辨证：肾气不固，膀胱失约。

治法：温补肾阳，固肾止遗。

处方：菟丝子 10g，益智仁 10g，制龟板 15g，熟地 12g，山茱萸 10g，山药 20g，党参 15g，白术 10g，鸡内金 10g，炒谷芽 10g，砂仁 3g，生甘草 3g。6 剂，每日 1 剂，水煎服。并嘱少吃油腻辛辣厚味饮食，避免寒冷和疲劳。

二诊（2009 年 11 月 9 日）：患儿服 6 剂后，面色转红润，精神好转，腰腿酸软消失，入睡后不再发生遗尿，继续服 6 剂以巩固疗效。随访半年，未再复发。

（张建奎　郑　攀）

55. 马钱子散结通络，功可起痿

【功能主治】

马钱子，味苦，性寒，有大毒。归肝、脾经。功能：通络止痛，散结消肿。主治：跌打损伤，骨折肿痛，风湿顽痹，麻木瘫痪，痈疽疮毒，咽喉肿痛。马钱子原名番木鳖，始载于《本草纲目》并谓其"治伤寒热病，咽喉痹痛，消痞块。"《串雅补》论述较为全面："能钻筋透骨，活络搜风。治风痹瘫痪，湿痰走注，遍身骨节酸痛，类风不仁等症""治痈疽疔毒，顽疮瘰疬，管漏腐骨，跌打损伤，金疮破伤风，禽兽蛇虫咬伤。"近人张锡纯氏对其评价甚高，认为本品"开通经络，透达关节之力，远胜于他药也"，如他制订的"振颓汤""起痿汤""补脑振痿汤""养脑利肢汤"，方中皆有马钱子，用于治疗不同病因所致的肢体瘫痪。马钱子因有剧毒，故素为医家畏用，若炮制不当或过量服药、不遵饮食禁忌，严重者可出现神志昏迷，呼吸急促，瞳孔散大，心律不整，最终因循环衰竭而死亡。

【应用经验】

郑师在多年临床实践中运用本药治疗痿证（小儿重症肌无力）属脾肾亏虚，阳气虚弱，中气下陷者多例，用补中益气汤加少量马钱子，疗效迅速显现。郑师用马钱子有 3 个原则：①道地药材，科学炮制。②小量开始，逐渐加量（3~5 岁儿童一般每日从 0.03g 开始，5 岁以上一般每日从 0.05g 开始，视其反应及疗效逐渐加至规定用量）。③中病即减，不可久服（见效后，即小量递减，以维持疗效而无毒副反应为原则）。

【病案举例】

宋某，男，9 岁，学生，山东莘县人，2009 年 3 月 26 日初诊。

主诉：右上眼睑下垂 9 个月。

现病史：患儿系一早产儿，人工喂养，自幼多病，时常患感冒、泄泻。

2008 年 7 月患儿患泄泻后出现右上眼睑下垂，始以过敏论治，后经山东某医院诊为"重症肌无力（眼肌型）"，给予泼尼松等治疗明显减轻，2 个月后复垂如初。又请中医给予补中益气汤治疗 3 月余，仍未能还复，转来郑师门诊。诊见：右侧上眼睑重度下垂，面色浮白无华，双风池、气池色青，神疲少语，腰膝酸软，畏寒怕冷，食少便溏。舌体略胖，质淡，苔白滑，脉弱无力。

中医诊断：痿证。

西医诊断：重症肌无力（眼肌型）。

辨证：脾肾亏虚，中气下陷。

治法：温补脾肾，升阳举陷。

方药：补中益气汤合金匮肾气丸加减。

处方：黄芪 30g，人参 10g，炒白术 15g，熟地 15g，山药 15g，山萸肉 10g，茯苓 10g，柴胡 3g，升麻 3g，制马钱子 0.1g（研冲），鹿茸 1g（研末冲），制附子 6g（先煎）。7 剂，每日 1 剂，水煎，分 3 次服。

二诊（2009 年 4 月 2 日）：服上方后渐见精神好转，语音增大，舌苔变薄白，脉较前有神，唯眼睑下垂尚无变化，亦未见口干、头晕等马钱子的不良反应。上方将黄芪加至 60g，鹿茸加至 2g，制马钱子加至 0.2g，再取 14 剂，每日 1 剂。

三诊（2009 年 4 月 18 日）：其父甚喜，"大夫，已见效了！"患儿右上眼睑下垂明显减轻，眼裂明显增宽，面色较前有华，精神振奋，语言增多，食纳增，二便调。脉见缓象。药正中的，效不更方，原方再进 21 剂，每日 1 剂。

四诊（2009 年 5 月 8 日）：患儿右眼睑下垂基本消失，但活动仍不如左侧灵活，原方再服 14 剂，每日 1 剂。

五诊（2009 年 5 月 23 日）：诸症消失，其父唯恐复发不敢停药，为慎重计，调善后方如下。

处方：生黄芪 30g，人参 6g，炒白术 10g，鹿茸 1g（研冲），熟地 10g，山萸肉 10g，升麻 3g，制马钱子 0.1g（研冲），砂仁 6g，陈皮 6g，炙甘草 6g。15 剂，隔日 1 剂，水煎服。

六诊（2009 年 6 月 25 日）：未见病情反复，面色有华，精神振奋，畏寒消失，食纳好，二便调，且服药 3 个月来未见感冒、泄泻等易发病症，按其父的话说，"他的身体比得病前棒多了！"为防复发，嘱补中益气丸、六味地黄丸连服 3 个月，随访 5 年，未见复发。

（李志恒　郑 攀）

56. 鹅不食草祛风寒，善通鼻窍

【功能主治】

鹅不食草，别名石胡荽、野园荽、鸡肠草、地芫荽等。味辛，性温，归肺、肝经。功能：祛风，散寒，胜湿，去翳，通鼻塞。主治：寒哮，喉痹，百日咳，痧气腹痛，痢泻，目翳涩痒，臁疮，疥癣，跌打等。《本草汇言》云："石胡荽，利九窍，通鼻气之药也。其味辛烈，其气辛熏，其性升散，能通肺经，上达头脑，故主齁蛤痰喘，气闭不通，鼻塞鼻痔，胀闷不利，去目中翳障，并头中寒邪、头风脑痛诸疾，皆取辛温升散之功也"。

【应用经验】

郑师取其辛温发散之功，临床多用于治疗过敏性鼻炎、慢性鼻炎。自拟"鹿天止鼽汤"，主治鼻流清涕（见《郑启仲儿科经验撷粹》）。药物组成：鹿角 10g，巴戟天 6g，桂枝 6g，鹅不食草 3g，生姜 6g，炙甘草 3g。

【病案举例】

靳某，男，5 岁，河南宝丰人，2013 年 11 月 25 日初诊。

主诉：反复鼻痒、流涕 6 月余。

现病史：患儿过敏性鼻炎 6 月余，既往反复喘息、湿疹病史。患儿早晚喷嚏较多，鼻塞，流清涕，鼻痒，平素畏寒怕冷，四肢不温，小便清长。诊见：鼻塞，流清涕，鼻痒，舌淡红，苔白，脉沉细。鼻甲肥大色淡，鼻黏膜淡白。

中医诊断：鼻鼽。

西医诊断：过敏性鼻炎。

辨证：肾阳虚弱，肺气不利。

治法：温肾培元，宣通鼻窍。

方药：鹿天止鼽汤（郑启仲经验方）加减。

处方：鹿角 6g，巴戟天 3g，桂枝 3g，鹅不食草 3g，生姜 3g，炙甘草 3g，苍耳子 3g，辛夷 3g。7 剂，每日 1 剂，水煎服。

二诊（2013 年 12 月 3 日）：患儿鼻塞、流涕症状明显减轻，四肢较前变暖，守上方再服 15 剂，患儿鼻炎症状消失，嘱其口服金匮肾气丸 2 个月巩固疗效。

（张建奎　郑　攀）

附 1. 钩藤致患儿嗜睡 1 例报告

【治疗经过】

患儿齐某，男，6 岁，河南中牟县人，2016 年 4 月 12 日初诊。以眨眼、抬眉、摇头半年余就诊。半年前发现上述症状，经当地眼科治疗不效，转某儿童医院诊为"儿童抽动障碍"，治疗 3 个月仍不见减轻而来诊。发育正常，胖瘦中等，神志清，精神可，面色萎黄，左腮微红，心烦易怒，饮食可，咽略红，扁桃体Ⅱ度肿大，大便偏干。舌尖边红，苔白腻兼黄，脉弦滑。诊为肝风证。证属心肝火旺，痰热动风。治宜平肝清心，化痰息风。方选黄连温胆汤合羚角钩藤汤加减。

处方：黄连 3g，清半夏 6g，茯神 10g，橘络 6g，枳实 6g，羚羊角粉 1g（冲服），钩藤 10g，桑叶 10g，白芍 10g，川贝粉 3g（冲服），炒栀子 6g，甘草 6g。7 剂，每日 1 剂，水煎分 2 次服。4 月 15 日，其母来讲，服上方后约半小时患儿即入睡，呼之有应而不醒，2 小时后自醒如常。次日早饭后再服另一半亦如上述。连用 3 天均如上。故来相问是否正常？余细审药方，"不致如此！"打开剩余 4 剂未煎药验之，药房取药无误，亦未见有伪品出现。经与药学专家会商，将其中钩藤捡出，再服观察。

4 月 19 日二诊：抽动症状已减轻，去掉钩藤后未再见嗜睡出现。为验证嗜睡与钩藤用量的关系，上方将钩藤减为 3g，7 剂，每日 1 剂，水煎分 2 次服。

4月26日三诊：无上述嗜睡出现。病情稳定，未见反复。上方将钩藤加至6g，3剂，每日1剂，煎服方法同上。

4月29日四诊：其母述，服药后有嗜睡，但较轻，大约半小时即醒来，余无不适。患儿心烦易怒已消，眨眼、抬眉、摇头均明显减轻，舌尖边红转淡红，苔变薄白，脉趋缓。调方如下。

处方：钩藤4g，蝉蜕5g，炒僵蚕5g，清半夏5g，茯苓10g，陈皮5g，天麻5g，白芍10g，炒白术6g，炒栀子5g，甘草3g。14剂，每日1剂，水煎分2次服。

5月16日五诊：患儿未再见嗜睡及其他不良反应，抽动症状基本消失。上方去钩藤、僵蚕，改隔日1剂。连服15剂，停药观察，随访1年未见复发。

【讨论思考】

（1）钩藤加入复方煎剂超量时对小儿有镇静作用，作用强弱与用量成正比。

（2）6岁的小儿一般多用6~10g，未见有嗜睡现象，本案出现明显嗜睡，考虑：①与不同体质儿童对钩藤的反应不同；②是否与钩藤的产地、药品质量、存放久新等因素有关；③从本案量的变化观察，6岁以下儿童钩藤用量以每岁每日不超过1g（年龄愈大比例愈小），6岁不超过5g，是比较安全的，且疗效也是可以肯定的。

（3）本例钩藤煎煮未后下，其反应是否与煎煮时间长短有关？

以上讨论十分粗浅，况仅此1例，难以说明问题，作为一个资料供同道参考而已。

（郑启仲诊余随笔，郑攀整理）

附2. 灵芝致患儿过敏1例报告

【治疗经过】

一老朋友孙子3岁，喜中时忧。近一年多来反复感冒，平均每月1~2次。

经当地医院用匹多莫德等治疗不见好转。又请中医儿科专家诊为肺脾气虚型复感儿，投以玉屏风散治疗2月余，亦不见好转，于2016年3月6日奔来郑州，见朋友令孙发育正常，面色萎黄兼白而少华，动则易汗，纳可，大便溏，小便清，咽不红，扁桃体Ⅱ度，色不红，舌体有齿痕，质淡红苔白，脉弱无力。阅其正服之方：生黄芪10g，炒白术10g，防风3g，煅龙牡各10g，炒山药10g，五味子5g，大枣10g，生姜3g，炙甘草3g。每日1剂，水煎分2次服。"此方开得很好，应该有效，怎么会无效呢？继续吃吧！"老朋友听此话，面现不悦，有失望之表情。"好，我再给你调整一下。"上方加桂枝6g，白芍6g，成玉屏风散合桂枝汤加减之方。连服15天，自汗已止，服药期间未感冒。再服半月，诸症悉平，甚喜。

4月6日复诊，请求根治之方。上方去煅龙牡，加灵芝草3g。嘱隔日1剂，连服1个月。满意而返。

4月9日突至门诊，讲："服药后孩子皮肤发痒，停药1天即减轻，昨天服第2剂又痒如前！"察面部及全身皮肤散在淡红色荨麻疹，瘙痒明显。"可能是过敏了。"当地医院开予西替利嗪糖浆，令其口服1次，不愈明日再服1次。嘱中药将加用的灵芝捡出（几日后电告去掉灵芝后未再见上述不良反应）。在其《门诊病历》药物过敏栏填上"灵芝"2个字，并嘱老朋友以后赴医院给孩子看病要填好《门诊病历》过敏栏，并及时告知医生；平时吃饭、零食凡含有灵芝成分的均忌用，以免再次发生。

日前有报道，灵芝有提高人体免疫力、预防和治疗肿瘤的作用。服用者众多，而过敏反应也是值得关注的问题。2017年2月又有一患儿家长在《门诊病历》上填有"灵芝过敏"字样，经细询，与上述患儿的反应相仿。

（郑启仲诊余随笔，郑攀整理）

附3. 鹅不食草过量当心不良反应

鹅不食草，出自《食性本草》。又名地胡椒等。为菊科植物石胡荽全草。含多种三萜成分、蒲公英赛醇、蒲公英甾醇、山金车烯二醇等。性味辛、温。功能：祛风，散寒，胜湿，通鼻窍。主治：寒哮，喉痹，百日咳，鼻渊，鼻息肉，目翳涩痒，痢疾，泄泻，疥癣等。用量：内服煎剂：4.5~9g（《中药大辞典》）；6~9g（《中医大辞典》）；5~15g（《常用中药现代研究与临床》）。

《履巉岩本草》言："性温，无毒。"《四声本草》谓："通鼻气，利九窍，吐风痰。"《本草纲目》曰："解毒，明目，散目赤肿，云翳，耳聋，头痛脑酸，治瘴疟齁蛤，鼻塞不通，塞鼻息自落，又散疮肿。"

我的中医经典启蒙老师侣怀章先生，善用鹅不食草治疗鼻塞、鼻衄、鼻聋等症。常与桂枝汤、小柴胡汤、补中益气汤配伍应用。用量常为三钱（9g）、五钱（15g），亦有用至一两（30g）者，每收良效。余从事幼科五十余年，亦常仿师用之，惟鹅不食草性温，小儿病多热化，用量多在3~5g之间，亦多收佳效。近来发现1例患者出现不良反应，未见相关报道，整理于此，以就教于同道。

【治疗经过】

彭某，男，52岁，河南省清丰人，2006年11月2日初诊。

主诉：感冒后鼻塞不闻香臭1月余。

病史：1月前不慎受凉后出现鼻塞、喷嚏、恶寒、头痛，经服治感冒药（不详）症状消失，惟鼻塞、不闻香臭不消。经当地用苍耳子散等方不效请余诊之。诊见：鼻塞不通，不闻香臭，面白少华，时感乏力，纳可，大便日1次，小便清。舌淡红，苔白薄，脉缓无力。中医诊断：鼻聋。西医诊断：过敏性鼻炎。辨证属肺脾气虚，肺气不利。治宜补中益气，宣肺通窍。方选补中益气汤加减。

处方：黄芪30g，党参15g，白术15g，当归10g，柴胡10g，升麻10g，橘络10g，炒苍耳子10g，辛夷6g，白芷6g，鹅不食草15g，炙甘草6g。3剂，每日1剂，水煎服。

二诊（2006年11月5日）：鼻塞减轻，仍不闻香臭，舌脉无明显变化。上方黄芪加至60g，鹅不食草加至30g。3剂，每日1剂，水煎服。

三诊（2006年11月8日）：患者诉曰："郑大夫，这3剂药有效了，鼻塞好转，也能闻到味了，只是这药太热了，服过半小时即觉胃中发热，逐渐加重，2小时最重，胃内像喝了辣椒水，喝些凉开水，4个小时后才渐消去。""当时还有什么不适？""就是胃中烧灼，心烦意乱，只想吃冰糕。""上次那 3 剂药有这样的反应吗？""也有，很轻，只是像喝的水热了一点的感觉，很快就过去了。"再诊其脉见弦数，舌质较前变红，苔现中黄少津。询其大便亦干，小便发黄。嘱其忌辛、辣、油腻之物，多饮绿豆水，停药 3 天后再诊。

四诊（2006 年 11 月 12 日）：不良反应消失，仍有鼻塞，嗅觉仍未恢复至正常。察其舌尖边仍红，苔薄白，脉弦略数。

处方：炙黄芪 30g，生白术 15g，当归 15g，柴胡 6g，升麻 6g，橘络 10g，辛夷 6g，白芷 6g，鹅不食草 10g，石菖蒲 10g，芦根 30g，甘草 6g。4 剂，每日 1 剂，水煎服。

五诊（2006 年 11 月 16 日）：患者笑曰："这次中啦，鼻不塞了，能闻到味了，吃药胃也不热了。"

【讨论】

本例不良反应与鹅不食草的用量相关。之后在为小儿开鹅不食草时用量降到 1~3g，尚未发现不良反应。我的老师常用 30g 为何未见上述不良反应？可能与患者体质、病情，或药品产地、处方配伍有关？有待观察。

（郑启仲诊余随笔，郑宏整理）

附 4. 鹅不食草致心律失常 1 例录

"经验和教训是相伴的，经验也是教训，教训也是经验。"这是郑师 10 年前讲到一例鹅不食草的毒副作用时说的一句话。我们选录郑师亲笔整理的这则病案以供同道参考。

【治疗经过】

患者全某，男，58 岁，河南濮阳人，2007 年 3 月 8 日初诊。

主诉：鼻塞不通 2 月余。

病史：2 月前感冒后一直鼻塞未通，经耳鼻喉科诊为"鼻炎"，用消炎药、抗过敏药等治疗不效。中药苍耳子散、参苏饮等多方治疗亦不见减轻而请余诊治。

诊见：面白无华，鼻塞不通，时有恶风，咽不红，双鼻甲色白水肿，舌淡红苔白，脉弱无力。诊为鼻窒。证属营卫失和，肺失宣肃。治当调和营卫，宣肺通窍。方投桂枝汤合苍耳子散加减。

处方：桂枝 10g，白芍 10g，炒苍耳子 10g，辛夷 6g，鹅不食草 15g，白芷 6g，炙甘草 6g，生姜 3 片，大枣 5 枚，葱白 3 寸为引。4 剂，每日 1 剂，水煎，分早晚 2 次服。

二诊（2007 年 3 月 9 日）：患者当日未煎药，次日煎药时看药量甚小，自行拿 2 剂药合作 1 剂水煎，煎时稍长，留汁量少（约 200ml），便一次服下。服下后即觉不适，始觉胃部灼热，随之全身烘热，心烦意乱，经社区输液治疗（用药不详）不效而来院。余见患者面目红赤如醉，全身红赤，扪之灼手，大汗出，烦躁不安，舌红芒刺少津，脉促而洪大。查体温 37.8℃，血压 160/95mmHg，心率 122 次 /min，呼吸 32 次 /min。心电图示：心动过速，频发性室性期前收缩。血常规：未见异常。急收急诊观察，同时急取中药配方颗粒：人参 30g，生石膏 60g，知母 10g，麦冬 20g，生地 20g，玄参 20g，炙甘草 9g。1 剂，水冲，频作茶饮。2 小时后，患者逐渐平静，诸症减轻。要求再服上方。再取 1 剂，令分 4 次服。

次日（2007 年 3 月 10 日）：患者在 16 小时内服上方 2 剂。全身红赤已消，口渴亦止，二便可，舌质仍红而无苔，少津，促脉明显好转，要求出院。带药处方如下：西洋参 10g，北沙参 30g，生地 15g，玄参 15g，麦冬 15g，生石膏 30g，知母 10g，甘草 10g，粳米 30g 为引。3 剂，每日 1 剂，水煎分 2 次服。

三诊（2007 年 3 月 13 日）：患者诸症消失，心电图正常，鼻塞也明显减轻。嘱其治病服药一定要遵医嘱，不敢自作主张，差点引来灾难。停药观察 7 日后再诊。

四诊（2007 年 3 月 20 日）：患者仍求再治鼻塞，视鼻甲仍肥厚，色淡红，舌质淡红，苔白而薄，脉弱。

处方：炙黄芪 15g，北沙参 15g，五味子 10g，辛夷 6g，苍耳子 10g，乌梅 10g，鹅不食草 10g，生甘草、炙甘草各 10g。7 剂，每日 1 剂，水煎，分早晚 2 次服。

五诊（2007 年 3 月 28 日）：鼻塞大减，诸症趋平。也未见上述之不良反应。上方再取 7 剂，改为隔日 1 剂善后而愈。

【讨论思考】

　　该患者人高马大，素笃大剂药治病，自作聪明，2 剂合一，险成灾难一场。痛定思痛，30g 鹅不食草何以在一日之内而成白虎加人参汤合增液汤证？或谓方中有桂枝 20g，细查该患者以往治病处方，曾几次服过每剂用桂枝 15g 之方，未出现过任何不良反应。急救中大剂白虎加人参汤仍觉车薪杯水，故合增液汤相助，方感有望救之，果应其虑，可谓一剂知，余心亦安矣。经验，教训，如此而已。

（郑启仲诊余随笔，郑攀整理）

下篇

对药应用经验

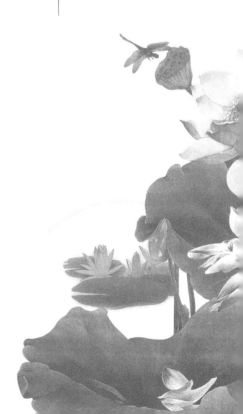

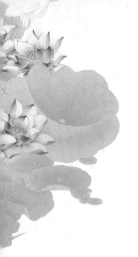

1. 白矾配郁金

【功能主治】

白矾，味酸、涩，性寒。归肺、脾、肝、大肠经。功能：内服止血、止泻、化痰，外用解毒杀虫，燥湿止痒。主治：便血、吐血、崩漏；久泻久痢，痰厥、癫、狂、痫证。《本草纲目》："矾石之用有四：吐利风热之痰涎，取其酸苦涌泄也；治诸血痛，脱肛，阴挺，疮疡，取其酸涩而收也；治痰饮，泄痢，崩，带，风眼，取其收而燥湿也；治喉痹，痈疽，中蛊，蛇虫伤螫，取其解毒也。"

郁金，味辛、苦，性寒。归肝、胆、心经。功能：活血止痛，行气解郁，清心凉血，利胆退黄。《本草纲目》："治血气心腹痛……失心癫狂"。《本草经疏》："郁金本入血分之气药，其治以上诸血证者，正谓血之上行，皆属于内热火炎，此药能降气，气降即是火降，而其性又入血分，故能降下火气，则血不妄行。"《本草汇言》说："郁金，清气化痰，散瘀血之药也。其性轻扬，能散郁滞，顺逆气，上达高巅，善行下焦，心肺肝胃气血火痰郁遏不行者最验，故治胸胃膈痛，两胁胀满，肚腹攻疼，饮食不思等证。又治经脉逆行，吐血衄血，唾血血腥，此药能降气，气降则火降，而痰与血，亦各循其所安之处而归原矣。前人未达此理，乃谓止血生肌，错谬甚矣。"

白矾、郁金配伍，薄荷糊丸，名白金丸（《医方集解》），治痰壅心窍、癫痫发狂。

【应用经验】

郑师认为，白矾与郁金相配，白矾入气分，郁金入血分，白矾为化顽痰之圣药，郁金乃活血解郁之妙品。两药配对，化痰解郁，活血理气，相得益彰，可收事半功倍之效。常用于病机属顽痰内伏，气滞血瘀，痰火内扰之癫痫、脑炎后遗症、精神分裂症、自闭症、难治性肾病综合征、哮喘等，每收良效。

【病案举例】

张某，男，12岁，河南鹤壁市人，2012年10月12日初诊。

主诉：卒然仆倒、抽搐反复发作已7年。

现病史：患儿于7年前起病，经北京某医院行脑电图检查示：异常儿童脑电图，诊断为"癫痫"。服用丙戊酸钠已5年，发作次数减为每周1~2次，为减停西药，改求中医治疗已2年余，所服多为化痰定痫之剂，如涤痰汤、定痫丸、柴胡加龙骨牡蛎汤等，发作次数曾有减少，但一直未能控制，每周仍发作1~2次，表现为突然仆倒，不省人事，口吐白沫而请郑师诊治。诊见：面色青黄无华，双气池紫暗，表情呆滞，饮食差，舌红有瘀点，苔黄，脉弦滑。脑电图检查示：儿童异常脑电图。肝肾功未见异常。

中医诊断：痫证。

西医诊断：癫痫。

辨证：肝胆郁热，顽痰久伏，痰瘀互结，上扰清窍。

治法：疏肝解郁，化痰息风。

方药：白金丸合柴胡加龙骨牡蛎汤加减。

处方：白矾2g，郁金10g，醋柴胡10g，姜半夏10g，黄芩10g，人参10g，胆南星6g，石菖蒲10g，远志10g，生龙骨30g，生牡蛎30g，生姜6g。中药配方颗粒，15剂，每日1剂，分早晚2次冲服。

二诊（2012年10月27日）：服上药期间第1周发作2次，第2周1次，上方再取15剂，每日1剂，分早晚2次冲服。

三诊（2012年11月12日）：服药期间发作1次，全身症状轻，精神较前明显好转，其父信心倍增，调方如下：

白矾3g，郁金10g，醋柴胡10g，姜半夏10g，桂枝3g，人参10g，远志10g，石菖蒲10g，生龙骨30g，生牡蛎30g，生姜6g，甘草6g。中药配方颗粒，30剂，每日1剂，分早晚2次冲服。

四诊（2012年12月15日）：1个月内仅发作1次，舌边尖红，苔白腻，上方去桂枝，加白术15g、砂仁6g。30剂，每日1剂，分2次服。

服上方3个月，已1月未发作，且面色有华，饮食增加，睡眠平稳，表情呆滞消失，学习渐入正常。守法再进至 6 个月时，其父自行将西药减半。2014 年 3 月 16 日复查脑电图明显改善。后改香砂六君子汤合白金丸加减巩固疗效。截至 2014 年 10 月已 18 个月未发作，其父深有感慨地说，我坚信中药可治癫痫。

【按语】关于柴胡加龙骨牡蛎汤，徐大椿谓："此方能治肝胆之惊痰，以之治癫痫必效。"《类聚方广义》云：此方"治狂证，胸腹动甚，惊惧避人，兀坐独语，昼夜不眠，或多猜疑，或欲自死，不安于床者"。张景岳云："癫狂二证，皆由情志过度……皆属火炽痰壅，但有缓急之分耳。"郑师将白矾、郁金合于柴胡加龙骨牡蛎汤中乃锦上添花之笔。心藏神，为精神之所舍，火炽痰壅，扰乱神明，则发狂为急；痰热闭阻，神明失用，则发癫为缓。此方诸药相配，散与敛，通与补，温与清，共融于一方之中，郁热清而痰浊除，闭阻解而神明复，浮神敛而惊悸安，7 年顽痫 3 月显效，其白、金配伍之功可见矣。

（郑　攀）

2. 蝉蜕配僵蚕

【功能主治】

蝉蜕，味咸、甘，性寒，无毒。归肺、肝经。功能：疏散风热，利咽开音，透疹，明目退翳，解痉。主治：风热感冒，咽痛，音哑，麻疹不透，风疹瘙痒，目赤翳障，惊风抽搐，破伤风。《本草纲目》："治头风眩运，皮肤风热，痘疹作痒，破伤风及疔肿毒疮，大人失音，小儿噤风天吊，惊哭夜啼，阴肿。"《本草衍义》："治目昏翳。又水煎壳汁，治小儿出疮疹不快。"

僵蚕，味咸、辛，性平。归肝、肺、胃经。功能：息风止痉，祛风止痛，化痰散结。主治：惊风抽搐，咽喉肿痛，颌下淋巴结炎，面神经麻痹，皮肤瘙痒。《神农本草经》："主小儿惊痫、夜啼，去三虫，灭黑，令人面色好，男子阴疡病。"《本草纲目》："散风痰结核、瘰疬、头风、风虫齿痛，皮肤风疮，丹毒作痒……一切金疮，疔肿风痔。"

【应用经验】

蝉蜕配僵蚕闻名于清代温病大家杨栗山的升降散"升阳中清阳"。郑师认为，蝉蜕、僵蚕配伍，既可宣散机体上部、头面、体表之外邪，亦可入络搜风，直达病所，又可疏通经络，调达气机。两者配伍常用于治疗外感风邪疾病，如发热、咳喘、荨麻疹等，也可用于治疗肝风内动疾病，如眩晕、惊风、抽搐、多动症、抽动症等。郑师对升降散十分推崇，把升降散用于儿科多种疾病，特别是急性温热疾病重症，每收意外之效。

【病案举例】

李某，男，8岁，郑州市人，2009年5月16日初诊。

代主诉：发热5天。

现病史：患儿6天前因受凉而发热、头痛、咽痛，经社区门诊诊为"感冒"，口服感冒清热颗粒2天，发热加重，体温38.8℃，又静脉滴注头孢类抗生素2天后发热反加重而来诊。诊见：发热，体温39.1℃，头痛，咽痛，大便两日未行，咽红，扁桃体Ⅰ度肿大、充血。舌尖边红，苔白而少津，脉数。

中医诊断：风温感冒。

西医诊断：上呼吸道感染。

辨证：风热袭表，热郁三焦。

治法：疏风透表，清瘟解毒。

方药：升降散加味。

处方：蝉蜕10g，炒僵蚕10g，姜黄6g，生大黄3g，薄荷6g，连翘10g，淡豆豉6g，生石膏15g，焦栀子10g。2剂，每日1剂，水煎，分2次服。

二诊（2009年5月18日）：服药1剂，见汗热减；2剂便通，热解而愈。

【按语】升降散方对治疗诸多热病具有良效，《伤寒瘟疫条辨》说："是方不知始自何氏，《二分晰义》改分量变服法，名为赔赈散……予更其名曰升降散，盖取僵蚕、蝉蜕升阳中之清阳；姜黄、大黄降阴中之浊阴，一升一降，内外通和，而杂气之流毒顿消矣。"本案患儿发热5天，中西药治疗不解，郑师投升降散加味一剂知，两剂已。

（葛国岚　郑　攀）

3. 全蝎配蜈蚣

【功能主治】

全蝎，味辛，性平。有毒。归肝经。功能：祛风止痉，攻毒散结，通络止痛。主治：惊风抽搐，口眼㖞斜，半身不遂，瘰疬结核，风湿痹痛，疮痈肿毒等。《本草纲目》曰："蝎，足厥阴经药也，故治厥阴诸病，诸风掉眩、搐掣，疟疾寒热，耳聋无闻，皆属厥阴风木，故李杲云，凡疝气带下，皆属于风，蝎乃治风要药，俱宜加而用之。"

蜈蚣，味辛，性温。有毒。归肝经。功能：息风定痉，攻毒散结，通络止痛。主治：中风惊痫，痉挛抽搐，风湿顽痹，疮痈肿毒，瘰疬结核，顽固性头痛等。《本草纲目》载："蜈蚣有毒，惟风气暴烈者可以当之，风气暴烈，非蜈蚣能截能擒，亦不易止，但贵药病相当耳，设或过剂，以蚯蚓、桑皮解之。"张锡纯氏指出："蜈蚣，走窜之力最速，内而脏腑，外而经络，凡气血凝聚之处皆能开之。性有微毒，而转善解毒，凡一切疮疡诸毒皆能消之。其性尤善搜风，内治肝风萌动、癫痫眩晕、抽掣瘛疭、小儿脐风；外治经络中风、口眼㖞斜、手足麻木。为其性能制蛇，故又治蛇症及蛇咬中毒"（《医学衷中参西录》）。

【应用经验】

全蝎与蜈蚣均入肝经，为息风定痉、通络散结之佳品。郑师从事儿科临床五十余年，治疗小儿惊风、癫痫、抽动症、多动症、病毒性脑炎等多种神经精神疾病，善用虫类药物，全蝎配蜈蚣是郑师临床常用的重要对药之一。郑师认为，全蝎与蜈蚣的功能相近，二者配伍属强强联合，是一加一大于二的绝佳相配，可使二者的药效事半功倍。然二药均为有毒之品，特别是全蝎所含蝎毒，过量可致呼吸麻痹。小儿"成而未全，全而未壮"，各系统发育尚未完善，患病"易虚易实""易寒易热"，不耐药力，更不耐毒力。对于全蝎、蜈蚣的应用，郑师有三原则：①非舍此不治者不用；②若病情需要时定用；③除救急顷刻者慎量。

郑师创制经验方"小儿益智散"（见《郑启仲儿科经验撷粹》）：人参10g，熟地黄15g，当归10g，醋龟甲10g，茯神10g，益智仁10g，远志肉6g，石菖蒲10g，紫河车10g，鹿茸6g，冬虫夏草6g，升麻6g，全蝎3g，蜈蚣3条。

用法：散剂：上药精选，为细末，备用。1岁小儿每日3g，分2~3次温开水冲服。每增加1岁每日用量增加1g，增至每日6g即不再增加，作为5~7岁的最大用量。连服百日为1个疗程，可连服或休息20日再服第2个疗程。

功能：补肾健脑，益气生精，通窍益智。

主治：小儿五迟、五软。小儿脑病后遗症等。

加减：气虚明显者，加黄芪15g，白术10g；运动障碍者加怀牛膝10g，炒杜仲10g；肢体瘫软不用者，加制马钱子（注：有毒，慎用。小儿用量：每日不得超过0.03g，且要从小剂量开始，婴幼儿慎用）。

【病案举例】

例1. 通络止痉治疗儿童多发性抽动症

宋某，女，8岁，学生，安徽亳州人，2010年9月20日初诊。

主诉：腹部肌肉抽动2年。

现病史：患儿2年前出现腹部肌肉不自主抽动，经上海某医院诊断为多发性抽动症，给予氟哌啶醇治疗，抽动一度得到控制，半年后复发，再加量服用无效，改中医用镇肝熄风汤、柴胡加龙骨牡蛎汤、风引汤等治疗半年余，曾有缓解，终未能控制，求郑师诊治。诊见：患儿面色萎黄，风池气池色青，腹部肌肉抽动，每次发作间隔数分钟、半小时不等，纳呆食少，大便干，3日1行。舌质紫暗，苔腻微黄，脉沉弦。

中医诊断：肝风证。

西医诊断：多发性抽动症。

辨证：痰瘀阻络，肝风内动。

治法：化痰通络，平肝息风。

方药：升降制动汤（郑启仲经验方）加减。

处方：炒僵蚕10g，蝉蜕10g，姜黄6g，酒大黄6g，全蝎3g，蜈蚣1条，生白芍 15g，炒桃仁 6g，红花 6g，葛根 10g，炙甘草 6g。14 剂，每日 1 剂，水煎服。

二诊（2010 年 10 月 8 号）：抽动次数明显减少，大便每日 1 次，饮食渐增，舌苔薄白，效不更方，再进 14 剂。

三诊（2010 年 10 月 24 日）：抽动症状基本消失，舌紫、瘀点均有改善。上方加生白术 20g，隔日 1 剂，水煎服。连服 30 剂巩固疗效。随访 2 年未见复发。

【按语】该患儿只腹肌抽动，郑师认为，"怪病多由痰作祟"，越是固定在一处，越是说明痰阻经络而升降失常，痰瘀交结而致久治不愈。故投升降制动汤加蜈蚣等活血通络、祛风止痉之品，14 剂而症大减。效不更方，又 14 剂症状消失，可谓药切病机，其效亦佳。三诊加白术 20g，意在健脾以杜生痰之源。

例 2. 通络散结治疗小儿脑病

李某，女，3 岁 6 个月，山东省莘县人，2013 年 4 月 16 日初诊。

主诉：发育落后伴全身软弱无力 3 年余。

现病史：患儿系第二胎，母亲体弱多病，生产不顺，出生体重 2.4kg，因窒息而住新生儿重症监护室抢救，诊为"新生儿缺血缺氧性脑病"。自出生后患儿生长发育迟缓，经某大学医院诊为"脑性瘫痪"。经多家医院康复治疗有一定改善，转请郑师诊治。诊见：患儿面黄白无华，头发稀黄，神疲，颈软难支，四肢软弱无力，走路东倒西歪，肌肉松软无力，饮食咀嚼不良，语言较同龄儿迟滞，手足欠温，大便偏溏，舌质偏暗，苔少，脉弱无力。

中医诊断：五迟、五软。

西医诊断：脑性瘫痪。

辨证：先天不足，瘀阻脑络。

治法：补肾健脾，通络醒脑。

方药：小儿益智散（郑启仲经验方）加减。

处方：人参 3g，白术 6g，熟地 6g，当归 3g，紫河车 1g，鹿角胶 6g，龟板胶 6g，益智仁 3g，制远志 3g，全蝎 0.5g，蜈蚣 0.5g，制附子 1g，炙甘草 3g。中药配方颗粒，15 剂，每日 1 剂，分 2 次水冲服。

二诊（2013 年 4 月 30 号）：其母喜告，孩子有精神了，手脚没那么凉了。

药已中的，效不更方，上方再取 15 剂。

三诊（2013 年 5 月 16 日）：四肢软弱较前减轻，咀嚼较前进步，语言声音较前有力。上方加黄芪 10g、红花 3g，紫河车加至 2g，取 30 剂，每日 1 剂，分 2 次冲服。

四诊（2013 年 6 月 18 日）：患儿病情全面好转，颈软明显减轻，走路明显进步，语言明显增多，面色有华，舌脉均趋向好。父母信心倍增，向郑师请求根治之方。上方去龟板胶、制附子，全蝎、蜈蚣各减至 0.2g，加怀牛膝 6g、茯神 6g。30 剂，每日 1 剂，分 2 次冲服。

五诊（2013 年 7 月 20 日）：因天气炎热，路途遥远，其父自来喜告，孩子走路、吃饭、说话都快赶上正常孩子了，看看是否继续服这个方？郑师嘱：上方去全蝎、蜈蚣，改隔日 1 剂。其父要求取 30 剂。

六诊（2013 年 9 月 18 日）：患儿病情全方位继续好转，上方改每周服药 2 天巩固疗效。家长坚持服药 2 年至 2015 年 10 月停药。随访已入幼儿园学习。

【按语】该患儿服郑师小儿益智散加减顺利显效，五软症状如此快地得到改善，疗效如此之好，增强了我辈对中医药的自信。患儿之母曾是一名护士，在四诊时哭着对郑师说，郑教授，如果早服中药肯定会效果更好，我后悔死了……关于小儿益智散的应用，郑师在编著《郑启仲儿科经验撷粹》时强调，"小儿益智散在众多益气养血、填精补髓、健脑益智药中伍入全蝎、蜈蚣两味，旨在通络、散结、醒脑，为诸药引经达所，可使全方收功倍之效，不可或缺。"

（郑　宏　郑　攀）

4. 荆芥配前胡

【功能主治】

荆芥，味辛，性微温。归肺、肝经。功能：解表散风，透疹，消疮。主治：感冒，麻疹透发不畅，便血、崩漏、鼻衄。《本草纲目》："散风热，清头目，利咽喉，消疮肿。治项强……吐血，衄血，下血，血痢，崩中，痔漏。"《滇南本草》："治跌打损伤，并敷毒疮。治吐血。荆芥穗，上清头目诸风，止头痛，明目，解肺、肝、咽喉热痛，消肿，除诸毒，发散疮痈。治便血，止女子暴崩，消风热，通肺气鼻窍塞闭。"

前胡，味苦、辛，性微寒。归肺经。功能：降气化痰，散风清热。主治：外感风热，肺热痰郁，咳喘痰多，痰黄稠黏，嗳逆食少，胸膈满闷。《本草纲目》："清肺热，化痰热，散风邪。"《名医别录》："主治痰满，胸胁中痞，心腹结气，风头痛，去痰实，下气。治伤寒寒热，推陈致新，明目，益精。"

【应用经验】

荆芥与前胡均味辛，归肺经，前者性温，且微温不烈，药性和缓，为发散风寒药中药性最为平和之品，对外感表证，无论风寒、风热或寒热不明显者，均可广泛使用。后者性寒，兼能疏散风热，多用于外感风热或痰热咳喘。两者配伍疏风之力倍增且有较强的止咳作用。郑师常将两者配伍，用于治疗外感风邪所致发热、咳嗽及哮喘。如自拟方荆前咳喘汤（荆芥、前胡、炙麻黄、杏仁、蝉蜕、僵蚕、海蛤壳、海浮石）治疗由外感风邪引动伏痰致哮喘发作，如寒象重加细辛，热象重加石膏，每取良效。

【病案举例】

邓某，男，5岁，河南新密人，2013年9月12日初诊。

主诉：咳嗽反复发作2年余，再发4天。

现病史：患儿有哮喘病史2年，4天前因受凉而出现流涕，咳嗽，喘鸣，当地医院用头孢菌素、阿奇霉素及止咳平喘等药物治疗无效，改用小青龙汤、定喘汤等治疗，仍无明显好转，而求郑师诊治。诊见：咳嗽，喘鸣，流白涕，咳白稠黏痰，呼吸促，咽微红，舌红苔白腻，两肺哮鸣音及散在痰鸣，脉滑数。血常规检查、胸部正位片检查均未见异常。

中医诊断：哮证。

西医诊断：支气管哮喘。

辨证：痰浊内蕴，寒邪犯肺。

治法：疏风解表，化痰平喘。

方药：荆前咳喘汤（郑启仲经验方）加减。

处方：荆芥 6g，前胡 6g，炙麻黄 3g，杏仁 5g，僵蚕 6g，蝉蜕 6g，蛤壳 10g，海浮石 10g，黄芩 6g，甘草 6g。3 剂，每日 1 剂，水煎服。

二诊（2013 年 9 月 15 日）：患儿咳喘大减，再服 3 剂，症状消失。

【按语】荆芥与前胡为郑师常用对药，在荆前咳喘汤中是君药，主治内有伏痰，外受风邪之咳喘诸症，如喘息性支气管炎、支气管哮喘、咳嗽变异性哮喘，疗效确切。

（葛国岚　郑　攀）

5. 麻黄配白果

【功能主治】

麻黄，味辛、微苦，性温。归肺、膀胱经。功能：发汗解表，宣肺平喘，利水消肿。主治：外感风寒，发热头痛，咳嗽气喘，水肿，小便不利，风湿痹痛，阴疽，痰核等。蜜麻黄性温偏润，辛散发汗作用缓和，增强了润肺止咳之功，而宣肺平喘止咳力胜。多用于表证已解，气喘咳嗽。麻黄绒作用缓和，适于老人、幼儿及虚人风寒感冒。蜜麻黄绒作用更为缓和，适于表证已解而喘咳未愈的老人、幼儿及体虚患者。《本草纲目》："散赤口肿痛，水肿，风肿，产后血滞。"《神农本草经》："主中风、伤寒头痛，温疟。发表出汗，祛邪热气，止咳逆上气，除寒热，破癥坚积聚。"《名医别录》："主五脏邪气缓急，风胁痛，字乳余疾。止好唾，通腠理，疏伤寒头痛，解肌，泄邪恶气，消赤黑斑毒。"

白果，味甘、苦、涩，性平，有毒。归肺、肾经。功能：敛肺定喘，止带缩尿。主治：哮喘，痰嗽，梦遗，带下白浊，小儿腹泻，虫积，肠风脏毒，淋病，小便频数，以及疥癣、漆疮、白瘤风等病症。《本草纲目》记载："熟食温肺益气、定喘嗽、缩小便、止白浊；生食降痰、消毒杀虫。"《本经逢原》中载白果有降痰、清毒、杀虫之功能，可治疗"疮疥疽瘤、乳痈溃烂、牙齿虫䘌、小儿腹泻、赤白带下、慢性淋浊、遗精遗尿等症。"

麻黄、白果配伍，为定喘汤（《摄生众妙方》）中之君药，治风寒外束，痰热内蕴证。

【应用经验】

郑师认为，麻黄味辛、微苦，清轻上浮以宣肺为长，宣肺散邪而平喘；白果味甘、苦、涩，气薄味厚，性涩而收，能敛肺定喘而祛痰，两者同用，一散一收，相反相成，使肺气宣肃有度，宣肺而无耗散肺气之弊，敛肺而又不致肺气壅塞，且白果能加强麻黄的平喘作用，用于治疗素体多痰，又感风寒，肺气壅闭，不得宣降，久咳久喘而不愈者。用于支气管肺炎、哮喘、喘息性支气管炎、慢性支气管炎急性发作、咳嗽变异性哮喘等多获良效。创制"龙虎平喘汤"（见《郑启仲儿科经验撷粹》）：炒地龙 10g，虎杖 12g，炙麻黄 3g，炒白果 6g，杏仁 6g，炒莱菔子 10g，满山红 10g，生姜 6g，炙甘草6g。为 3~5 岁用量，可随年龄增减，临床疗效满意。

【病案举例】

李某，女，3 岁，河南荥阳市人，2015 年 4 月 6 日初诊。

主诉：咳嗽 5 天，喘息 2 天。

现病史：患儿既往有喘息史，5 天前无明显诱因出现咳嗽，阵咳，有痰，当地医院查血常规未见明显异常，肺炎支原体抗体阴性。诊断为"呼吸道感染"。给予口服利巴韦林颗粒、肺力咳合剂 3 天，患儿仍咳嗽，阵咳，有痰，2 天前出现喘息，于当地拍胸片示：支气管炎，给予口服小儿定喘口服液等治疗 2 天，仍喘息、咳嗽不止，而求郑师诊治。诊见：咳嗽，阵咳，有痰，伴喘息，喉间痰鸣，鼻塞，流清涕，纳差，大便稍干，小便黄，舌质红，苔白腻，脉浮滑数。听诊：双肺呼吸音粗，可闻及明显喘鸣音及痰鸣音，心音有力；腹软。

中医诊断：肺炎喘嗽。

西医诊断：喘息性支气管炎。

辨证：风寒外束，痰热内蕴。

治法：宣肺降气，祛痰平喘。

方药：龙虎平喘汤（郑启仲经验方）加减。

处方：炙麻黄 3g，白果 6g，炒地龙 6g，虎杖 6g，杏仁 6g，莱菔子 6g，满山红 6g，黄芩 6g，葶苈子 5g。中药配方颗粒，3 剂，每日 1 剂，分 2 次，开水冲服。服药期间忌食辛辣、生冷、油腻及甜食。

二诊（2015 年 4 月 9 日）：喘息、咳嗽明显减轻，流涕减少，咽稍红，舌质淡红，苔白，脉浮。上方去葶苈子，再服 3 剂。

三诊（2015 年 4 月 12 日）：喘息止，偶咳，无流涕。舌质淡红，苔白，脉缓。予六君子汤加味善后而愈。

【按语】本患儿感受寒邪，郁而化热，肺失清肃，水液输化无权，凝而成痰，且既往喘息史，素有痰饮内伏，如此外邪引动痰饮，痰阻气道，而发喘息。龙虎平喘汤（炒地龙、虎杖、炙麻黄、杏仁、莱菔子、满山红、炒白果、生姜、甘草）为郑师经验方，方中麻黄、白果相配，一散一收，止咳定喘，地龙清肺解痉定喘，虎杖、满山红化痰止咳平喘，杏仁宣肺降气，莱菔子降气化痰，生姜温肺散寒。全方宣肺降气，祛痰平喘。对于咳嗽重者，加南天竹子；喘重者，加白芍、炒苏子；痰多痉咳者加炒僵蚕；痰黄有热者，去生姜，加黄芩。用于喘息性疾病属外感风寒内蕴痰热者有良效。

（葛国岚　郑　攀）

6. 麻黄配麦冬

【功能主治】

麻黄，味辛、微苦，性温。归肺、膀胱经。功能：发汗解表，宣肺平喘，利水消肿。主治：外感风寒，发热头痛，咳嗽气喘，水肿，小便不利，风湿痹痛，阴疽，痰核等。蜜麻黄性温偏润，辛散发汗作用缓和，增强了润肺止咳之功，宣肺平喘止咳力胜。多用于表证已解，气喘咳嗽。麻黄绒作用缓和，适于老人、幼儿及虚人风寒感冒。蜜麻黄绒作用更为缓和，适于表证已解而喘咳未愈的老人、幼儿及体虚患者。《本草纲目》："散赤口肿痛，水肿，风肿，产后血滞。"《名医别录》："主五脏邪气缓急，风胁痛，字乳余疾。止好唾，通腠理，解肌，泄邪恶气，消赤黑斑毒。"

麦冬，味甘、微苦，性微寒。归心、肺、胃经。功能：养阴生津，润肺清心。主治：肺燥干咳，虚痨咳嗽，津伤口渴，心烦失眠，内热消渴，肠燥便秘。《神农本草经》："主心腹结气，解枯燥之结气。伤中伤饱，胃络脉绝，补续胃中之阴气。羸瘦短气。补胃则生肌，清火则益气。久服，轻身耐老，不饥。"《名医别录》："疗身重目黄，心下支满，虚劳客热，口干烦渴，止呕吐，愈痿蹶，强阴益精，消谷调中，保神，定肺气，安五脏，令人肥健。"《药性论》："治热毒，止烦渴，主大水面目肢节浮肿，下水。治肺痿吐脓，主泄精。"

【应用经验】

麻黄为宣肺散邪、止咳平喘之要药，然其味辛、性温，如用于肺胃阴虚病人，则有发汗、伤阴之弊。麦冬，为肺胃阴伤、久咳不止之要药，然其味甘，性微寒，若兼外感风寒，则有敛邪碍阳之弊。两者配伍使用，辛温宣散与甘寒养润并施，则有散寒而不伤阴，养阴而不敛寒，祛邪兼扶正之功。此配伍在《太平圣惠方》"贝母散"、《证治准绳》"清肺散"中皆有应用。郑师常用两药配伍治疗小儿素体肺胃阴虚而感受寒邪或痰热郁肺而伤及阴津之发热、咳喘等病证。

【病案举例】

李某，男，1岁3个月，郑州市人，2015年9月2日初诊。

代主诉：咳嗽、喘息12天。

现病史：12天前发热咳嗽喘息，于当地诊断为"肺炎"住院输液治疗10天（静点头孢他啶、甲泼尼龙琥珀酸钠、热毒宁、喜炎平，口服小儿定喘口服液等），发热退，喘息减轻，仍有咳嗽、痰多而来诊。诊见：精神好，咽红，纳可，流清涕，夜间睡眠时有鼻塞，睡眠少量汗出，双肺听诊可闻较多中粗湿啰音，少量喘鸣音，口唇干，大便稍干，舌淡、苔稍黄中有剥苔，脉紧。

中医诊断：肺炎喘嗽。

西医诊断：支气管肺炎。

辨证：寒邪犯肺，肺胃阴伤。

治法：散寒化饮，养阴润肺。

方药：小青龙加石膏汤加减。

处方：蜜麻黄 3g，桂枝 3g，干姜 1g，炙甘草 3g，白芍 6g，法半夏 6g，石膏 15g，细辛 1g，五味子 6g，麦冬 6g，瓜蒌 6g。中药配方颗粒，2 剂，每日 1 剂，分 2 次水冲服。

二诊（2015 年 9 月 5 日）：咳嗽、痰鸣明显减轻，肺部听诊少量痰鸣音，二便正常。守上方继进 3 剂，诸症消失而愈。

【按语】患儿流涕、鼻塞、舌淡、脉紧为外感寒邪之象；喉中痰鸣，听诊大量中粗湿啰音为内饮之征；咽红、舌苔黄为内热之象；微汗出，口唇稍干，大便稍干，苔剥为肺胃阴伤所致。证属外寒内饮，郁热伤阴。故选小青龙加石膏汤散寒化饮，清解郁热，加瓜蒌化痰通便，配麦冬取麻黄、麦冬对药之意，养阴润肺而不敛邪，散寒化饮而不耗阴。郑师常用麻黄、麦冬配伍治疗外有寒邪、肺胃阴虚之小儿呼吸道疾病，温散清润兼施，祛邪扶正并用而获佳效。

（葛国岚　郑　攀）

7. 百合配知母

【功能主治】

百合，味甘，性微寒。归肺、心、胃经。功能：养阴润肺，清心安神。主治：百合病，肺胃阴虚，劳嗽咯血，心肺阴虚，虚烦惊悸，神志恍惚。《神农本草经》曰："主邪气腹胀心痛，亦是散积蓄之邪。其曰利大小便者，性专降泄耳。其曰补中益气者，邪热去而脾胃安矣。"《医林纂要》曰："百合，以敛为用。内不足而虚热、虚嗽、虚肿者宜之。与姜之用，正相反也。"《本经逢原》曰："百合，能补土清金，止嗽，利小便。仲景百合病，兼地黄用之，取其能消瘀血也。

知母，味甘，性寒。归肺、胃经。功能：清热泻火，滋阴润燥，生津止渴。主治：热病烦渴，肺热咳嗽，胃热呕吐，骨蒸痨热。《本草纲目》曰："知母之辛苦寒凉，下则润肾燥而滋阴。上则清肺金泻火，乃二经气分药也；黄柏则是肾经血分药。故二药必相须而行，昔人譬之虾与水母，必相依附"。《药鉴》谓："知母，主滋阴降火，或肾虚火动，而消渴烦渴者，皆当用之。补肾水，泻无根火邪。消浮肿，为利水佐使。初痢脐下痛者能却，久疟烦热甚者堪除。又治骨蒸劳热，及虚火干肺而咳嗽者，或肺中停痰而咳嗽者。此足少阴本药，而又入足阳明、手太阴也。若肾气虚脱，无火症而尺脉微弱者，不宜用之"。

百合配知母，首见于《金匮要略》百合知母汤，由百合、知母二味药组成。是仲景为治百合病而设，症见："意欲食复不能食，常默默，欲卧不能卧，欲行不能行，欲食或有美时，或有不用闻食臭时，如寒无寒，如热无热，口苦小便赤，诸药不能治，得药则剧吐利，如有神灵者，身形如和，其脉微数。"

【应用经验】

郑师取仲景百合知母汤之意，将此对药辨证用于儿科多种病症的治疗，如小儿夜啼、梦呓、脑瘫、发作性睡病等，每收良效。

【病案举例】

治疗发作性睡病

赵某，男，11 岁，学生，湖北省显宁人，2011 年 10 月 12 日初诊。

主诉：白天嗜睡，夜间梦呓惊恐 4 年余。

现病史：患儿 4 年前不明原因的出现白天上课发作性睡眠，夜间多梦惊恐，呓语连连，严重时肢体抖动，挥舞拳头。经当地诊为"睡眠障碍"，给予中西药治疗不效。赴武汉某大学医院诊断为"发作性睡病"，给予西药（不详）治疗曾有减轻，后又加重，且白天上课睡眠不能控制。改请中医用温胆汤等治疗亦未见明显效果而来诊。诊见：表情呆滞，少言，面颊微红，手足心热，夜卧不宁，多梦易惊，大便秘结，3~4 日 1 行，小便黄。舌红苔少，脉细数。脑 CT 未见异常，脑电图正常，心电图未见异常，肝、肾功能未见异常。

中医诊断：多寐。

西医诊断：发作性睡病。

辨证：阴虚火旺，心神失养。

方药：百合知母汤合交泰丸加减。

处方：百合30g，知母10g，黄连6g，肉桂1g，玄参10g，莲子心6g，甘草10g。7剂，每日1剂，水煎，分早晚2次服。

二诊（2011年10月21日）：服上方后大便2日1行，夜卧好转，舌红变淡，脉见缓象。上方黄连改为3g，加生地10g，再取14剂。

三诊（2011年11月6日）：患儿父亲喜告，"见效了。"夜卧明显好转，呓语明显减少，语言增多，精神好转，白天睡眠发作减少，大便日1次，小便较清。舌质浅红，已现薄白苔，脉数。上方去莲子心，加石菖蒲10g，制远志10g。14剂，每日1剂，水煎服。

四诊（2011年11月22日）：诸症基本消失，因在校服药不效，改中药配方颗粒：百合20g，知母6g，石菖蒲6g，制远志6g，生龙齿15g，陈皮6g，黄柏6g，砂仁3g，炙甘草6g。30剂，每日1剂，分2次冲服。

五诊（2011年12月26日）：诸症消失，夜卧平稳，白天多寐消失，精神如常而告愈。嘱其停药观察，注意体格锻炼，避受不良刺激，按时作息，合理膳食，少食辛辣、厚味。随访3年未见复发。

【按语】该患儿患发作性睡病4年，中西药多方治疗未能控制。郑师辨证为阴虚火旺，心神失养。投百合知母汤合交泰丸加减，滋阴清热，交通心肾而收良效，百合配知母之功可见一斑。患儿父亲在给郑师的信息中赋诗一首："儿病愁肠断，求医路茫茫。好友荐教授，果然有锦囊。四年沉疴疾，两月功效良。感谢上苍佑，您老德无量。"

（郑 攀）

8. 麦冬配天冬

【功能主治】

麦冬，味甘，性微寒。归肺、心、胃经。功能：养阴润肺，益胃生津，清心除烦。主治：肺胃阴虚，肺燥干咳，热病津伤，咽干口燥，心阴不足，心烦失眠。《本草汇言》曰："麦门冬，清心润肺之药也。主心气不足，惊悸怔忡，健忘恍惚，精神失守；或肺热肺燥。咳声连发，肺痿叶焦，短气虚喘，火伏肺中，咯血咳血；或虚劳客热，津液干少；或脾胃燥涸，虚秘便难；此皆心肺肾脾元虚火郁之证也。然而味甘气平，能益肺金，味苦性寒，能降心火，体润质补，能养肾髓，专治劳损虚热之功居多。"

天冬，味甘、苦，性寒。归肺、肾、胃经。功能：滋阴润燥，清肺降火。主治：阴虚内热，咳嗽咯血，肾阴亏虚，眩晕耳鸣，肠燥便秘。《本草汇言》曰："天门冬，润燥滋阴，降火清肺之药也。统理肺肾火燥为病，如肺热叶焦，发为痿痹，吐血咳嗽，烦渴传为肾消，骨蒸热劳诸证，在所必需者也。前人有谓除偏痹、强骨髓者，因肺热成痿，肾热髓枯，筋槁不荣而成偏痹者也。天门冬阴润寒补，使燥者润，热者清，则骨髓坚强，偏痹可利矣。然必以元虚热胜者宜之。"

【应用经验】

关于麦冬与天冬的配伍应用，历代医家多有研究，《本草蒙筌》阐述精当："天、麦门冬，并入手太阴经，而能祛烦解渴，止咳消痰，功用似同，实亦有偏胜也。麦门冬兼行手少阴心，每每清心降火，使肺不犯于贼邪，故止咳立效；天门冬复走足少阴肾，屡屡滋肾助元，令肺得全其母气，故消痰殊功。盖痰系津液凝成，肾司津液者也。燥盛则凝，润多则化，天门冬润剂，且复走肾经，津液纵凝，亦能化解。麦门冬虽药剂滋润则一，奈经络兼行相殊，故上而止咳不胜于麦门冬，下而消痰必让于天门冬尔。先哲亦曰，痰之标在脾，痰之本在肾。又曰，半夏惟能治痰之标，不能治痰之本。以是观之，则天门冬惟能治痰之本，不能治痰之标，非但与麦门冬殊，亦与半夏异也。"《摄生秘剖》制二冬膏，用天门冬（去心）500g，麦门冬（去心）500g。上药入砂锅内，水煎取汁，再将滓水煎，以无珠为度，入蜜熬调成膏，每次空腹用开水冲服10~20ml。能清心润肺，降火消痰。主治虚劳阴虚火旺，咳嗽有痰，心烦口渴。郑师认为，二冬相配，滋肺肾之阴，有金水相生之妙，可使二者功效相得益彰，常将此对药用于肺肾阴虚之肺系疾病及心阴不足之心脑疾病而取良效。

【病案举例】

钱某，男，7岁，河南郑州人，2013年3月12日初诊。

主诉：反复咳嗽2月余。

现病史：患儿2月前出现咳嗽，有痰，经治疗效果不佳，咳嗽夜间加重，经某大学医院诊断为"支气管炎"，采用头孢类抗生素及中成药治疗，咳嗽较前减轻，但一直未痊愈。诊见：面白微红，气池略紫，咳嗽，有痰，时伴有痰鸣，声音嘶哑，咽红，纳差食少，手足心热，大便偏干。舌红，苔少，脉细数。血常规检查、胸部正位片检查未见异常。

中医诊断：咳嗽。

西医诊断：支气管炎。

辨证：肺肾阴虚，痰热未清。

治法：养阴润肺，化痰止咳。

方药：二冬汤合二母汤加减。

处方：麦冬9g，天冬9g，川贝母3g，知母6g，北沙参9g，五味子6g，生地9g，炙甘草6g。中药配方颗粒，6剂，每日1剂，分早晚2次冲服。

二诊（2013年3月18日）：咳嗽较前明显好转，手足心热减轻，大便正常，舌转淡红，苔薄白，脉细。药已中的，效不更方，再取6剂，诸症悉除而愈。

【按语】患儿久咳伤肺，肺阴亏虚，兼夹痰阻，中医辨证为肺胃阴虚，痰热未清，故投二冬汤和二母汤加减，养阴清热，化痰润燥，6剂显效，12剂诸症悉除而愈。

（郑　攀）

9. 苏叶配黄连

【功能主治】

苏叶，味辛，性温。归肺、脾经。功能：解表散寒，行气和胃。主治：

外感风寒，恶寒发热，头痛无汗，咳嗽气喘，脘腹胀闷，呕恶腹泻，咽中梗阻，妊娠恶阻，胎动不安，食鱼蟹中毒。《本草纲目》："行气宽中，消痰利肺，和血，温中，止痛，定喘，安胎。"《本草正义》载："紫苏，芳香气烈，外开皮毛，泄肺气而通腠理；上则通鼻塞，中则开胸膈，醒脾胃，宣化痰饮，解郁结而利气滞……叶本轻扬，则外感风寒用之，疏散肺闭，宣通肌表，泄风化邪，最为敏捷。"

黄连，味苦，性寒。归心、脾、胃、肝、胆、大肠经。功能：清热燥湿，泻火解毒。主治：湿热痞满，呕吐吞酸，泻痢，黄疸，高热神昏，心火亢盛，心烦不寐，血热吐衄，目赤，牙痛，消渴，痈肿疔疮；外治湿疹，湿疮，耳道流脓。《神农本草经》："味苦，寒。主治热气，目痛，眦伤，泣出，明目，肠澼，腹痛，下痢，妇人阴中肿痛。久服令人不忘"。《本草正义》云："黄连，大苦大寒，苦燥湿，寒胜热，能降泄一切有余之湿火。"

【应用经验】

苏叶、黄连相配名"苏叶黄连汤"，出自薛生白《温热病篇》，由清代温病学家薛生白所创立，主治湿热证、肺胃不和证，呕恶不止，亦治妊娠恶阻。《温热经纬·湿热病篇十七》曰："湿热证，呕恶不止，昼夜不差，欲死者，肺胃不和，胃热移肺，肺不受邪也，宜用川连三四分、苏叶二三分，两味煎汤，呷下即止。"此方乃辛开苦降之方，辛以开郁，苦以降上逆之火。王孟英赞曰："此方药只二味，分不及钱，不但治上焦宜小剂，而轻药竟可以愈重病，所谓轻可去实也"。

郑师对此方十分赞赏，每以此方救急而收奇效。常用本方治疗外感及内伤所致胃热呕吐。外感者，病机为外邪犯肺，肺热移胃或外邪犯胃，郁而化热，胃气上逆，而致呕吐。证见：呕吐可伴呃逆、嗳气吐酸、咳嗽、恶寒、胸脘满闷等症状。内伤者，病机为湿热蕴胃或火热郁胃所致胃气上逆引起呕吐。证见：呕吐，可伴胃脘疼痛、嘈杂灼热、口干不欲饮、饥而不欲食、小便色黄、大便不畅等。在临床用药时，痰湿重者，可加生姜、半夏；胃热重，大便秘结者，可合大黄甘草汤；胃脘气滞，胀闷不适者，可加半夏、厚朴。

【病案举例】

陈某，男，1 岁 6 个月，第一胎，混合喂养，河南郑州市人，2011 年 3 月 16 日初诊。

主诉：呕吐 2 天。

现病史：患儿 2 天前不明原因出现呕吐，呕吐物为胃内容物，非喷射性，拒食，大便稍干，小便短黄。口服健胃消食片及多潘立酮混悬液不效。诊见：印堂、气池色青，呕吐，烦躁，喜抱。舌质红，苔少而黄，指纹淡紫。血常规检查、尿常规检查无异常。

中医诊断：呕吐。

西医诊断：呕吐原因待查。

辨证：外邪犯胃，胃气上逆。

治法：清热和胃，降逆止呕。

方药：苏叶黄连汤。

处方：黄连 1g，苏叶 1g。中药配方颗粒，1 剂，温开水冲化，少量频服。药尽吐止而愈。

【按语】本案为外感风寒，入里化热，胃失和降，以起病急、呕吐为主症。苏叶黄连汤味少、量小。一剂而诸症若失，可见该方配伍之妙。此方对药整理中郑师特提议把那例老年呕吐案附录于后，以供同道参考。

附：治疗老年呕吐 1 则

袁氏，女，78 岁，为郑师同学之母，1993 年 3 月 20 日突发呕吐，饮食入口即吐，痛苦异常。经医院检查诊断为消化功能紊乱，给止吐药不效。请郑师学生投以半夏泻心汤亦无效，且药液入口即吐，已 5 天不见好转，且日见加重。无奈电话求诊在国外学术交流的郑师，询问病情及二便、舌脉后嘱：苏叶 3g，黄连 3g。泡茶 1 杯，每 5 分钟饮 1 小勺（约 5ml）。若吐停，10 分钟再饮 1 小勺；若服后吐出，也停 10 分钟后再服。病家遵嘱，连服，连吐 3 次，再进不吐，不半日吐止、神静，进流质饮食一杯而安。患者全家称奇。患者儿子是一位名牌大学毕业的领导干部，且与郑师为好友，发信息曰："您是儿科专家，没想到治老年病也如此神奇！"郑师复曰："此乃中医药之神奇，非我之功尔。"

注：其用量之小与疗效之大，似难以置信？郑师曰：中药泡茶与水煎有别，泡茶旨在取轻清之气，水煎则留其味，小量加泡茶，再加少量频服，"轻可去实"之妙当自明矣。

（葛国岚　郑　攀）

10. 柴胡配黄芩

【功能主治】

柴胡，味苦、辛，性微寒。归肝、胆经。功能：透表泄热，疏肝解郁，升举阳气。主治：风寒感冒，恶寒发热，寒热往来，疟疾，肝郁气滞，胸肋胀痛，脱肛，子宫脱垂，月经不调。《神农本草经》："主心腹，去肠胃中结气，饮食积聚，寒热邪气，推陈致新。久服轻身明目益精。"《名医别录》："除伤寒心下烦热，诸痰热结实，胸中邪逆，五脏间游气，大肠停积水胀，及湿痹拘挛，亦可作浴汤。"

黄芩，味苦，性寒。归肺、胆、脾、大肠、小肠经。功能：清热燥湿，泻火解毒，凉血安胎。主治：温热病，肺热咳嗽，湿热黄胆，湿热泻，胎动不安，痈肿疔疮等症。《本草纲目》："治风热湿热头疼，奔豚热痛，火咳，肺痿喉腥，诸失血。"《神农本草经》："主诸热黄疸，肠澼，泄利，逐水，下血闭，（治）恶疮，疽蚀，火疡。"

【应用经验】

柴胡、黄芩配伍源于《伤寒论》中小柴胡汤。柴胡气轻清性苦凉，善散少阳之邪，开气分之结，解表而和里；黄芩性苦寒，善清气分之热，清泄少阳郁火。二药配伍，疏散与清泄并施，使枢机利，少阳之邪内外分消。《本草汇言》云："清肌退热，柴胡最佳，然无黄芩不能凉肌达表"。《本草求真》："黄芩得柴胡以治寒热往来"。《医学启源》曰："柴胡泻三焦火，黄芩佐之"。《本草纲目》言："柴胡行手足少阳，以黄芩为佐"。《本草述钩元》："柴胡宣畅血脉，佐以黄芩为妙"。郑师常用柴胡、黄芩配伍治疗邪犯少阳所致急慢性发热；少阳气机郁滞所致头痛、腹痛、胸痛、便秘；少阳热郁所致口苦、目赤、失眠、狂躁；肝火犯肺所致咳嗽、百日咳、肝咳等，每获良效。

【病案举例】

赵某，男，3岁，郑州市人，2015年6月15日初诊。

代主诉：发热6天。

现病史：患儿6天前发热，经社区门诊口服药物、输液3天（头孢类，具体不详），仍有发热，热峰39℃，每日2~3个热峰，手足热，少量汗出，时有干呕，未诉恶寒，无头痛，口渴，饮水不多，小便黄，大便稍干。诊见：发热，体温39℃，咽痛，咽红，扁桃体Ⅱ度肿大、充血。舌尖边红，苔薄黄，脉浮数稍弦。

中医诊断：风温感冒。

西医诊断：上呼吸道感染。

辨证：邪犯肺卫，欲入少阳。

治法：清热解表，和解少阳。

方药：银翘散合小柴胡汤加减。

处方：金银花10g，连翘10g，荆芥6g，薄荷6g，牛蒡子6g，桔梗6g，柴胡10g，黄芩6g，甘草3g。2剂，每日1剂，水煎分2次服。

二诊（2015年6月17日）：服药1剂，汗出热减；2剂热退。守法再调2剂而愈。

【按语】患儿发热6天，无恶寒、无头身疼痛，微汗出，口渴而饮水不多，大便正常，舌红，苔薄黄，脉浮数，为温病，邪犯肺卫证。而干呕、脉稍弦，为邪犯少阳。方用银翘散清宣肺卫，加柴胡、黄芩，和解、清泄少阳郁热，取得速效。病属伤寒、温病发热患儿，无论病之新久，虽表证未解，但见少阳之一症者，郑师常在解表方中合柴胡、黄芩对药，以和解少阳，透达表里，使外邪溃散，常取效覆杯。

（葛国岚　郑　攀）

11. 石膏配生姜

【功能主治】

石膏，味甘、辛，性大寒。归肺、胃经。功能：清热泻火，除烦止渴。主治：外感热病，高热烦渴，肺热喘咳，胃火亢盛，头痛，牙痛。《神农本草经》："主中风寒热，心下逆气，惊喘，口干舌焦，不能息，腹中坚痛，产乳，金疮。"《名医别录》："除时气头痛身热，三焦大热，皮肤热，肠胃中膈热，解肌发汗，止消渴烦逆，腹胀暴气喘息，咽热。亦可作浴汤。"

生姜，味辛，性微温。归肺、脾、胃经。功能：发汗解表，温中止呕，温肺止咳，解鱼蟹毒，解药毒。主治：外感风寒，头痛，痰饮，咳嗽，胃寒呕吐。《名医别录》："味辛，微温。主治伤寒头痛、鼻塞、咳逆上气，止呕吐。又，生姜，微温，辛，归五藏。去痰，下气，止呕吐，除风邪寒热。久服小志少智，伤心气。"《本草拾遗》："本功外，汁解毒药，自余破血，调中，去冷，除痰，开胃。须热即去皮，要冷即留皮。"《本草纲目》："生用发散，熟用和中。"

【应用经验】

石膏与生姜均味辛，两者配伍，可辛散走表，兼清郁热，且有祛痰散结之功，可用于风寒化热、外寒内热及兼有痰湿之证，有散寒不助热，清热而不留邪之妙用；且生姜性微温，可温中和胃，两者配伍，既取石膏清热之功，又可避免其性寒伤中阳之弊。郑师曰：石膏配生姜，寒温相佐，生姜既可引经，又可防石膏寒凉之弊，对于脏腑娇嫩、易寒易热、易虚易实、肺脾常虚之小儿可收相反相成、相得益彰之效。石膏与生姜对药的用量郑师常用6∶1或8∶1，视病情及舌脉选之。

【病案举例】

李某，男，3岁，郑州市人，2016年10月16日初诊。

代主诉：发热 4 天，咳嗽 2 天。

现病史：患儿 4 天前受凉后发热，经当地门诊给予蒲地蓝、小儿柴桂退热颗粒、头孢类抗生素等口服 2 天，仍有发热，热峰 39℃，每日 1~2 个热峰，2 天来时有咳嗽，不剧烈，饮水稍多，小便黄，大便溏，每日 1~2 次。查血常规：未见异常。既往有喘息史，平素进食生冷易腹泻。诊见：鼻塞，清涕多，微汗出，发热，体温 38℃，咽充血，双肺呼吸音粗，可闻及少量喘鸣音，舌红，苔白，脉浮数稍紧。

中医诊断：咳嗽。

西医诊断：支气管炎。

辨证：外感风寒，痰热郁肺。

治法：宣肺清热，止咳平喘。

方药：麻杏石甘汤加减。

处方：麻黄 3g，杏仁 6g，生石膏 18g，生姜 3g，炙甘草 3g。中药配方颗粒，2 剂，每日 1 剂，分 2 次水冲服。

二诊（2015 年 10 月 18 日）：服药 1 剂，汗出，热降，2 剂热退，咳嗽减轻，大便正常。守方再调 2 剂而愈。

【按语】该患儿鼻塞、流清涕、脉浮紧为寒邪束表之象；渴欲饮水，微汗出，舌红，脉数为内有郁热之征；服用凉药后便溏，为苦寒之药伤中阳所致。病机为外感寒邪，外邪失宣，入里化热，肺失宣降，而兼有中阳受损。故投麻杏石甘汤方，外散风寒，内清郁热，宣肺降气，止咳定喘。加生姜者，取石膏、生姜配伍之意，既可外散风寒、宣肺通窍，又可借生姜之散助石膏清散之力，主达上焦，且和中而温护中阳，相得益彰，故获佳效。

（葛国岚　郑　攀）

12. 石膏配干姜

【功能主治】

石膏，味甘、辛，性大寒。归肺、胃经。功能：清热泻火，除烦止渴。

主治：外感热病，高热烦渴，肺热喘咳，胃火亢盛，头痛，牙痛。《神农本草经》："主中风寒热，心下逆气，惊喘，口干舌焦，不能息，腹中坚痛，产乳，金疮。"《名医别录》："除时气头痛身热，三焦大热，皮肤热，肠胃中膈热，解肌发汗，止消渴烦逆，腹胀暴气喘息，咽热。亦可作浴汤。"

干姜，味辛，性热。归脾、胃、心、肺经。功能：温中散寒，回阳通脉，燥湿消痰，温肺化饮。主治：脘腹冷痛，呕吐，泄泻，亡阳厥逆，寒饮喘咳，寒湿痹痛。《神农本草经》："主胸满咳逆上气，温中，止血，出汗，逐风湿痹，肠澼下利。"《本草经疏》："久服损阴伤目。阴虚内热，阴虚咳嗽吐血，表虚有热汗出，自汗盗汗，脏毒下血，因热呕恶，火热腹痛，法并忌之。"

【应用经验】

石膏，味辛，性寒，清泄肺热，而治咳喘；干姜温脾散寒，利水化饮。两者配伍，温阳化饮，而不助热；清散郁热，而不伤阳。治疗寒饮化热，外寒内饮兼有郁热之咳喘有佳效，亦可用于治疗属肺热脾寒之诸多病证。郑师用石膏干姜配伍，主要针对寒热错杂之肺胃、肺脾失调之变证。

【病案举例】

张某，女，4岁，郑州市人，2016年12月1日初诊。

代主诉：发热、咳嗽5天，腹痛、呕吐、腹泻2天。

现病史：患儿6天前发热，热峰39℃，每日1~2个热峰，伴咳嗽，经社区门诊给予黄栀花口服液、金振口服液、银翘散加石膏、知母，静脉输头孢他啶、热毒宁，仍发热，咳嗽加剧，2天来伴腹痛、呕吐、腹泻日2~3次。查血常规：未见异常。胸片示：两肺纹理粗。诊见：发热，无汗，体温38.5℃，咽充血，双肺呼吸音粗，可闻及中粗湿啰音，舌红，苔黄腻，脉弦滑数，小便黄，大便黄色、水样，量不多。

中医诊断：咳嗽、泄泻。

西医诊断：支气管炎、小儿腹泻。

辨证：风寒外束，痰热蕴肺，少阳郁热，太阴虚寒。

治法：宣肺解表，清热化痰，和解少阳，温补中阳。

方药：麻杏石甘汤合小柴胡汤加减。

处方：麻黄 3g，杏仁 6g，生石膏 15g，柴胡 9g，黄芩 6g，黄连 3g，法半夏 3g，党参 6g，干姜 3g，桔梗 6g，茯苓 9g，炙甘草 3g。中药配方颗粒，2 剂，每日 1 剂，水冲服。

二诊（2016 年 12 月 3 日）：服药 1 剂，发热、咳嗽减轻，呕吐、腹痛止，大便 1 次，2 剂热退，泻止，咳大减。上方去柴胡、黄连，加乌梅 6g。再进 3 剂而愈。

【按语】该患儿发热、无汗为风寒未解之象；呕吐，脉弦为邪犯少阳；咳嗽、咳痰、舌红，苔黄，脉弦滑为痰热蕴肺，肺失宣降；腹痛、腹泻、服凉药后腹痛加重为寒伤中阳。麻杏石甘汤宣肺散寒，清解郁热；小柴胡汤和解少阳，透达郁热；加黄连以厚肠止泻；改生姜为干姜，取干姜、石膏对药之意，既可清解郁热，又可温中化饮利水，且有清热不伤阳、温中不助热之功。全方寒热并用，补散兼施，切合病机。郑师应用石膏、干姜对药，有法取仲景栀子干姜汤之妙，每取佳效。

（葛国岚　郑　攀）

13. 黄芪配防风

【功能主治】

黄芪，味甘，性微温。归脾、肺经。功能：补气升阳，固表止汗，利水消肿，生津养血，行滞通痹，托毒排脓，敛疮生肌。炒黄芪健脾和胃功效强；炙黄芪补气润肺效强。《神农本草经》谓："主痈疽，久败疮，排脓止痛；大风癞疾；五痔，鼠瘘；补虚，小儿百病。"《本草纲目》："黄芪既补三焦，实卫气，与桂同功，特比桂甘平，不辛热为异耳。但桂则通血脉，能破血而实卫气，芪则益气也。"又"黄芪与人参、甘草三味，为除燥热、肌热之圣药。脾胃一虚，肺气先绝，必用黄芪温分肉、益皮毛、实腠理，不令汗出，以益元气而补三焦。"《本草汇言》载："黄芪，补肺健脾，卫实敛汗，驱风运毒之药也……"《本草逢原》载："黄芪能补五脏诸虚，治脉弦自汗，泻阴火，去肺热，无汗则发，有汗则止。"

防风，味辛、甘，性微温。归膀胱、肝、脾经。功能：疏风解表，胜湿止痛，止痉。主治外感表证，风疹瘙痒，风湿痹痛，破伤风。《本草纲目》："防者，御也。其功疗风最要，故名。屏风者，防风隐语也。曰芸、曰茴、曰蕳者，其花如茴香，其气如芸蒿、蕳兰也。"《神农本草经》："主大风头眩痛，恶风，风邪，目盲无所见，风行周身，骨节疼痹，烦满。"《药类法象》："治风通用。"

黄芪、防风配伍先后见于《刘涓子鬼遗方》《和剂局方》《外科正宗》等用于外科疮疡疾病，其后医家亦用于治疗风邪疾病，包括外感风邪及肝风内动疾病。李东垣的升阳益胃汤、升阳除湿汤用两者配伍，取其益气升提之功。《丹溪心法》增白术成玉屏风散（一说源于《医方类聚》），治疗气虚自汗、易感风邪。

【应用经验】

《本草衍义》有言："防风、黄芪，世多相须而用。"《医方发挥》谓："防风配黄芪，一散表，一固表，两药合用，黄芪得防风则固表而不留邪，防风得黄芪则祛邪而不伤正"，李东垣曰："防风能制黄芪，黄芪得防风其功愈大，乃相畏而相使者也"。两者合用，补者不至大补，而散者不至大散，故功用反大耳。郑师说："他的导师王志成先生用黄芪必用防风，比例为10：1，即黄芪一两（30g），配防风一钱（3g），黄芪补气之力倍增，言防风可助黄芪也。"郑师常用两者配伍治疗儿科多种病症如过敏性鼻炎、荨麻疹、慢性咳嗽、哮喘、反复呼吸道感染、慢性腹泻、汗证等兼气虚者多有良效。

【病案举例】

张某，男，9岁，南阳市人，2014年2月20日就诊。

主诉：易感冒2年。

现病史：每遇冷即喷嚏、流清涕，反复不愈。诊见：形体稍胖，面色㿠白，动则多汗，纳食可，大便正常，舌淡，苔白，脉缓，寸脉无力。

中医诊断：鼻鼽。

西医诊断：过敏性鼻炎。

辨证：营卫不和，脾肺气虚。

治法：调和营卫，益气固表。

方药：玉屏风散合桂枝汤加减。

处方：桂枝 9g，白芍 9g，生姜 6g，大枣 10g，炙甘草 6g，黄芪 10g，白术 9g，防风 6g，五味子 6g，乌梅 10g。中药配方颗粒，7 剂，每日 1 剂，分 2 次冲服。

二诊（2014 年 2 月 27 日）：药后汗止，喷嚏、流涕减轻，守方再服 14 剂，诸症消失。

【按语】本例患儿感受风邪，外邪留恋、营卫失和，致多汗、易感，久则耗伤正气，肺脾气虚，卫阳不固，故恶寒，遇冷流涕、喷嚏。《伤寒论附翼》赞桂枝汤"为仲景群方之魁，乃滋阴和阳，调和营卫，解肌发汗之总方也"。郑师以桂枝汤调和营卫、扶正祛邪，合用玉屏风散，则健脾补肺、益气固表之力大增。可使中焦健运，肺气得充，营卫调和，且有解表祛邪之功。如此，标本兼顾，切合病机，取效亦佳。

（葛国岚　郑　攀）

14. 黄连配肉桂

【功能主治】

黄连，味苦，性寒。归心、脾、胃、肝、胆、大肠。功能：清热燥湿，泻火解毒。主治：湿热痞满，呕吐吞酸，泻痢，黄疸，高热神昏，心火亢盛，心烦不寐，血热吐衄，目赤，牙痛，消渴，痈肿疔疮；外治湿疹，湿疮，耳道流脓。酒黄连善清上焦火热，多用于目赤肿痛，口舌生疮。姜黄连善清胃和胃止呕，多用于寒热互结，湿热中阻，痞满呕吐。萸黄连功善舒肝和胃止呕，用于肝胃不和之呕吐吞酸。《本草纲目》："黄连大苦大寒之药，用之降火燥湿，中病即当止。岂可久服，使肃杀之令常行，而伐其生发冲和之气乎？素问载岐伯言：五味入胃，各归所喜攻。久而增气，物化之常也。气增而久，夭之由也。王冰注云：酸入肝为温，苦入心为热，辛入肺为清，咸入肾为寒，甘入脾为至阴而四气兼之，皆增其味而益其气，故各从本脏之气为用。所以久服黄连、苦参反热，从火化也，余味皆然。久则脏气偏胜，即有偏绝，则有暴夭之道。是以绝粒服饵之人不暴亡者，无五味偏助也……况眼疾本于肝热，肝与心为子母，心火也，肝亦火也，肾孤脏也，人患一水不胜二火，岂可久服苦药，使心有所偏胜，是以火救火，其可乎？"《神农本草经》："味苦，寒。主治：热气，目痛，眦伤，泣出，明目，肠澼，腹痛，下痢，妇人阴中肿痛。久服令人不忘"。

肉桂，味辛、甘，性大热。归肾、脾、心、肝经。功能：补火助阳，散寒止痛，温经通脉，引火归原。主治：阳痿，宫冷，心腹冷痛，虚寒吐泻，经闭，痛经，温经通脉。《本草纲目》："治寒痹，风喑，阴盛失血，泻痢，惊痫。治阳虚失血，内托痈疽痘疮，能引血化汗化脓，解蛇蝮毒。"《本草汇言》："肉桂，治沉寒痼冷之药也。凡元虚不足而亡阳厥逆，或心腹腰痛而吐呕泄泻，或心肾久虚而痼冷怯寒，或奔豚寒疝而攻冲欲死，或胃寒蛔出而心膈满胀，或气血冷凝而经脉阻遏，假此味厚甘辛大热，下行走里之物，壮命门之阳，植心肾之气，宣导百药，无所畏避，使阳长则阴自消，而前诸证自退矣。"

【应用经验】

黄连苦寒，善于清心热，泻心火；肉桂温热，长于和心血，补命火。二药配伍为交泰丸，寒热并用，相辅相成，有泻南补北，交通心肾之妙。两者配伍首见于《韩氏医通》，用治疗心肾不交、怔忡失眠；交泰丸之名首见《四科简效方》，处方为：川黄连5钱，肉桂心5分；李时珍曰："一冷一热，一阴一阳，阴阳相济，最得制方之妙，所以有成功而无偏盛之害也。"后世医家对此药对有诸多运用。郑师对交泰丸倍加赞赏，常用治疗儿科多种病症如遗尿、少寐、多动症、泄泻、腹痛、呕吐、口疮、性早熟、汗证等。

【病案举例】

刘某，女，9岁半，河南平顶山人，2012年7月9日初诊。

主诉：发现乳房发育2年，月经来潮3个月。

现病史：患儿家长2年前发现乳房发育，当地医院诊断为"单纯乳房发育"，家长未予重视，间断服用知柏地黄丸治疗，病情未得到控制。半年前出现阴道分泌物增多，3个月前出现月经初潮，检查骨龄12岁，某医院诊为"特发性中枢性性早熟"，半月前月经再次来潮，而求郑师治疗。诊见：乳房发育，经期月经量多，色暗红，阴道分泌物量多，质清稀，伴口舌生疮、面色潮红，乏力头晕，五心烦热，盗汗，夜梦纷纭，时有遗尿，小便清长，大便干，舌尖红，苔白而润，脉沉细数无力。双乳发育Tanner分期Ⅳ期，阴毛Tanner分期Ⅲ期。

中医诊断：月经先期。

西医诊断：性早熟（特发性中枢性性早熟）。

辨证：肾失封藏，相火偏旺。

治法：补肾固精，清泻相火。

方药：交泰丸合封髓丹加减。

处方：川黄连6g，肉桂1g，盐黄柏10g，砂仁6g，五倍子3g，仙鹤草15g，炒蒲黄6g，当归6g，益智仁6g，肉苁蓉6g。7剂，每日1剂，水煎服。

二诊（2012年7月17日）：口疮消失，阴道分泌物减少，大便正常，未见遗尿，多梦减少，但乏力、头晕、盗汗不减。守法再调。

处方：川黄连6g，肉桂1g，熟地黄10g，天冬10g，太子参10g，盐黄柏6g，砂仁3g，制龟甲10g，仙鹤草10g，炒蒲黄6g，当归6g。14剂，每日1剂，水煎服。

三诊（2012年8月2日）：乏力、头晕、盗汗、五心烦热大减，未见月经来潮。舌淡红，苔少，脉细数。上方去制龟甲、太子参，加生白芍10g，旱莲草10g，女贞子10g。14剂，每日1剂，水煎服。

四诊（2012年8月18日）：未见月经来潮，分泌物量、色基本正常，食纳、睡眠正常，停药观察。随访2年未见复发。

【按语】郑师认为，肾藏精，为封藏之本，寓元阴元阳，主生殖，在女子肾上通于脑，下连冲任二脉而系胞宫，与其生长、发育、衰老及生殖功能的调节有密切关系。正常女童"七岁肾气盛，齿更发长，二七而天癸至，任脉通，太冲脉盛，月事以时下"。小儿肾常虚，易出现肾失封藏，阴不制阳，虚阳上浮，相火妄动，冲任失调，通盛失时，天癸早萌，月经提前而至。若只知知柏地黄丸、大补阴丸滋阴降火，而不知纳气归肾，引火归原，则会加重水火不济，阴阳失衡，相火妄动。故投交泰丸合封髓丹交通心肾而治之。交泰丸交通心肾、引火归原。封髓丹原出自元代许国桢《御药院方》，谓能降心火，益肾水。随证加减祛湿、养心、益肾之品，使肾水上济心火，心火下降于肾，相火归原，水火既济，阴阳调和。辨证用药之精妙合太极、周易之法则。

（葛国岚　郑　攀）

15. 生姜配干姜

【功能主治】

生姜，味辛，性微温。归肺、脾、胃经。功能：发汗解表，温中止呕，温肺止咳，解鱼蟹毒，解药毒。主治：外感风寒，头痛，痰饮，咳嗽，胃寒呕吐。《名医别录》："生姜，味辛，微温。主治伤寒头痛、鼻塞，咳逆上气，止呕吐。又，生姜，微温，辛，归五藏。去痰，下气，止呕吐，除风邪寒热。久服小志少智，伤心气。"《本草拾遗》："汁解毒药，自余破血，调中，去冷，除痰，开胃。须热即去皮，要冷即留皮。"《本草纲目》："生用发散，熟用和中。"

干姜，味辛，性热。归脾、胃、心、肺经。功能：温中散寒，回阳通脉，燥湿消痰，温肺化饮。主治：脘腹冷痛，呕吐，泄泻，亡阳厥逆，寒饮喘咳，寒湿痹痛。《神农本草经》："主胸满咳逆上气，温中，止血；出汗，逐风湿痹；肠澼下利。"《本草经疏》："久服损阴伤目。阴虚内热，阴虚咳嗽吐血，表虚有热汗出，自汗盗汗，脏毒下血，因热呕恶，火热腹痛，法并忌之。"

【应用经验】

生姜、干姜源于一物，郑师认为，生姜温而缓和，入上焦解表散寒，入中焦温中止呕；干姜辛热，性燥烈，质重可入三焦，重在中下焦，可用以三焦寒之重症，实寒者驱散，虚寒甚者可以回阳，常用温肺化饮、温中回阳。所以，古人有"生姜走而不守，干姜能走能守"之说。两者配伍，走守兼顾，相得益彰。既可温中阳亦可散外寒、止呕、化饮、利水，可用于太阴太阳合病之发热、泄泻；太阴虚寒，水湿内停之肠鸣、呕吐、泄泻、腹痛；痰饮内停、外感寒邪之发热、咳喘。

【病案举例】

李某，男，1岁，郑州市人，2015年4月10日初诊。

代主诉：泄泻1周，发热3天。

现病史：患儿平素易腹泻，近1周来腹泻，大便每日6~8次，呈水样便，量多少不等，3天来发热，热峰39℃，每日1~2个热峰，伴流清涕，鼻塞，夜间鼻塞时张口呼吸，睡眠不安，吃奶量减少。经社区医院给予头孢类抗生素及中药葛根芩连汤颗粒治疗不效而来诊。诊见：精神尚可，咽不红，时流清涕，哭闹易汗出，汗后手足凉，不喜饮水，舌质淡，苔白，指纹淡红，脉浮缓无力。

中医诊断：泄泻、感冒。

西医诊断：婴儿腹泻、急性上呼吸道感染。

辨证：太阳太阴合病。

治法：温中解表。

方药：桂枝人参汤加减。

处方：桂枝6g，人参5g，干姜3g，生姜3g，炒白术6g，炙甘草3g。中药配方颗粒，2剂，每剂混合分3包，每次1包，每日2次，开水冲服。服后1日，热势减，流涕、鼻塞减轻，大便3次，量减少。第3日体温正常。二诊守上方再服2剂，诸症消失而愈。

【按语】《伤寒论》第163条云："太阳病，外证未除而数下之，遂协热而利。利下不止，心下痞硬，表里不解者，桂枝人参汤主之。"本例患儿平素易腹泻，脾胃虚弱可知，纳少、腹泻、手足凉、不喜饮水、舌淡、苔白、脉无力，为脾胃虚寒之象；流清涕、鼻塞、易汗出、脉浮缓，为表虚感寒之象；发热为中阳不足、外寒留着。故方选桂枝人参汤，加生姜散寒解表，方中生姜、干姜同用，走守兼顾，既可温中扶正又可祛邪解表，药切病机，故获良效。

（葛国岚 郑 攀）

16. 肉桂配玄参

【功能主治】

肉桂，味辛、甘，性大热。归肾、脾、心、肝经。功能：补火助阳、散寒止痛，温经通脉，引火归原。主治：阳痿，宫冷，心腹冷痛，虚寒吐泻，经闭，痛经，温经通脉。《本草纲目》："治寒痹，风喑，阴盛失血，泻痢，惊痫，阳虚失血，内托痈疽痘疮，能引血化汗化脓，解蛇蝮毒。"

玄参，味甘、苦、咸，性微寒。归肺、胃、肾经。功能：清热凉血，滋阴降火，解毒散结。主治：温热病热入营血，身热，烦渴，舌绛，发斑，骨蒸劳嗽，虚烦不寐，津伤便秘，目涩昏花，咽喉肿痛，瘰疬痰核，痈疽疮毒。《本草纲目》："肾水受伤，真阴失守，孤阳无根，发为火病，法宜壮水以制火，故玄参与地黄同功。其消瘰疬亦是散火，刘守真言结核是火病。"

【应用经验】

《景岳全书·传忠录·阴阳篇》曰："阴根于阳，阳根于阴，凡病有不可正治者，当从阳以引阴，从阴以引阳，各求其属而衰之。"郑师认为，玄参苦寒，上清虚火，而其咸寒又可下滋肾水，佐以肉桂下行入肾，引火归原。二药相伍使既亏之真阴得以滋补，上亢之虚阳得以安位。凡阴虚火旺、心肾不交、虚火上炎所致诸病均可用此对药配伍治疗。

【病案举例】

齐某，男，16岁，开封市人，2008年8月16日初诊。

主诉：反复口疮4年，加重1年。

现病史：反复口疮病史4年，近1年来发作频繁，症状加重，每月必发。常因疼痛影响饮食和学习，痛苦异常，而来诊。诊见：口中溃疡布于两颊、牙龈、舌缘有5处，红肿灼痛，心烦急躁，手足心热，大便干，舌质红，苔白腻，脉沉细数。

中医诊断：口疮。

西医诊断：复发性口腔溃疡。

辨证：心脾积热，阴虚火旺。

治法：清泄郁热，引火归原。

方药：升降散合封髓丹加减。

处方：蝉蜕 6g，炒僵蚕 10g，片姜黄 6g，生大黄 3g，炒苍术 10g，五倍子 6g，玄参 15g，肉桂 1.5g，黄柏 15g，砂仁 10g，甘草 6g。3 剂，每日 1 剂，水煎，分 2 次服。

二诊（2008 年 8 月 19 日）：药后口腔溃疡愈合大半，纳食渐增，大便通畅，守方再服 4 剂，诸症悉平。

2009 年 3 月又发如前，再用上方治疗而愈，随访 1 年未见复发。

【按语】脾开窍于口，舌为心之苗，本例患儿，平素喜食肥甘，致心脾蕴热，火热内瘀，上炎口舌，发为口疮，而郁热久恋，烁伤真阴，相火妄动，致虚实夹杂，缠绵难愈。郑师用升降散升清降浊，合封髓丹补土降火，用玄参、肉桂滋阴降火，引火归原，使相火归位。如此泄实补虚，切合病机。郑师推崇景岳，善用肉桂、玄参配伍，滋肾水、固真阳，使离原之火归于本原，治疗诸多疑难病症，取得良效。

（葛国岚　郑　攀）

17. 黄柏配砂仁

【功能主治】

黄柏，味苦，性寒。归肾、膀胱、大肠经。功能：清热燥湿，泻火解毒，退虚热。主治：疮痈肿毒，骨蒸劳热，湿热泻痢，口舌生疮，湿热黄疸。《汤液本草》曰："黄檗，足少阴剂，肾苦燥，故肾停湿也。栀子、黄芩入肺，黄连入心，黄檗入肾，燥湿所归，各从其类也。《活人书》解毒汤，上下内外通治之。"《本草正》载："黄檗，性寒润降，去火最速，丹溪言其制伏龙火，补肾强阴，然龙火岂沉寒可除，水枯岂苦劣可补，阴虚水竭，得降愈亡，扑灭元阳，莫此为甚，水未枯而火盛者，用以抽薪则可。水既竭而枯热者，用以补阴实难，当局者慎勿认为补剂。"《本经逢原》对黄柏的炮制意义作了简介的概括："黄柏，生用降实火，酒制治阴火上炎，盐制治下焦之火，姜制治中焦痰火，姜汁炒黑治湿热，盐酒炒黑制虚火，阴虚火盛面赤戴阳，附子汁制。"

砂仁，味辛，性温。归脾、胃、肾经。功能：化湿行气，和胃醒脾，温中止泻。主治：胃呆食滞，腹痛痞胀，寒泻冷痢，胎动不安。《药品化义》认为："砂仁，辛散苦降，气味俱厚。主散结导滞，行气下气，取其香气能和五脏，随所引药通行诸经。若呕吐恶心，寒湿冷泻，腹中虚痛，以此温中调气；若脾虚饱闷，宿食不消，酒毒伤胃，以此散滞化气；若胎气腹痛，恶阻食少，胎胀不安，以此运行和气。"《本草求真》则谓："缩砂，书号为醒脾调胃要药……其言醒脾调胃，快气调中，则于腹痛痞胀有功，入大肠则于赤白泻痢有效，入肺则于咳嗽上气克理。至云止痛安胎，并咽喉口齿浮热能消，亦是中和气顺之意。若因实热而云胎气不和，水衰而见咽喉口赤燥结者服之，岂能是乎？故虚实二字，不可不细辨而详察耳。"

黄柏配砂仁，封髓丹一方最早见于元·许国祯的《御药院方·封髓丹》："降心火，益肾水。黄柏三两，缩砂仁一两半，甘草一两。上药捣为细末，水煮面糊稀和丸如桐子大，每服五十丸，用苁蓉半两，切做片子，酒一大盏，浸一宿，次日煎三四沸，滤去滓，送下，空心食前服。"

【应用经验】

对黄柏与砂仁相配为主药的封髓丹，清代医家郑钦安有精辟的见解和丰富的应用经验，他指出："封髓丹一方，乃纳气归肾之法，亦上、中、下并补之方也。夫黄柏味苦入心，禀天冬寒水之气而入肾，色黄，而入脾。脾者，调和水火之枢也。独此一味，三才之义已具，况西砂辛温能纳五脏之气而归肾，甘草调和上下又能伏火，真火伏藏，则人身之根蒂永固，故曰封髓。其中更有至妙者，黄柏之苦合甘草之甘，苦甘能化阴。西砂之辛合甘草之甘，辛甘能化阳。阴阳合化，交会中宫，则水火既济，而三才之道，其在斯矣。此一方不可轻视，余常亲身阅历，能治一切虚火上冲牙疼、咳嗽、喘促、面肿、喉痹、耳肿、目赤、鼻塞、遗尿、滑精诸症，屡获奇效，实有出人意料、令人不解者。余仔细揣摩，而始知其制方之意，重在调和水火也。

至平至常，至神至妙，余经试之，愿诸公亦试之"（《医理真传》）。近代医家蒲辅周教授认为，封髓丹为"补土伏火"之剂，用于治疗复发性口腔溃疡取得良好疗效。

郑师深研前贤之论，结合自己的临证经验，认为封髓丹理论深邃，配伍巧妙，滋肾水而不腻，补脾土而不壅，寓补于泻，寓泻于补，以泻为补，以补为泻；脾肾同调，交通心肾；平衡阴阳，安和五脏，乃难得之奇方。将此方推而广之，用于儿科多种病症，常收意外之奇效。

（1）治疗复发性口腔溃疡

复发性口腔溃疡属中医"口疮"范畴，认为外感六淫、饮食不节、情志不畅、脏腑功能失调为主因。其病理机制为火热循经上炎，熏蒸口舌而发病。中医治疗本病，多从虚火与实火两个角度辨治。郑师认为本病的病因多种，可分多种病证，其中虚火上炎证为常见的一种，在封髓丹的基础上制"苍倍汤"一方专治此证。苍倍汤由苍术、五倍子、黄柏、砂仁、玄参、肉桂、甘草组成，黄柏、砂仁对药寓在其中。

【病案举例】

李某，女，12 岁，河南省濮阳市人，2008 年 11 月 7 日初诊。

主诉：口腔溃疡反复发作 3 年余。

现病史：反复口疮病史 3 年，此次发作已 4 天。诊见：溃疡遍于两颊、舌边、唇内多处，红肿灼痛，心烦易怒。舌质尖边红，苔白，脉滑数。

中医诊断：口疮。

西医诊断：复发性口腔溃疡。

辨证：阴虚火旺，虚火上炎。

治法：滋阴清热，引火归原。

方药：苍倍汤（郑启仲经验方）加减。

处方：炒苍术 10g，五倍子 6g，黄柏 12g，砂仁 9g，玄参 10g，肉桂 1g，甘草 6g。3 剂，每日 1 剂，水煎分 2 次服。

二诊（2008 年 11 月 10 日）：口腔溃疡大多愈合，精神好，饮食增，守方再服 3 剂，诸症悉平。

【按语】郑师认为口舌生疮总与心脾有关。该口疮患儿反复发作，缠绵不愈已 3 年余，而见阴虚火旺，虚火上炎之证。郑师投自拟苍倍汤加减，滋阴清热，引火归原而收全功。

（2）治疗儿童多发性抽动症

多发性抽动症是儿童时期较常见的神经精神性疾病，以头面、躯干、四肢的多发性肌肉抽动和（或）发声抽动为主要症状。属于中医学"肝风""抽搐""慢惊风"等范畴。主要和肝、脾关系密切。肝主筋，开窍为目，脾土虚弱，肝木乏于制约，则出现频繁眨眼、摇头，扭颈、耸肩等肝风内动的表现。郑师对本病辨证为阴虚风动者，常以封髓丹滋阴潜阳、柔肝息风而收良效。

【病案举例】

孙某，男，6岁，2013年5月11日初诊。

主诉：间断性眨眼1年余，肢体及面部抽动5个月。

现病史：患儿1年前无明显诱因出现眨眼，就诊于当地社区门诊，诊断为"结膜炎"，予妥布霉素滴眼液治疗1周后效不佳，家长未予以重视，继而出现面部及肢体抽动，偶有努嘴、耸肩、吸鼻症状，经多方求医治疗，症状时轻时重，仍反复发作而求治于郑师。诊见：眨眼，喉中异声，耸鼻，努嘴，耸肩，急躁易怒，偶有秽语，注意力不集中，睡眠欠安，大便干，舌红苔少，脉细数。

中医诊断：肝风证。

西医诊断：儿童多发性抽动症。

辨证：阴虚阳亢，肝风内动。

治法：滋阴潜阳，柔肝息风。

方药：封髓丹合大定风珠加减。

处方：黄柏6g，砂仁3g，龟板12g，生地黄10g，白芍10g，火麻仁6g，生龙骨12g，生牡蛎12g，僵蚕6g，全蝎3g，蜈蚣1条，甘草5g。7剂，每日1剂，水煎，分2次服。嘱家长多鼓励患儿并注意饮食、作息规律。

二诊（2013年5月18日）：药后眨眼、喉中异声症状明显改善，激动、紧张时仍眨眼、吸鼻、耸肩，急躁易怒较前改善，纳可，舌淡红，苔白，脉滑。继予前方14剂。

三诊（2013年6月3日）：偶有耸肩、努嘴，余症状消失，眠安。上方去火麻仁，加木瓜6g，伸筋草6g，继服14剂，诸症基本消失，时有肢体抖动，舌略红苔少，脉沉弦细。

处方：黄柏 3g，砂仁 3g，当归 6g，白芍 10g，桑寄生 10g，牡蛎 10g，木瓜 6g，伸筋草 10g，怀牛膝 10g，枸杞子 6g，炙甘草 6g。再进 14 剂，诸症消失，随访 2 年未复发。

【按语】本例患儿出现抽动症状 1 年余，运动抽动、发声等症状丛生。郑师抓住阴虚火旺，虚风内动之病机，直投封髓丹合大定风珠加减，滋阴降火，潜阳息风，7 剂见效，14 剂明显减轻，最后以小量封髓丹合养血柔肝、补肾强筋之剂而收全功。郑师辨证准确，立法得当，遣方精要，配伍巧妙，攻补有序，可见一斑。

（3）治疗小儿特发性性早熟

儿童性早熟是指女孩 8 岁以前、男孩 10 岁以前，过早出现青春期特征，即第二性征。性早熟可因引发原因不同，分为真性性早熟、假性性早熟及不完全性性早熟三种。在古代医学文献中尚未查到相应记载。现代医家通过临床观察认为本病的病变主要与肾、肝二脏及冲任二脉的功能失调有关。肾阴不足，阴不济阳，相火偏亢，则天癸早至，第二性征提早出现；肝失疏泄，肝气郁结，疏泄无权，气机升降失司，阻遏于乳房部位而出现肿胀；或肝经湿热内盛，熏蒸于上而见痤疮，湿热下注则出现带下。

郑师认为小儿稚阴稚阳之体，天癸受损，阳气受伤，阴邪上乘阳位，以致胸阳不振，乳房乳晕改变；阳气受损，邪扰冲任，迫血妄行，则阴下来血。辨证属先天不足、肾精亏虚、相火偏亢者，常用封髓丹加减治之而获良效。

【病案举例】

宋某，女，8 岁 10 个月，学生，河南濮阳市，2014 年 10 月 12 日初诊。

主诉：发现乳房发育 1 年余，月经来潮 4 个月。

现病史：患儿家长 1 年前发现患儿乳房发育，未予重视，4 个月前出现月经初潮，骨龄 11 岁，经某大学医院诊为"特发性性早熟"，经当地中西药治疗不效而来诊。诊见：乳房发育，经期月经量较多、色红，阴道分泌物量多，伴面色潮红、乏力头晕、心烦易怒，小便清，大便偏干。舌尖红，苔白腻，脉沉细。体征：双乳发育 Tanner 分期Ⅳ期，阴毛 Tanner 分期Ⅲ期。

中医诊断：月经先期。

西医诊断：特发性性早熟。

辨证：肾失封藏，相火偏旺。

治法：补肾固精，引火归原。

方药：封髓丹加减。

处方：盐黄柏 10g，砂仁 6g，玄参 10g，肉桂 1g，仙鹤草 10g，炒蒲黄 6g，当归 6g，益智仁 6g，炒栀子 10g，淡豆豉 6g，甘草 6g。7 剂，每日 1 剂，水煎服。

二诊（2014 年 10 月 20 日）：阴道分泌物减少，大便正常，多梦减少，心烦易怒减轻。

处方：熟地黄 10g，天门冬 10g，太子参 10g，盐黄柏 6g，砂仁 3g，玄参 10g，肉桂 1g，炙龟甲 10g，当归 6g。14 剂，每日 1 剂，水煎服。

三诊（2014 年 11 月 5 日）：乏力、头晕、五心烦热大减，未见月经来潮，舌转淡红，苔少，脉细数，上方加生白芍 10g、旱莲草 10g、女贞子 10g。14 剂，每日 1 剂，水煎服。

四诊（2014 年 12 月 20 日）：乳房发育消退，未见月经来潮，分泌物量基本正常，停药观察。随访 1 年未见复发。

【按语】郑师讲到，肾藏精，为封藏之本，寓元阴元阳，主生殖。正常女童"七岁肾气盛，齿更发长，二七而天癸至，任脉通，太冲脉盛，月事以时下"。若小儿肾精亏虚，肾失封藏，虚阳上浮，相火妄动，冲任失调，则天癸早萌，乳房过早发育，月经提前而至。本例患儿西医诊为性早熟，辨证属肾失封藏，相火偏旺；治当补肾固精，滋阴降火，引火归原，故投封髓丹加减而建功。

（郑　攀）

18. 黄芪配附子

【功能主治】

黄芪，味甘，性微温。归脾、肺经。功能：补气升阳，固表止汗，利水消肿，生津养血，行滞通痹，托毒排脓，敛疮生肌。《本草纲目》："黄芪，治气虚盗汗，并自汗及肤痛，是皮表之药；治咳血，柔脾胃，是中州之药；治伤寒尺脉不至，补肾脏元气，是里药。乃上、中、下、内、外、三焦之药也。"《本草汇言》载"黄芪，补肺健脾，实卫敛汗，驱风运毒之药也……"。《本草逢原》载"黄芪能补五脏诸虚，治脉弦自汗，泻阴火，去肺热，无汗则发，有汗则止。"

附子，味辛、甘，性大热。归心、肾、脾经。功效：回阳救逆，补火助阳，散寒止痛。主治：用于阴盛格阳，大汗亡阳，吐泻厥逆，肢冷脉微，心腹冷痛，冷痢，脚气水肿，风寒湿痹，阳痿，宫冷，虚寒吐泻，阴寒水肿，阳虚外感，阴疽疮疡以及一切沉寒痼冷之疾。《本草纲目》："治三阴伤寒，阴毒寒疝，中寒中风，痰厥气厥，柔痓癫痫，小儿慢惊，风湿麻痹，肿满脚气，头风，肾厥头痛，暴泻脱阳，久痢脾泄，寒疟瘴气，久病呕哕，反胃噎膈，痈疽不敛，久漏冷疮。合葱涕，塞耳治聋。"《本草汇言》云："附子，回阳气，散阴寒……凡属阳虚阴极之候，肺肾无热证者，服之有起死之殊功。"

【应用经验】

郑师认为，黄芪大补一身之气，为补气第一要药；附子温通十二经脉，为温阳第一要药。黄芪配伍附子，一甘一辛，一补一温，辛甘化阳，相得益彰。黄芪得附子，补气之力大增。常将此对药用于治疗小儿多种气虚病症每获良效。小儿为纯阳之体，患病易从火化，郑师用附子时对用量十分谨慎，常用黄芪与附子的比例为 10∶1、6∶1、3∶1，视年龄、病情而酌定。对小儿常见的气虚发热无阴虚者多用补中益气汤加附子；表虚自汗反复感冒者，常以玉屏风散加附子；肺炎喘嗽而见肺脾气虚者，常用四君子汤加黄芪、附子等，每收意外之效。

【病案举例】

张某，女，7 岁，郑州市人。2012 年 11 月 5 日初诊。

主诉：发热 40 余天。

现病史：患儿近 1 个多月来反复出现发热，体温波动在 37.2~38.0℃，每天上午开始出现体温上升，伴见乏力、倦怠，晚 10 时热降，时有微汗，可降至正常，大便偏稀，日 1~2 次。家长多方求医，断续抗感染治疗 1 个月，又服中药小柴胡汤、补中益气汤，效果不明显，而求郑师诊治。诊见：面色少华，大便偏稀。舌质淡红有齿痕，苔薄白，脉浮而大。体温 37.6℃。病原学、肺部 CT 等检查未见异常。细阅所持门诊手册，前医所处方药：黄芪 30g，当归 10g，升麻 6g，党参 15g，柴胡 6g，炒白术 10g，陈皮 6g，炙甘草 10g，大枣 10g。每日 1 剂，水煎服，已连服 7 剂，体温仍波动在 37.3~37.8℃。郑师寻思良久，该方应当有效，为何无效呢？再诊其脉，仍浮大无力而沉取则细软如绵。即嘱：按上方加制附子 5g（先煎）。3 剂，每日 1 剂，水煎分 2 次服。

二诊（2012 年 11 月 8 日）：服上方第 2 剂后体温未再升高，且自觉身轻有力，其母甚喜。效不更方，再进 3 剂而愈。随访 2 年未见复发。

【按语】该患儿发热 40 余天，虽经多方治疗不效。郑师讲到，前医诊为气虚发热，投补中益气汤是完全正确的，且药量应用也十分得当。为何加附子一味？乃脉浮大无力，沉取细软如绵，说明阳虚于内而浮于外。加附子配黄芪增强补气之力，又可引火归原。3 剂热退，6 剂而愈。果应师讲。

附注：尊重同仁，同行相敬而不相轻，是郑师的一大品格。他常讲，"君子不扬人之短，医生在患者面前是否尊重同道，是衡量一个医生品德的重要标志。几个医生治一个病，如同接力赛跑，胜利了是几个人的，而不是最后一个人的。所以要尊重前医的知识和劳动，要善于看到别人的成绩，向别人学习"。常常劝解患者按前医方案继续应用也就成了郑师的一大特色。为患者省了钱，治了病，得到患者发自内心的感激和同道的尊重。或许这就是"谦受益"的写照。

（葛国岚　郑　攀）

19. 大黄配生姜

【功能主治】

大黄，味苦，性寒。归脾、胃、大肠、肝、心包经。功能：泻下攻积，清热泻火，凉血解毒，逐瘀通经，利湿退黄。主治：实热便秘，热结胸痞，湿热泻痢，黄疸，淋病，水肿腹满，小便不利，目赤，咽喉肿痛，口舌生疮，胃热呕吐，吐血，咯血，衄血，便血，尿血，蓄血，经闭，产后瘀滞腹痛，癥瘕积聚，跌打损伤，热毒痈疡，丹毒，烫伤。《本草纲目》："主治下痢赤白，里急腹痛，小便淋沥，实热燥结，潮热谵语，黄疸，诸火疮。"《神农本草经》："味苦，寒。主下瘀血、血闭、寒热，破癥瘕积聚，留饮宿食，荡涤肠胃，推陈致新，通利水谷，调中化食，安和五脏。"《名医别录》："平胃，下气，除痰实，肠间结热，心腹胀满，女子寒血闭胀，小腹痛，诸老血留结。"

生姜，味辛，性微温。归肺、脾、胃经。功能：解表散寒，温中止呕，化痰止咳，解鱼蟹毒。《本草纲目》："满口烂疮：生姜自然汁，频频漱吐"。《名医别录》："味辛，微温。主治伤寒头痛、鼻塞、咳逆上气，止呕吐。又，生姜，微温，辛，归五藏。去痰，下气，止呕吐，除风邪寒热。久服小志少智，伤心气。"《开宝本草》："味辛，微温。主伤寒头痛鼻塞，咳逆上气，止呕吐。"

【应用经验】

大黄苦寒，苦泻能降，可以攻下里实，性寒又有清泻里热的功效；生姜味辛微温，辛能发散风寒，温能和胃止呕，温散水气。两药配伍有诸多妙用。①表里双解：大黄攻下里实泻热，生姜走表可散寒解表，走里可和胃止呕，两者配伍可外散风寒、内下积滞。②寒热配伍、相辅相制：生姜性温和胃且有上行之功，可制大黄寒性，缓解大黄峻猛速下之力，且可"载药上行"达到调和胃气的目的。如生姜、大黄配伍治疗积滞、郁热引起的呕吐。生姜止呕，大黄下行消滞，且可祛郁热，也有防生姜化热之弊。③温中祛邪：生姜温中，大黄泻下攻积，对于脾胃虚寒，内有积滞者，两者配伍可使中阳复，气行滞通，有相辅之功。如应用桂枝加大黄汤治疗小儿脾胃虚寒、中焦不运、积滞内停的便秘、腹痛。郑师在临证中广泛的应用两者配伍治疗诸多疾病，如治疗小儿积滞发热、腹痛、便秘、呕吐、胆道蛔虫症、急性胆囊炎、肠梗阻、哮喘、肺炎、脑炎等多收良效。

【病案举例】

例1. 大黄配生姜治小儿呕吐

孙某，男，4岁，河南中牟县人，2015年7月23日初诊。

主诉：流涕7天，发热、呕吐5天。

现病史：患儿7天前因夜间吹空调后出现流涕，清涕为主，伴鼻塞、喷嚏，5天前出现发热恶寒，热峰38.6℃，日1~2次热峰，呕吐，日2~3次，食后易吐，为胃内容物，伴鼻塞，流涕，纳少，时诉腹痛，大便干，2~3日1行，至当地诊所就诊，给予口服"头孢、小儿柴桂退热颗粒、多潘立酮"等效差。诊见：发热，热峰38.2℃，伴流涕，清浊相间，纳少，眠差，大便2日未行，小便黄，追问病史，平素嗜食肉类，时有便秘。神志清，精神一般，咽红，双肺呼吸音稍粗，心音有力，腹胀，按之不适，舌红，苔黄厚腻，脉滑数。血常规未见明显异常。

中医诊断：感冒。

西医诊断：急性上呼吸道感染。

辨证：少阳阳明合病。

治法：和解少阳，攻下阳明。

方药：大柴胡汤加减。

处方：大黄3g，生姜3g，柴胡12g，黄芩6g，麸炒枳实6g，姜半夏6g，白芍6g，连翘6g，紫苏叶6g。2剂，中药配方颗粒，每日1剂，分2次冲服。服药期间忌食辛辣、生冷、油腻及甜食。

二诊（2015年7月25日）：服药2剂后热退，大便干，无流涕，无咳，纳少，小便正常。查体：咽稍红，双肺呼吸音清，无腹胀。上方去苏叶、连翘，2剂。

三诊（2015年7月27日）：神清、纳增、便畅，唯舌苔仍白厚，改小柴胡汤加减调理善后而愈。

【按语】本例患儿平素嗜食肥甘，素有积滞，本次外感风寒，入里化热，邪犯少阳、阳明，症见发热恶寒，呕吐，腹痛、大便干结，舌红、苔黄厚腻。选用大柴胡汤加减，方证相应。方中生姜外可散风寒，内可和胃止呕，大黄攻下热结，祛邪下行，生姜与之相配以防泻下太过，伤及胃气。大黄之寒又可制生姜之热，以防生姜助里热，如此大黄攻里，生姜走表，而收表里双解、内外同治之功。

例2. 大黄配生姜治小儿腹痛

李某，男，13岁，学生，河南荥阳市人，2008年10月10日初诊。

主诉：腹痛、便秘4年。

现病史：患儿4年来间断腹痛、便秘，多以下腹部疼痛为主，发无定时，或日发数次，或数日1次，疼痛剧烈时可出冷汗，喜温喜按，大便干如算子，3~5天1次，或7~8天1次，排出困难，排便后腹痛发作减少，经多家医院应用中西医多种方法治疗无效。诊见：面色无华，风池、气池色青，下腹部疼痛，喜温喜按，伴冷汗出，大便干如算子，已5天未行，平素纳食少。舌淡，苔白，脉弦紧。

中医诊断：腹痛。

西医诊断：腹痛原因待查。

辨证：阴寒内盛，里急腹痛。

治法：温里散寒，缓急止痛。

方药：桂枝加大黄汤加减。

处方：桂枝15g，酒白芍15g，大枣3枚，酒大黄10g，生姜10g，炙甘草10g，制附子10g（先煎），元明粉6g（冲）。2剂，每日1剂，水煎服。

二诊（2008年10月12日）：服上药后排大便1次，硬便兼有稀便，腹痛1次，较前减轻。上方去元明粉，再进3剂。

三诊（2008年10月15日）：腹痛未发，大便畅。药已中的，守法再调。

处方：桂枝10g，酒白芍10g，酒当归10g，大枣3枚，酒大黄6g，生姜6g，炙甘草10g。每日1剂，水煎服。连进15剂，大便1~2天1次，腹痛未发，停药观察。嘱其禁食生冷。随访2年未见复发。

【按语】本例为冷秘腹痛，冷秘腹痛多为阴寒内盛，里急腹痛，气机阻滞所致。方选桂枝汤温运中阳，生津益气，加附子温肾阳助脾阳，如此中阳复，气行则滞通，通则不痛，且气行津复，舟楫得通，合大黄攻下冷积，则有标本兼治之功，如此正复邪去，顽疾得除。方用生姜与大黄相伍，生姜、附子温中止痛以治本，大黄、芒硝泻下宿积以治标，寒热并用，标本兼治而收全功。

（葛国岚　郑　攀）

20. 枳壳配升麻

【功能主治】

枳壳，味苦、辛、酸，性微寒。归脾、胃经。功能：理气宽中，行滞消胀。主治：胸胁气滞，胀满疼痛，食积不化，痰饮内停，脏器下垂。《本草纲目》："枳实、枳壳，气味功用俱同，上世亦无分别，魏、晋以来，始分实、壳之用。洁古张氏，东垣李氏，又分治高治下之说。大抵其功皆能利气，气下则痰喘止，气行则痞胀消，气通则痛刺止，气利则后重除，故以枳实利胸膈，枳壳利肠胃，然张仲景治胸痹痞满，以枳实为要药，诸方治下血痔痢，大肠秘塞，里急后重，又以枳壳为通用，则枳实不独治下，而枳壳不独治高也。盖自飞门至魄门，皆肺主之，三焦相通，一气而已，则二物分之可也，不分亦无伤。"

升麻，味辛，微甘，性微寒。归肺、脾、胃、大肠经。功能：发表透疹，清热解毒，升举阳气。主治：风热头痛，齿痛，口疮，咽喉肿痛，麻疹不透，阳毒发斑；脱肛，子宫脱垂。《本草纲目》："消斑疹，行瘀血，治阳陷眩运，胸胁虚痛，久泄下痢，后重遗浊，带下崩中，血淋下血，阴痿足寒。"《药品化义》："升麻，善提清气，少用佐参、芪升补中气。柴胡引肝气从左而上，升麻引胃气从右而上，入补中益气汤有鼓舞脾元之妙，使清阳之气上升而浊阴之气下降。其味苦辛，多用亦有发表解肌之助，又善引参、芪益气聪明，合柴胡治火郁五心烦热。若劳碌伤神及肺有伏火者，恐升动阳气，助火生痰，忌之。"

【应用经验】

枳壳与升麻，同归脾、胃二经，协同配伍，一升一降，阳气得升，则水谷精微得以输布；胃气下行，则积滞胀满可以消除，诚乃脾胃气机升降之主使。凡脾胃气机升降失常者，皆可辨证加减用之。

郑师认为，气机升降运动是互根互用的，有升始有降，有降方有升。二者互根互用，降中寓升，升中寓降。药味的归经，功能的升降浮沉，通过对人体气机升降的调节达到调畅气机，平衡阴阳，祛邪扶正之目的。枳壳配升麻是郑师常用的对药之一，常用于治疗小儿便秘、脱肛、泄泻、咳嗽等，多收到良效。

【病案举例】

梁某，男，6 岁，郑州市人，2013 年 4 月 6 日初诊。

主诉：大便干，3~5 天 1 次已 5 年余。

现病史：患儿自幼便秘，断奶前大便常 6~7 天 1 次。断奶后仍 3~5 天 1 次，排便困难，常以开塞露通便。中药亦多次服用，停药后仍便秘如前，始终未得到根本改善，求郑师诊治。诊见：患儿消瘦，面色黄白少华，纳尚可，挑食，夜卧不宁，睡中磨牙，舌淡红，苔白薄，脉弦细。

中医诊断：便秘。

西医诊断：功能性便秘。

辨证：脾虚气滞，升降失常。

治法：补中益气，升清降浊。

方药：补中益气汤加减。

处方：炙黄芪 10g，太子参 6g，生白术 10g，全当归 10g，陈皮 6g，升麻 3g，炒枳壳 6g，酒大黄 3g，肉苁蓉 6g，鸡内金 6g，炙甘草 3g。中药配方颗粒，6 剂，每日 1 剂，分 2 次冲服。

二诊（2013 年 4 月 12 日）：服上方 6 天已有 3 次大便，明显较前变软，排便时间缩短。效不更方，再取 12 剂。

三诊（2013 年 4 月 26 日）：大便平均 2 天 1 次，挑食亦有改善，睡中磨牙消失，面色较前有华。上方枳壳减为 3g，加焦山楂 6g，改隔日 1 剂，再服 15 剂停药观察。随访 3 年，便秘未再复发，健康状况明显改善。

【按语】该患儿便秘达 5 年之久，多方治疗未能改善，郑师诊为气虚便秘，投补中益气汤加减，枳壳配升麻对药贯穿始终，使这一久治不愈的便秘得到治愈，且患儿体质得以改善。讲到这一病案时，郑师强调，不要忽视方中枳壳与升麻配伍的作用。

（葛国岚　郑　攀）

21. 白术配枳壳

【功能主治】

白术，味苦、甘，性温。归脾、胃经。功能：健脾益气，燥湿利水，止汗，安胎。主治：脾虚食少，腹胀泄泻，痰饮眩悸，水肿，自汗，胎动不安。《神农本草经》："气味甘、温，无毒。主风寒湿痹，死肌、痉、疸、止汗、除热、消食，作煎饵，久服轻身，延年不饥。"《名医别录》："味甘，无毒。主治大风在身面，风眩头痛，目泪出，消痰水，逐皮间风水结肿，除心下急满，及霍乱，吐下不止，利腰脐间血，益津液，暖胃，消谷，嗜食。"《药性论》："君，味甘、辛，无毒。能主大风痹，多年气痢，心腹胀痛，破消宿食，开胃，去痰涎，除寒热，止下泄。主面光悦，驻颜，去黑。治水肿胀满，吐呕逆，腹内冷痛，吐泻不住，及胃气虚冷痢。"

枳壳，味苦、辛、酸，性微寒。归脾、胃经。功能：理气宽中，行滞消胀。用于胸胁气滞，胀满疼痛，食积不化，痰饮内停，脏器下垂。《本草纲目》："枳实、枳壳，气味功用俱同，上世亦无分别，魏、晋以来，始分实、壳之用。洁古张氏，东垣李氏，又分治高治下之说。大抵其功皆能利气，气下则痰喘止，气行则痞胀消，气通则痛刺止，气利则后重除，故以枳实利胸膈，枳壳利肠胃，然张仲景治胸痹痞满，以枳实为要药，诸方治下血痔痢，大肠秘塞，里急后重，又以枳壳为通用，则枳实不独治下，而枳壳不独治高也。盖自飞门至魄门，皆肺主之，三焦相通，一气而已，则二物分之可也，不分亦无伤。"

【应用经验】

白术与枳实配伍始见于《金匮要略》之枳术汤，张元素将其化裁为枳术丸，后世用此药对治疗诸多消化系统疾病。郑师认为小儿脾常不足，而又饮食不节，易致脾虚夹滞，症见胃痞、腹胀、便秘、腹泻、厌食等。临证常取枳壳性缓，不易伤正之长，以枳壳代枳实，运用白术、枳壳对药治疗小儿脾虚夹滞证。白术长于健脾益气，枳壳长于行气消滞，两者配伍可升清降浊、健脾消滞、利湿化痰、散结除痞，调中焦之气机，助脾胃之运化，收扶正祛邪、标本兼顾之功。

【病案举例】

张某，男，3岁，郑州市人，2016年6月7日初诊。

代主诉：纳少，腹胀，便干3月。

现病史：3月前发热感冒，输液头孢、热毒宁，服用蒲地蓝、小儿豉翘清热颗粒，感冒愈后出现纳食量少，易腹胀，口中时有异味，大便偏干，2~3日1行，排出不畅，多汗，活动、睡眠易汗出。诊见：精神一般，面色黄，纳少，多汗，手足欠温，舌淡，苔白稍厚，脉缓。

中医诊断：恶食。

西医诊断：厌食症。

辨证：脾失健运，营卫失和。

治法：运脾益气，调和营卫。

方药：桂枝汤加减。

处方：桂枝6g，生姜6g，炙甘草3g，白芍6g，大枣10g，生白术15g，麸炒枳壳6g，焦麦芽6g，焦山楂6g，焦神曲10g。中药配方颗粒，7剂，每日1剂，分2次，水冲服。

二诊（2016年6月15日）：纳食增加，汗出明显减少，大便3日1行，舌苔变薄。上方去焦麦芽、焦山楂、焦神曲，再服7剂，诸症消失。

【按语】患儿纳少、手足欠温、舌淡、脉缓为脾虚之象；口有异味、便干、舌苔厚为积滞内停之象；多汗为中焦失运，营卫不和之象。证属脾失健运、积滞内停，营卫失和。故投桂枝汤加减调和营卫，运脾和中；合白术、枳壳对药，健脾消积，除胀通便，加焦三仙和胃消食而故获良效。郑师在应用白术、枳壳对药时，常以3∶1、2∶1比例配伍，便溏者用炒白术，便秘者用生白术且用量加倍。

（葛国岚　郑　攀）

22. 人参配大黄

【功能主治】

人参，味甘、微苦，性温。归脾、肺、心、肾经。功能：大补元气，复脉固脱，补脾益肺，生津养血，安神益智。主治：劳伤虚损，食少，倦怠，反胃吐食、大便滑泄，虚咳喘促，自汗暴脱，惊悸，健忘，眩晕头痛，阳痿，尿频，消渴，妇女崩漏，小儿慢惊及久虚不复，一切气血津液不足之症。《本草纲目》："治男妇一切虚证，发热自汗，眩运头痛，反胃吐食，疟疾，滑泻久痢，小便频数淋沥，劳倦内伤，中风中暑，痿痹，吐血、嗽血、下血、血淋、血崩，胎前、产后诸病。"《名医别录》："疗肠胃中冷，心腹鼓痛，胸胁逆满，霍乱吐逆，调中，止消渴，通血脉，破坚积，令人不忘。"

大黄，味苦，性寒，归脾、胃、大肠、肝、心包经。功能：泻下攻积，清热泻火，凉血解毒，逐瘀通经，利湿退黄。主治：实热便秘，热结胸痞，湿热泻痢，黄疸，淋病，水肿腹满，小便不利，目赤，咽喉肿痛，口舌生疮，胃热呕吐，吐血、咯血、衄血、便血、尿血，蓄血，经闭，产后瘀滞腹痛，癥瘕积聚，跌打损伤，热毒痈疡，丹毒，烫伤。《本草纲目》："主治下痢赤白，里急腹痛，小便淋沥，实热燥结，潮热谵语，黄疸，诸火疮。"《神农本草经》："味苦，寒。主下瘀血、血闭、寒热，破癥瘕积聚，留饮宿食，荡涤肠胃，推陈致新，通利水杀（《御览》，此下有道字），调中化食，安和五脏，生山谷。"《名医别录》："平胃，下气，除痰实，肠间结热，心腹胀满，女子寒血闭胀，小腹痛，诸老血留结。"

【应用经验】

人参益气生津，以扶正气；大黄荡涤肠胃，泻火逐瘀，以祛邪气；两药配伍有相反相成，攻补兼施之功，适用于正气不足，脏气虚弱，邪气壅盛，血瘀腑实之证。可达到祛邪而不伤正，扶正而不敛邪，且有扶正以祛邪之功。陈士铎在《本草新编》讲："虚弱之人，邪在下焦……况人参、大黄同用，则人参助大黄以奏功，大黄得人参而缓力，但除其燥结之邪，而不崩其虚弱之气，是两用之而得宜也。"清代徐大椿云："如大黄与人参同用。大黄必然逐去坚积，决不反伤正气，人参自然充盈正气，决不反补邪气。"

郑师认为，疾病发生发展的过程就是正邪斗争的过程，治疗大法不外祛邪与扶正。人参扶正之佳品，大黄祛邪之要药，两药配伍应用攻补兼施，扶正而不碍祛邪，祛邪而不伤正，相得益彰，正合小儿"易虚易实"之体，常将两者配伍用于邪实正虚证，如阳明腑实、津气不足的便秘；冷积内停、脾阳不足的泄泻；血热妄行、气虚血瘀的吐血、衄血、便血等。

【病案举例】

吕某，女，10岁，河南省南阳市人，2011年11月6日初诊。

主诉：便秘3年余。

现病史：患儿平素嗜食生冷，大便5~6日1行，干结难出，如算子样，每用开塞露排便，经多方治疗，曾服用麻子仁丸等药物，效不佳。诊见：面色无华，风池、气池色青，四肢凉，怕冷，食少神疲，舌淡，苔灰白水滑，脉沉迟无力。

中医诊断：便秘。

西医诊断：功能性便秘。

辨证：脾肾阳虚，阴寒内结。

治法：温里散寒，通腑散结。

方药：大黄附子汤加减。

处方：酒大黄6g，制附子6g（先煎），人参6g，砂仁6g。3剂，每日1剂，水煎服。分2次空腹服。

二诊（2011年11月9日）：服完第2剂自行排便，下硬便如算子6~7枚。第3剂又下2枚。饮食见增，舌苔转白薄，脉见缓象。原方继进3剂，又大便2次，为不成形软便。原方大黄减为3g，加生姜6g，大枣3枚。再进3剂。

三诊（2011年11月12日）：患儿手足转温，饮食大增，大便能自行排出，请求根治之方。改为中药颗粒剂。

处方：制附子6g，酒大黄6g，人参6g，生白术15g，陈皮6g，炙甘草3g。每日1剂，分2次水冲服，10天后改为隔日1剂。

【按语】小儿脾常不足，且不知寒温，恣食生冷，易致冷积肠胃，表现为大便如算子状、羊屎状，伴见形体消瘦，面色萎黄或色青，畏寒怕冷，手足发凉。而每求医，又多用苦寒泻下之品，虽可取一时之功，反使中阳益伤，病势加重。郑师每遇此类病人多以温阳益气、通腑散结之法同用，标本兼治，常以人参、大黄与姜附同用，以补复脾气，通祛冷积而收良效。

（葛国岚　郑　攀）

23. 紫菀配款冬花

【功能主治】

紫菀，味苦，性温。归肺经。功能：温肺，下气，消痰，止咳。主治：风寒咳嗽气喘，虚劳咳吐脓血，喉痹，小便不利。《本草经疏》："紫菀，观其能开喉痹，取恶涎，则辛散之功烈矣，而其性温，肺病咳逆喘嗽，皆阴虚肺热证也，不宜专用及多用，即用亦须与天门冬、百部、麦冬、桑白皮苦寒之药参用，则无害。"《本草正》："紫菀，辛能入肺，苦能降气，故治咳嗽上气、痰喘，惟肺实气壅，或火邪刑金而致咳唾脓血者，乃可用之。观陶氏《名医别录》谓其补不足，治五劳体虚，其亦言之过也。"

款冬花，味辛、微苦，性温。归肺经。功能：润肺下气，止咳化痰。主治：咳逆喘息，喉痹。《神农本草经》："主咳逆上气，善喘，喉痹。"《本经疏证》："《千金》《外台》，凡治咳逆久咳，并用紫菀、款冬者十方而九。然其异在《千金》《外台》亦约略可见。盖凡唾脓血失音者，及风寒水气盛者，多不甚用款冬，但用紫菀；款冬则每同温剂、补剂用者为多。"

【应用经验】

紫菀与款冬花性味相同，功用相似，两者作为对药使用在《千金方》《圣惠方》《御药院方》《本草纲目》中均有记载。紫菀重在止咳，款冬花尤善祛痰。两者配伍功能温肺寒，润肺燥，补肺气，止咳化痰之效益彰。对于新久咳嗽均可应用，尤善治疗虚寒久咳之证。

【病案举例】

张某，男，3 岁，2016 年 9 月 10 日初诊。

代主诉：咳嗽 3 周，腹泻 10 天。

现病史：患儿 3 周前咳嗽，病初单声咳嗽，近十天来咳嗽加重，呈阵发性、痉挛性咳嗽，咳嗽剧烈时憋气、两腮红，可咳出少量黏痰，10 天来伴腹泻，大便每日 5~8 次，黄色水样便。量多少不等。于当地住院治疗，住院药物静脉滴注头孢他啶、红霉素 1 周，效不佳。每日阵发性、剧烈咳嗽约 10 余次，夜间咳嗽为重。诊见：精神欠佳，手足凉，面色黄，印堂青，咽红，双肺呼吸音粗，可闻及少量痰鸣音，饮食量减少，腹胀，舌淡，苔白滑，脉沉迟无力。

中医诊断：咳嗽、泄泻。

西医诊断：类百日咳综合征、腹泻。

辨证：肝火犯肺，脾肾虚寒。

治法：平肝止咳，温脾止泻。

方药：乌梅丸加减。

处方：煨乌梅 10g，黄连 2g，桂枝 3g，制附子 2g，干姜 2g，细辛 1g，花椒 1g，人参 5g，炒白术 6g。中药配方颗粒，2 剂，每日 1 剂，分 3 次水冲服。

二诊（2016 年 9 月 12 日）：精神好转，白天咳嗽次数明显减轻，咳嗽时间缩短，夜间仍有痉挛性咳嗽，大便每日 3 次。听诊两肺仍有少许痰鸣音，上方去制附子、桂枝，加紫菀 5g，款冬花 5g。中药配方颗粒，3 剂，每日 1 剂，分 3 次冲服。

三诊（2016 年 9 月 15 日）：大便正常，夜间咳嗽明显减轻。上方继服 3 剂而愈。

【按语】本例患儿，两腮红，痉挛性咳嗽为肝火犯肺之象；纳少、腹泻、腹胀、手足凉、神倦为脾肾虚寒之象。证属寒热错杂，病在厥阴。《素问·咳论》云："五脏六腑皆令人咳，非独肺也。"患儿病机为肝郁化火，肝火犯肺，肝木克土，肝肾同病。故选乌梅丸加减，方中乌梅补肝、敛肺，黄连、黄柏燥湿止泻，人参补五脏之气，干姜、花椒、附片温脾肾之阳，加白术以健脾止泻。诸药合用，寒热、虚实兼顾。二诊加紫菀、冬花对药，入肺经，化痰、止咳，既治寒热错杂之本，亦治肺失宣降，痰浊内阻之标而收功。

（葛国岚　郑　攀）

24. 知母配川贝母

【功能主治】

知母，味苦、甘，性寒。归肺、胃、肾经。功能：清热泻火，滋阴润燥。主治：烦热消渴，肺热咳嗽，骨蒸劳热，肠燥便秘。《本草害利》曰："知母，清肺热，泻肾火之有余，入二经气分，润肾燥滋阴，消痰定嗽，止渴除烦。兼能安胎，利二便，消肿，为凉脾胃大肠之品。"

川贝母，味苦、甘，性微寒。归肺、心经。功能：清热化痰，润肺止咳。主治：肺热燥咳，吐痰咯血，肺痿，乳痈，瘰疬。《本草汇言》曰："川贝，开郁、下气、化痰之药也。润肺消痰，止咳定喘，则虚劳火结之证，贝母专司首剂。故配知母，可以清气滋阴；配芩、连可以清痰降火；配者、参可以行补不聚；配归、芍可以调气和营；又配连翘可解郁毒，治项下瘰核；配二陈代半夏用，可以补肺消痰、和中降火者也。以上修用，必以川者为妙。若解痈毒，破癥结，消实痰，敷恶疮，又以土者为佳。然川者味淡性优，土者味苦性劣，二者以分别用。"

知母与贝母相配，见于《急救仙方》二母散：知母、贝母各等份。上药为细末，临睡时用温开水调服。主治喘急咳嗽，痰涎壅盛。加减：如喘急甚，加苦葶苈末；久咳不止，加马兜铃末，如无，以粟壳（去筋膜，不制）代之。

【应用经验】

郑师认为，知母滋阴润燥，清肺肾之热而无芩连之燥；川贝母化痰止咳，散结消痈而无破气伤中之弊。二药相配，滋阴润燥，清热化痰，止咳平喘，小儿阴虚火旺，痰热咳喘者宜。唯知母性寒，用量宜小于贝母，以防寒凉伐胃。郑师常用知母、贝母相配，用于小儿痰热咳喘、乳蛾化脓、瘰疬肿痛、小儿鼾症等。

【病案举例】

周某，女，6岁，河南洛阳人，2015年9月12日初诊。

主诉：反复咳嗽2月余。

现病史：患儿2月前感冒后出现高热，咳嗽，经用阿奇霉素等治疗，高热退而咳不止。请中西医多方治疗2个月咳仍不止。求诊于郑师。诊见：咳嗽，夜间加重，咳黄黏痰，口渴，但饮水不多，纳食差，大便干结。舌质红，苔少，脉细数。

中医诊断：咳嗽。

西医诊断：支气管炎。

辨证：阴虚火旺，痰热郁肺。

治法：滋阴清热，化痰止咳。

方药：养阴清肺汤合二母汤加减。

处方：生地6g，麦冬6g，玄参6g，知母3g，川贝母4g，桔梗6g，白芍10g，瓜蒌10g，杏仁6g，甘草6g。中药配方颗粒，3剂，每日1剂，分2次冲服。

二诊（2015年9月15日）：服药后，咳嗽明显减轻，咳痰减少，舌转淡红，阴液得复，效不更方，再取3剂。

三诊（2015年9月18日）：咳嗽消失而愈。嘱其少食肥甘，避受寒冷。

【按语】本病因"感冒"，以致邪毒入里，痰热内蕴，肺阴耗损，阴虚内热，肺失宣肃，故用养阴清肺汤合二母汤加减，养阴清热，化痰止咳而愈。

（郑　攀）

25. 石菖蒲配远志

【功能主治】

石菖蒲，味辛、苦，性温。归心、胃经。功能：开窍豁痰，醒神益智，化湿开胃。主治：脘痞不饥，噤口下痢，神昏癫痫，健忘耳聋；理气，活血，散风，去湿。《神农本草经》："主风寒湿痹，咳逆上气，开心孔，补五脏，通九窍，明耳目，出音声。"《名医别录》："主耳聋，痈疮，温肠胃，止小便利，四肢湿痹，不得屈伸，小儿温疟，身积热不解，可作浴汤。聪耳目，益心智。"《本草纲目》："治中恶卒死，客忤癫痫，下血崩中，安胎漏，散痈肿。"

远志，味苦、辛，性温。归心、肾、肺经。功能：安神益智，交通心肾，祛痰，消肿。主治：心肾不交引起的失眠多梦、健忘惊悸，神志恍惚，咳痰不爽，疮疡肿毒，乳房肿痛。《神农本草经》："主咳逆伤中，补不足，除邪气，利九窍，益智慧，耳目聪明，不忘，强志倍力。"《本草纲目》："远志，入足少阴肾经，非心经药也。其功专于强志益精，治善忘。盖精与志，皆肾经之所藏也。肾经不足，则志气衰，不能上通于心，故迷惑善忘。"

【应用经验】

石菖蒲偏辛散以宣其痰湿，且通肾交心，开窍醒神；远志偏苦降以泄上逆之痰，长于祛痰开窍，安神益智。二药伍用，化湿祛痰，益肾健脑，开窍宁神之力增强。《圣济总录》：远志、石菖蒲伍用，名曰"远志汤"；《备急千金要方》加入龟板、龙骨，名曰"孔圣枕中丹"，其镇静安神、宁心益智、补肾健脑之功显著。

郑师对王孟英赞菖蒲"舒心气，畅心脉，怡心情，益心志……祛痰秽之浊而卫宫城，宣心思之结而通神明"之论十分赞赏。认为小儿神智未开，言语未通，最需畅其心脉，益其心志。创拟治疗小儿心脑疾患的"致远汤"，即以"石菖蒲、远志"为君药，常用两者配伍治疗小儿夜啼、夜游、失眠、多动症、抽动症、痴呆、健忘、遗尿、脑发育不良、癫痫等，多获良效。

【病案举例】

刘某，男，3岁6个月，河南商丘市人，2012年7月15日初诊。

主诉：夜卧不安3年余。

现病史：患儿出生后夜间睡眠不安，每入睡后，前半夜频发大声哭闹、惊叫，后半夜入睡尚可，偶有惊叫。家人曾多方求治，无效。诊见：精神、反应正常，形体瘦，纳食正常，脾气急躁，大便稍干，舌尖红，苔白腻，脉弦滑数。

中医诊断：夜啼。

西医诊断：睡眠障碍。

辨证：胆郁痰扰，心神不宁。

治法：清热化痰，养心安神。

方药：黄连温胆汤加减。

处方：黄连3g，法半夏6g，茯苓10g，陈皮6g，炒枳实6g，竹茹5g，生姜3g，炒酸枣仁10g，石菖蒲6g，远志6g。中药配方颗粒，3剂，每日1剂，分2次冲服。

二诊（2012年7月18日）：药后睡眠哭闹稍减少，守方再服4剂。夜间无哭闹，无惊叫，睡眠安。调方如下：石菖蒲6g，制远志6g，生龙骨10g，炙龟板10g。每日1剂，分2次冲服，连服14剂，善后而愈。随访2年未发作。

【按语】黄连温胆汤出自陆廷珍《六因条辨》，是在《三因极一病证方论》所载温胆汤的基础上去大枣加黄连而成，可燥湿化痰，清热除烦。小儿脾常不足，运化无力，痰湿内生；而肝常有余，易郁而化火生风；且神气怯懦，善惊易恐，故见胆郁痰热，心神不安之证。《景岳全书·不寐》："有邪而不寐者，去其邪而神自安也。"《血证论·卧寐》中已有："肝经有痰，扰其魂而不得寐者，温胆肠加枣仁治之。"本例患儿痰火内扰，急躁、惊恐、多梦，郑师以黄连温胆汤加酸枣仁，化痰清热，除烦安神，合菖蒲、远志则化湿、祛痰、安神之功大增，3年之疾，7剂而安，又14剂善后而愈。

（葛国岚　郑　攀）

26. 猫爪草配僵蚕

【功能主治】

猫爪草，味甘、辛，性温。归肝、肺经。功能：化痰散结，解毒消肿。主治：瘰疬痰核，疔疮，虫蛇咬伤，偏头痛，疟疾，牙痛，肺结核，淋巴结

结核，淋巴结炎，咽喉炎。《中药材手册》："治颈上瘰疬结核。"《河南中草药手册》："消肿，截疟。治瘰疬，肺结核。"

僵蚕，味咸、辛，性平。归肝、肺、胃经。功能：息风止痉，祛风止痛，化痰散结，为治风痰之圣药。《本草纲目》："散风痰结核、瘰疬、头风、风虫齿痛，皮肤风疮，丹毒作痒……一切金疮，疔肿风痔。"《神农本草经》："主小儿惊痫、夜啼，去三虫，灭黑，令人面色好，男子阴疡病。"

【应用经验】

郑师认为，僵蚕与猫爪草配伍化痰散结之功益彰，且有解毒之效。他在张景岳"五脏皆可生痰"理论基础上，注重痰浊在肾病发生发展过程中的病理作用，提出"痰浊为病"是导致肾病综合征发病及缠绵难愈的重要病理因素之一，且存在于肾病整个病程之中。在辨证与辨病相结合的基础上，十分重视专病、专症、专药的应用。猫爪草化痰散结为郑师治疗肾病的经验用药，凡有蛋白尿者必用之。经临床观察，猫爪草确有消除蛋白尿的功效，且与用量成正比。每日用量可用到30g。僵蚕为治风痰的圣药，既可疏风解表，祛除外邪，也可化痰散结，祛除停聚、流注痰浊。两者配伍祛痰散结之功益增，为治疗肾病之佳配。创拟了治疗小儿肾病综合征、慢性肾炎的"清漾汤"（见《郑启仲儿科经验撷粹》）：猫爪草、炒僵蚕、刘寄奴、益母草、炒地龙、生黄芪、菟丝子、金樱子。猫爪草、僵蚕为君药。临床疗效满意。同时用于治疗小儿乳蛾、腺样体增生、淋巴结炎等属痰瘀、痰火互结者疗效显著。

【病案举例】

徐某，男，11岁，山东莘县人，2003年4月9日初诊。

主诉：浮肿、尿检异常时轻时重已4年。

现病史：患儿4年前发现水肿、蛋白尿，当地医院诊为"肾病综合征"，经用泼尼松片等治疗浮肿消、尿蛋白转（－），自行停药后复发。后经某医科大学附属医院等西医、中医、中西医结合治疗，反复不愈已4年。经患者推荐而转请郑师中药治疗。诊见：体胖，下肢轻度浮肿，面色萎黄，双气池色暗，舌质淡略紫，苔微黄而腻，脉弦滑。查尿蛋白（＋）。

中医诊断：水肿。

西医诊断：肾病综合征。

辨证：痰湿内蕴，气虚血瘀。

治法：化痰除湿，益气化瘀。

方药：清漾汤（郑启仲经验方）加减。

处方：猫爪草20g，炒僵蚕10g，黄芪30g，刘寄奴10g，赤芍10g，川芎10g，土茯苓15g，生薏苡仁15g，制水蛭1g（研末冲）。14剂，每日1剂，水煎，分2次服。

二诊（2003年4月25日）：查尿蛋白（+），其母说："我看他吃药后比过去爱动了，发脾气也少了，有效。"下肢浮肿消失，舌略紫，苔变白薄，脉仍弦滑。上方土茯苓加至20g，加三七参2g（研末冲服）。14剂，每日1剂，水煎服。

三诊（2003年5月10日）：尿蛋白（±），浮肿消，面见有华，气池色暗转淡，脉现缓象。效不更方，上方再服30剂。

四诊（2003年6月12日）：诸症显著好转，尿蛋白（-）。守法调理8个月至2003年12月停药。随访3年未见复发。

【按语】该患儿肾病综合征4年余，未获正规系统治疗而迟迟不愈，郑师抓住体胖痰湿内蕴，气虚血瘀阻络之病机，径投清漾汤化痰散结、补虚通络，加赤芍、川芎、水蛭、三七及土茯苓、生薏苡仁，以加强活血化瘀、除湿健脾之力，致使4年肾病之苦顺利获得临床治愈。方中猫爪草、僵蚕为君药贯穿始终，可见郑师治肾病用药之特色。

（葛国岚 郑 攀）

27. 刘寄奴配黄芪

【功能主治】

刘寄奴，味苦，性温。归心、肝、脾经。功能：散瘀止痛，疗伤止血，破血通经，消食化积。主治：急性黄疸型肝炎，牙痛，慢性气管炎，口腔炎，咽喉炎，扁桃体炎，肾炎，疟疾；外用治眼结膜炎，中耳炎，疮疡，湿疹，外伤出血。《本草纲目》："小儿尿血，新者研末服。"《日华子本草》："治心腹痛，下气水胀、血气，通妇人经脉癥结，止霍乱水泻。"《开宝本草》："疗金疮，止血为要药；产后余疾，下血、止痛。"

黄芪，味甘，性微温。归脾、肺经。功能：补气健脾，升阳举陷，固表止汗，利水消肿，托毒排脓，敛疮生肌。《神农本草经》记载："主痈疽，久败疮，排脓止痛；大风癞疾；五痔鼠瘘；补虚，小儿百病。"《日华子本草》记载："助气壮筋骨，长肉补血。"《本草纲目》："黄芪，治气虚盗汗，并自汗及肤痛，是皮表之药；治咯血，柔脾胃，是中州之药；治伤寒尺脉不至，补肾脏元气，是里药。乃上、中、下、内、外、三焦之药也。"

【应用经验】

郑师认为，刘寄奴苦泄温通，性善行散；黄芪长于补气，两者同用，泻中寓补，使补虚不敛邪，祛邪不伤正，且可奏气帅血行，瘀通气畅之功。常用于治疗肾病、过敏性紫癜、血小板减少性紫癜、重症肌无力等证属气虚兼血瘀者疗效肯定。

【病案举例】

李某，男，4岁8个月，河南浚县人，1993年10月21日初诊。

主诉：全身浮肿、蛋白尿反复不愈已2年4个月。

现病史：患儿于1991年6月发现不明原因的全身水肿，当地县医院诊为"肾病综合征"住院，经用激素（泼尼松片）等治疗2个月，浮肿消退，尿蛋白由（+++）减为（±），带药出院。当泼尼松片减至5mg、隔日1次时复发如前。转至某大学附属医院住院治疗后好转，出院后又复发，且一次较一次重。高度水肿及蛋白尿迟迟不消，又赴某省中医医院住院，激素加中药治疗6个月，一度减轻而终未达水肿消退、尿蛋白转阴之目的。因经济困难而转请郑师治疗。诊见：全身高度浮肿以下肢为重，尿蛋白（+++），肾病综合征"三高一低"诊断依据俱全。神疲倦卧，面白无华，畏寒肢冷，语音低微，纳少便溏，小便短少，肚腹胀大，腹水征明显，舌质淡有瘀点，苔白水滑，脉沉细无力。

中医诊断：水肿。

西医诊断：肾病综合征。

辨证：脾肾阳虚，阳虚水泛。

治法：补肾健脾，温阳利水。

方药：真武汤合清漾汤（郑启仲经验方）加减。

处方：制附子 6g（先煎），生姜 6g，茯苓 10g，炒白术 10g，黄芪 15g，刘寄奴 6g，补骨脂 6g，金樱子 6g。7 剂，每日 1 剂，水煎，分 3 次服。

二诊（1993 年 10 月 28 日）：尿蛋白（+++），小便有增，水肿见减，神疲有缓，仍畏寒肢冷、脉沉细无力。综观脉证，直感病重药轻，加量试之。上方制附子加至 9g（先煎），生姜改干姜 6g，黄芪加至 24g，加红参 9g。7 剂，每日 1 剂，水煎，分 4 次服。

三诊（1993 年 11 月 5 日）：尿蛋白（++），水肿减轻，畏寒肢冷好转，大便成形，小便增多，哭声较前有力，脉见平缓。其父母信心大增。药已中的，守法再调。

处方：制附子 12g（先煎），干姜 6g，炒白术 12g，茯苓 12g，黄芪 24g，红参 12g，刘寄奴 6g，补骨脂 6g，金樱子 9g。7 剂，每日 1 剂，水煎，分 4 次服。

四诊（1993 年 11 月 13 日）：诸症明显递减，上方再取 14 剂，每日 1 剂，水煎，分 3 次服。

五诊（1993 年 11 月 28 日）尿蛋白（+），浮肿基本消退，精神显著好转，虽天渐冷而畏寒却渐消，纳增便调，舌淡苔白薄，脉缓有神，而舌边瘀点仍见。原服泼尼松片隔日 5mg，家长见中药已取效而自行停服。其父提出天已转冷，路远不便，请求带 30 剂继服。

六诊（1993 年 12 月 30 日）：经某医学院附属医院检查：尿蛋白（-），除血浆蛋白略低外，余未见异常。浮肿消退，诸症悉除。守法再调，以冀善后。

处方：黄芪 15g，红参 6g，炒白术 9g，茯苓 9g，制附子 3g，刘寄奴 6g，益母草 15g，丹参 9g，益智仁 6g，炙甘草 3g，生姜 2 片，大枣 3 枚为引。又服 30 剂，未见复发，上方改隔日 1 剂，水煎服。2 个月后再诊，一切如常，父母唯恐复发，求根治之方。上方去附子、生姜、大枣，加猫爪草 6g、补骨脂 6g、金樱子 12g，共为细末，每日 12g，分 2 次，轻煎取汁服。至 1994 年 9 月停药，随访 10 年未见复发。

【按语】该患儿患肾病综合征，经多家医院中西医治疗反复不愈 2 年余。无奈转请时在县中医院工作的郑师诊治。患儿属激素依赖型肾病综合征，呈一派脾肾阳虚、阳虚水泛之证。郑师直投真武汤合经验方清漾汤加减，并视患儿变化，逐渐加大温阳主药附子用量，改生姜为干姜，加红参已成四逆汤于内，果收阳回阴退、正复邪消之佳效。

（葛国岚　郑　攀）

28. 五倍子配黄柏

【功能主治】

五倍子，味酸、涩，性寒。归肺、大肠、肾经。功能：敛肺降火，涩肠止泻，敛汗，固精止遗，止血，收湿敛疮。主治：肺虚久咳；自汗盗汗；久痢久泻；脱肛；遗精；白浊；各种出血；痈肿疮疖。《本草纲目》："其味酸咸，能敛肺止血化痰，止渴收汗；其气寒，能散热毒疮肿；其性收，能除泄痢湿烂。"《本草拾遗》："治肠虚泄痢，熟汤服。"《本草衍义补遗》："善收顽痰，解诸热病。"

黄柏，味苦，性寒。归肾、膀胱经。功能：清热燥湿，泻火解毒，除骨蒸。主治：湿热痢疾、泄泻、黄疸；梦遗、淋浊、带下；骨蒸劳热，盗汗；以及口舌生疮；目赤肿痛；痈疽疮毒；皮肤湿疹。《本草衍义补遗》："檗皮，走手厥阴，而有泻火补阴之功。配细辛，治口疮有奇功。"

【应用经验】

郑师认为，二者相配，黄柏苦寒为治疮之圣药；五倍子酸涩善于收湿敛疮。对于邪毒侵蚀、湿毒久蕴，可清热燥湿、解毒敛疮，有相得益彰之妙。用于湿疮流水、溃疡不敛、疮疖肿毒等疾病有良效。并创拟了"苍倍汤"：炒苍术、五倍子、黄柏、砂仁、玄参、肉桂、甘草。用于复发性口腔溃疡证属脾胃湿热、阴虚火炎者有良效，并获厅级成果奖。

【病案举例】

陈某，女，7岁，学生，河南驻马店市人，2010年9月6日初诊。

主诉：口疮反复发作 3 年。

现病史：口疮反复发作已 3 年，经当地诊为"复发性口腔溃疡"，用中西药治疗未能控制，且近 1 年来日见加重，平均每月 1~2 次发病，而求郑师诊治。诊见：面色萎黄，两颊、下唇内、舌边多处溃疡，红肿热痛，大便干，舌红苔黄，脉弦数。

中医诊断：口疮。

西医诊断：复发性口腔溃疡。

辨证：湿热内蕴，虚火上炎。

治法：除湿清热，引火归原。

方药：苍倍汤（郑启仲经验方）加减。

处方：苍术 15g，黄柏 12g，五倍子 3g，砂仁 6g，玄参 10g，肉桂 2g，甘草 6g。7 剂，每日 1 剂，水煎服。

二诊（2010 年 9 月 14 日）：口疮已愈合，其母求根治之法。上方减量，改用中药配方颗粒巩固疗效，连服 14 天未见复发。改为隔日服，再服 15 剂，又 1 月未发，停药观察。随访 1 年未见复发。

【按语】反复口腔溃疡发作时常表现为湿热内蕴，郑师善用黄柏配伍五倍子清热燥湿，解毒降火，收湿敛疮，用于反复口腔溃疡发作期有良效。本例患儿本虚标实，肾阴不足，虚火上炎，湿热内蕴，郑师以黄柏配伍五倍子合苍术以运脾燥湿，敛疮以治其标；合封髓丹加玄参滋阴降火，加肉桂引火归原以治其本，取得良效。

（葛国岚　郑　攀）

29. 旋覆花配枇杷叶

【功能主治】

旋覆花，苦、辛、咸，性温。入肺、脾、胃、大肠经。功能：消痰，下气，软坚，行水。主治：胸中痰结，胁下胀满，咳喘，呃逆，唾如胶漆，心下痞硬，噫气不除，大腹水肿等病症。《本草纲目》："旋覆乃手太阴肺、手阳明大肠药也。所治诸病，其功只在行水下气通血脉尔。"《神农本草经》："旋覆花，开结气，降痰涎，通水道，消肿满，凡气壅湿热者宜之。但其性在走散，故凡见大肠不实及气虚阳衰之人，皆所忌用。"

枇杷叶，味苦，性微寒。入肺、胃经。功能：清肺止咳，降逆止呕。主治：肺热咳嗽，气逆喘急，胃热呕吐，哕逆不止等病症。止咳宜炙用，止呕宜生用。《本草再新》："清肺气，降肺火，止咳化痰，止吐血衄血，治痈痿热毒。"《本草纲目》："枇杷叶，治肺胃之病，大都取其下气之功耳。气下则火降痰顺，而逆者不逆，呕者不呕，渴者不渴，咳者不咳矣。"《本草汇言》："枇杷叶，安胃气，润心肺，养肝肾之药也。沈孔庭曰：主呕哕反胃而吐食不止，安胃气也；或气逆痰滞而咳嗽靡宁，润肺气也；或虚火烦灼而舌干口燥，养肾气也；或瘟疫暑暍而热渴不解，凉心气也。"

【应用经验】

旋覆花与枇杷叶，两者皆有化痰平喘，降逆止呕之功，但枇杷叶苦，微寒，用于偏热证，治疗肺热燥咳，同时又和胃降逆，用于胃热呕吐；旋覆花辛，微温，多用于偏寒者更为宜，用于胃气上逆噫气、呕吐。二药为伍，既可清肺化痰，止咳平喘，又可和胃降逆，下气止呕。

郑师认为，旋覆花与枇杷叶同用相得益彰，肺胃同治，可收事半功倍之效。常用于咳嗽，气逆，胃脘痞闷，恶心欲呕，不欲饮食等病证多收良效。

【病案举例】

梁某，女，10岁，驻马店市人，2013年10月16日初诊。

主诉：呕吐2月余。

现病史：近2月来每日呕吐5~7次，食后易吐，并觉胃脘部胀闷不适，于当地多家医院求治，服用中西药物，效不佳。诊见：神疲，面色黄黯，按压胃脘部胀气，微痛，大便黏腻不爽，舌淡红，苔黄腻，脉滑。

中医诊断：呕吐。

西医诊断：胃炎。

辨证：脾胃虚弱，寒热错杂。

治法：散结除痞，降逆止呕。

方药：半夏泻心汤加减。

处方：法半夏 9g，党参 10g，干姜 6g，生姜 3g，黄连 5g，黄芩 10g，大枣 4 枚，炙甘草 6g，竹茹 10g，砂仁 6g。3 剂，每日 1 剂，水煎服。

二诊（2013 年 10 月 19）：腹部痞满感减轻，呕吐次数减少，仍有食后易吐，舌淡红，苔黄腻，脉滑。上方加旋覆花 6g，枇杷叶 9g。7 剂，每日 1 剂，水煎服。

三诊（2013 年 10 月 26 日）：呕吐逐日减轻，近 3 天未再呕吐，腹部痞满消失，食量增加，大便正常，舌淡红，脉缓。予六君子汤加旋覆花 6g，枇杷叶 6g，生姜 6g，调理 1 周而愈。

【按语】半夏泻心汤源自《伤寒论》。《伤寒论》149 条："伤寒五六日，呕而发热，柴胡证具，而以他药下之但满而不痛者，此为痞，柴胡不中与之，宜半夏泻心汤。"《金匮要略》中论述："呕而肠鸣，心下痞者，半夏泻心汤主之。"该患儿胃痞、呕吐、大便溏，苔黄腻、脉滑，证属脾胃虚弱、寒热互结。选用半夏泻心汤合用旋覆花、枇杷叶对药加减，和胃降逆，下气止呕，标本兼顾，药证相符而速取良效。

（葛国岚　郑　攀）

30. 仙鹤草配款冬花

【功能主治】

仙鹤草，味苦、涩，性平。归心、肝经。功能：收敛止血，截疟，止痢，解毒，补虚。《滇南本草》："治妇人月经或前或后，赤白带下，面寒腹痛，日久赤白血痢。"《现代实用中药》："为强壮性收敛止血剂，兼有强心作用。适用于肺病咯血，肠出血，胃溃疡出血，齿科出血，痔血，肝脓肿等症。"

款冬花，味辛、微苦，性温。归肺经。功能：润肺下气，止咳化痰。用于新久咳嗽，喘咳痰多，劳嗽咯血。《本草纲目》："咳逆上气善喘，喉痹，诸惊痫寒热邪气。本经消渴，喘息呼吸。疗肺气心促急，热乏劳咳，连连不绝，涕唾稠黏，肺痿肺痈，吐脓血。润心肺，益五脏，除烦消痰，洗肝明目，及中风等疾。"《神农本草经》："主咳逆上气善喘，喉痹，诸惊痫，寒热邪。"

【应用经验】

郑师认为，仙鹤草收敛作用强，重用镇咳效佳，且有补虚之功；款冬花治疗咳喘，无论外感内伤，寒热虚实，皆可应用。两者常相须为用，可祛痰、止咳平喘、止血、补虚，对治疗支气管炎、哮喘、肺脓肿、肺结核等疾病引起的咳嗽、喘息、咳痰、咯血等症有良效。

【病案举例】

李某，男，5岁，河南省郑州市人，2015年10月12日初诊。

主诉：咳嗽3月余。

现病史：患儿3月前咳嗽，病初流涕，有痰，经当地多方治疗，仍反复咳嗽，时轻时重，以晨起、活动后咳嗽增多，时有咳痰，痰少色白。诊见：面色㿠白，咳嗽，咳声无力，动易汗出，纳少，咽不红，双肺听诊呼吸音粗，舌淡，苔白腻，脉无力。

中医诊断：咳嗽。

西医诊断：支气管炎。

辨证：脾肺气虚，痰湿内停。

治法：益气健脾，化痰止咳。

方药：六君子汤加减。

处方：党参6g，炒白术6g，茯苓9g，款冬花6g，仙鹤草10g，法半夏6g，陈皮6g，五味子6g，炙甘草3g。中药配方颗粒，3剂，每日1剂，分3次，水冲服。

二诊（2015年10月15日）：咳嗽、咳痰减少，痰少，口唇稍干，舌淡，苔薄白，脉无力，上方加麦冬6g，再进6剂。

三诊（2015年10月21日）：咳嗽止。舌淡红，苔白，脉缓。上方去党参、法半夏，加太子参，6剂而愈。

【按语】本案患儿咳嗽日久，追问病史，常服解表、清热解毒、止咳药，多方治疗，外邪虽尽，正气耗伤。肺气虚，则宣降无权，气逆而咳，津聚成痰，且不耐寒热，反复易感；脾气虚则纳少，乏力，痰湿内生，故症见：咳声无力，多汗，纳少，遇冷易咳，病情反复，病势缠绵。郑师以六君子汤健脾补肺，益气化痰，合用款冬花、仙鹤草对药，则补虚、化痰止咳之力益增，药切病机，见效显著。

（葛国岚　郑　攀）

31. 败酱草配薏苡仁

【功能主治】

败酱草，味辛、苦，性微寒。归胃、大肠、肝经。功能：清热解毒，消痈排脓，祛瘀止痛。主治：肠痈，肺痈，咳吐脓血，热毒疮疔，胸腹疼痛，阑尾炎，肠炎，痢疾，产后腹痛，痛经。《本草纲目》："治血淋痔瘘。"《滇南本草》："凉血热，寒胃，发肚腹中诸积，利小便。"《名医别录》："疗肠澼，渴，热中疾，恶疮。耐饥寒。"

薏苡仁，味甘、淡，性凉。归脾、胃、肺经。功能：利水渗湿，健脾止泻，除痹，排脓，解毒散结。主治：水肿，脚气，小便不利。《本草纲目》中记载：薏米能"健脾益胃，补肺清热，祛风渗湿。炊饭食，治冷气。煎饮，利小便热淋。"《本草新编》："薏仁最善利水，不至损耗真阴之气，凡湿盛在下身者，最宜用之，视病之轻重，准用药之多寡，则阴阳不伤，而湿病易去。故凡遇水湿之症，用薏仁一、二两为君，而佐之健脾去湿之味，未有不速于奏效者也，倘薄其气味之平和而轻用之，无益也。"

【应用经验】

郑师认为，败酱草与薏苡仁配伍，解毒、除湿、散结、排脓之力益彰，且有散瘀之功。可用于治疗小儿湿疹、乳蛾、鼻渊、结肠炎、肠痈、肠系膜淋巴结炎及妇科的盆腔炎、宫颈炎、带证等湿热瘀阻疾病。

【病案举例】

李某，男，6岁，河南省郑州市人，2008年10月7日初诊。

主诉：扁桃体反复发炎 2 年。

现病史：近 2 年来扁桃体反复发炎，某医院建议切除，父母恐惧手术而求郑师诊治。诊见：患儿体较胖，面色白，咽不红。双扁桃体Ⅲ度肿大，色淡红，散在少量白色分泌物，患儿觉咽部有异物感，睡中打鼾，时自汗，手足欠温，易感冒，舌体胖，质淡红，苔白腻，脉浮数。

中医诊断：乳蛾。

西医诊断：慢性扁桃体炎。

辨证：脾肺气虚，痰湿内阻。

治法：益气温阳，排脓消肿。

方药：薏苡附子败酱散加减。

处方：薏苡仁 15g，制附子 3g，败酱草 10g，黄芪 10g，白芥子 6g，桔梗 6g，甘草 3g。中药配方颗粒，7 剂，每日 1 剂，分 2 次冲服。

二诊（2008 年 10 月 14 日）：咽部异物感减轻，视扁桃体分泌物消失。上方再进 14 剂。

三诊（2008 年 10 月 29 日）：睡中打鼾明显减轻，扁桃体缩至Ⅱ度，其父母请求再服。守上方又进 30 剂。

四诊（2008 年 11 月 30 日）：诊见扁桃体缩至Ⅰ度，守法再调。

处方：薏苡仁 10g，鹿角胶 6g，败酱草 10g，黄芪 10g，炒白术 6g，防风 3g，白芥子 3g，炙甘草 3g。中药配方颗粒，隔日 1 剂，分 2 次冲服，以巩固疗效。1 个月后复查，诸症悉平，随访 1 年未见复发。

【按语】本病患儿，体型偏胖，为痰湿体质，因反复咽炎、扁桃体炎，多服用寒凉药物，致肺脾气虚，阳气不足，温运无力则水湿内停，久则郁而化热，使寒、湿、热、瘀互结，阻滞经络，因咽喉部为肺胃门户，多条经络循行之地，故发病又表现为反复咽炎、扁桃体炎，缠绵难愈。郑师采用清热祛湿与振奋阳气法同用，活用《金匮要略》薏苡附子败酱散，以败酱草、薏苡仁为君，清热解毒，除湿散结，逐瘀排脓；以附子温阳通经，散寒除湿，取得奇效。败酱草、薏苡仁配伍为郑师经验用药，常用于治疗急、慢性湿热瘀阻疾病，每获良效。湿热重者，可配伍土茯苓、地丁、公英；气虚者，可配伍黄芪；血瘀者，可配伍桃仁、红花。

（葛国岚　郑 攀）

32. 土茯苓配蒲公英

【功能主治】

土茯苓，味甘、淡，性平。归肝、胃经。功能：解毒，除湿，通利关节。主治：梅毒，淋浊，筋骨挛痛，脚气，疔疮，痈肿，瘰疬，梅毒及汞中毒所致的肢体拘挛、筋骨疼痛。《本草纲目》："食之当谷不饥，调中止泄，健行不睡。健脾胃，强筋骨，祛风湿，利关节，止泄泻，治拘挛骨痛，恶疮痈肿，解汞粉、银朱毒。"《本草正义》："土茯苓，利湿去热，能入络，搜剔湿热之蕴毒。其解水银、轻粉毒者，彼以升提收毒上行，而此以渗利下导为务，故专治杨梅毒疮，深入百络，关节疼痛，甚至腐烂，又毒火上行，咽喉痛溃，一切恶症。"

蒲公英，味苦、甘，性寒。归肝、胃经。功能：清热解毒，消肿散结，利湿通淋。主治：上呼吸道感染，眼结膜炎，流行性腮腺炎，高血糖，乳痈肿痛，胃炎，痢疾，肝炎，胆囊炎，急性阑尾炎，泌尿系感染，盆腔炎，痈疖疔疮，咽炎，急性乳腺炎，淋巴结炎，瘰疬，感冒发热，急性支气管炎。《本草经疏》："蒲公英味甘平，其性无毒。当是入肝入胃，解热凉血之要药。乳痈属肝经，妇人经行后，肝经主事，故主妇人乳痈肿乳毒，并宜生啖之良。"

【应用经验】

土茯苓与蒲公英，两者均能解毒利湿。土茯苓利湿之功显著，蒲公英清热解毒之力更强，相须为用可使湿热分治，热清于内，湿利于下，对三焦湿热均有佳效，可用于治疗湿热引起的热淋、带下、疥癣、湿疮等病症。郑师常将两者配伍治疗证属湿毒胶结的腮腺炎、淋巴结炎、鼻炎、胃炎、盆腔炎、阑尾炎、泌尿系感染、荨麻疹、痤疮等疾病，每取佳效。

【病案举例】

张某，女，17 岁，河南郑州市人，2013 年 6 月 11 日初诊。

主诉：面部反复丘疹、疱疹 3 年余。

现病史：3 年来面部反复丘疹、疱疹伴瘙痒，时有口臭，平素嗜食肥甘。诊见：身材中等，体型胖，面色黄，面部丘疹、疱疹，色红，如小米、大米粒大小，破后有渗液。多食，口臭，月经量多，带下色黄，大便稍干，舌质红，苔白腻，脉滑数有力。

中医诊断：痤疮。

西医诊断：毛囊炎。

辨证：风热上攻，脾胃湿热。

治法：疏风止痒，清热利湿。

方药：消风散加减。

处方：荆芥 10g，防风 10g，蝉蜕 10g，苦参 10g，苍术 10g，牛蒡子 10g，甘草 6g，生地 10g，当归 15g，白鲜皮 15g，土茯苓 20g，蒲公英 15g。7 剂，每日 1 剂，水煎服，并嘱忌食鱼、虾、肉类及辛辣、甜食。

二诊（2013 年 6 月 18 日）：面部瘙痒止，皮疹减少，口臭好转，大便正常。舌质红，舌苔白腻，较前薄，脉滑数。守上方再服 7 剂。

三诊（2013 年 7 月 25 日）：面部皮疹明显消退，未再有新发丘疹、疱疹，大便正常。上方去苦参、牛蒡子、生地，加滑石 15g，生苡仁 15g。隔日 1 剂。

四诊（2013 年 8 月 24 日）：上服 14 剂，诸症悉平。改玉屏风颗粒、四妙丸善后而愈。随访 1 年，面部痤疮未发。

【按语】本例患者感受风热，见面部丘疹、疱疹，色红，瘙痒，而平素嗜食肥甘，湿热内生，见多食、口臭、便干，而湿热久蕴，熏蒸于内，致病势缠绵，反复难愈。以消风散疏风清热，合土茯苓、蒲公英药对，增利湿解毒、消肿散结之功，使上、中焦湿热分离速消，取得佳效。而湿热久蕴及服用寒凉药物，易伤正气，故四诊给予玉屏风颗粒、四妙丸固本以防复发而收全功。

（葛国岚　郑　攀）

33. 生白术配炒白术

【功能主治】

白术，味甘、苦，性温。归脾、胃经。功能：健脾益气，燥湿利水，止汗，安胎。主治：脾气虚弱，食少腹胀，大便溏泻；痰饮，水肿，小便不利，湿痹酸痛，气虚自汗，胎动不安。《医学启源》："除湿益燥，和中益气，温中，去脾胃中湿，除胃热，强脾胃，进饮食，和胃，生津液，主肌热，四肢困倦，目不欲开，怠懒嗜卧，不思饮食，止渴，安胎。"《本草求真》："白术缘何专补脾气？盖以脾苦湿，急食苦以燥之，脾欲缓，急食甘以缓之；白术味苦而甘，既能燥湿实脾，复能缓脾生津。且其性最温，服则能以健食消谷，为脾脏补气第一要药也。书言无汗能发，有汗能收，通溺止泄，消痰治肿，止热化癖，安胎止呕，功效甚多，总因脾湿则汗不止，脾健则汗易发，凡水湿诸邪，靡不因其脾健而自除，吐泻及胎不安，亦靡不因其脾健而悉平矣。故同枳实则能治痞，同黄芩则能安胎，同泽泻则能利水，同干姜、桂心则能消饮去癖，同地黄为丸，则能以治血泻萎黄，同半夏、丁香、姜汁，则可以治小儿久泻，同牡蛎、石斛、麦麸，则可以治脾虚、盗汗"。

关于白术的功能，生熟各异。《审视瑶函·用药生熟各宜论》所论甚为精当："药之生熟，补泻在焉。剂之补泻，利害存焉。盖生者性悍而味重，其攻也急，其性也刚，主乎泻。熟者性淳而味轻，其攻也缓，其性也柔，主乎补。补泻一差，毫厘千里，则药之利人害人判然明矣。"《本经逢原》："白术，生用有除湿益燥，消痰利水，治风寒湿痹，死肌痉疸，散腰脐间血，及冲脉为病，逆气里急之功；制熟则有和中补气，止渴生津，止汗除热，进饮食，安胎之效"。

【应用经验】

郑师用药十分讲究，重视中药炮制。"生泻熟补""生升熟降""生猛熟缓""生寒熟温"等，常在带教中把中药炮制后的应用经验讲给我们。同一味药生、熟配对应用是郑师用药的一大特色。他认为，小儿为"稚阴稚阳"之体，发病容易，变化迅速，易寒易热，易虚易实。本虚标实、寒热错杂、上实下虚、上热下寒等证随时可见，常常药未入口而病机已转。用药主张：守常达变，方小量轻，表里同治，寒热并用，补泻兼施，中病即止，时护胃气，谨防伤正八原则。

生白术配炒白术，是郑师常用的对药之一，白术为"补气健脾第一要药"，小儿"脾常不足"，脾主运化，为后天之本，生化之源。小儿乳食不知自节，常易损伤脾胃，而致呕吐、泄泻、便秘、腹痛等症发生。郑师创拟"小儿胃宝"一方，专治小儿脾虚胃弱所致纳呆厌食，或善饥消谷；大便秘结，或干溏不调；舌胖苔腻，或淡红苔少；指纹淡红，或色紫而滞；风气色黄，或色兼红紫等。小儿胃宝由：生、炒苍术，生、炒白术，生、炒山楂，生、炒麦芽，生、炒内金，炒栀子，石菖蒲，玫瑰花，蝉蜕组成，制作散剂，每岁每日 2g，分早晚 2 次冲服，也可用中药配方颗粒。临床应用数十年，多获良效。

【病案举例】

钱某，男，5 岁，山东济宁人，1986 年 3 月 17 日初诊。

主诉：厌食，消瘦 3 年余。

现病史：患儿足月顺产，母乳喂养，断奶后一直纳呆食少，挑食、厌食，大便时秘时溏。经当地多处治疗不见好转而来诊。诊见：面色黄而少华，发黄而疏，双气池色淡紫且有眼袋形成，二目乏神，巩膜有蓝斑，消瘦，腹大，按之软，无压痛，厌恶进食，大便时秘时溏，舌胖有齿痕，苔白黄中厚，脉弱无力。查肝功能未见异常，血常规未见异常。

中医诊断：恶食。

西医诊断：厌食症。

辨证：脾失健运，胃纳失司。

治法：健脾益气，和胃消食。

方药：小儿胃宝（郑启仲经验方，院内制剂）。

处方：小儿胃宝 10g。14 剂，每日 1 剂，分 3 次饭后冲服。

二诊（1986 年 4 月 2 日）：服上方后饮食增加，大便每日 1 次，精神明显好转，舌中厚苔已消退大半，脉见缓象。药已中的，效不更方，上方再取 30 剂。

三诊（1986 年 5 月 10 日）：诸症平，父甚喜，求根治，防复发。

处方：小儿胃宝 5g。15 剂，改隔日 1 剂，分 2 次早晚服。随访 3 年未见复发。

【按语】该患儿厌食 3 年余，久治不效。郑师投小儿胃宝顺利治愈。小儿胃宝方 5 味药生熟配伍，伍炒栀子、玫瑰花、石菖蒲、蝉蜕于其中。可见郑师针对小儿生理病理特点制方之匠心，也是郑师从肝论治儿科学术思想"厌食从肝论治"的研究成果之一。

（葛国岚　郑　攀）

34. 生山楂配炒山楂

【功能主治】

山楂，味酸、甘，性微温。归脾、胃、肝经。功能：消食健胃，行气散瘀，化浊降脂。主治：肉食滞积、癥瘕积聚、腹胀痞满、瘀阻腹痛、痰饮、泄泻、肠风下血等。"山楂，味中和，消油垢之积，故幼科用之最宜。若伤寒为重症，仲景于宿食不化者，但用大、小承气，一百一十三方中并不用山楂，以其性缓不可为肩弘任大之品。核有功力，不可去也"（《本草通玄》）。"山楂入肝经，能行气散结止痛，炒用兼能止泻止痢。治泻痢腹痛，可单用焦山楂水煎服，或用山楂炭研末服"（《中药学》第 2 版第 270 页，中国中医药出版社 2007 年出版）。

【应用经验】

炒山楂，味酸，甘，微温。性味要比生山楂温和。归脾、胃、肝经。消食化积，炒山楂不仅酸味减弱，且苦味增强，长于消食止泻。活血化瘀止痛多用生山楂，消食导滞宜用炒山楂。郑师认为，"生升熟降"是多数中药炮制后的主要功能变化，中焦脾胃为气机升降的枢纽，生熟同用正合人体气机升降，可收相得益彰、事半功倍之效。生熟山楂相配是其常用的对药之一，创制小儿胃宝方（见"33. 生白术配炒白术"条）用于治疗小儿厌食、积滞、疳证、泄泻、便秘等，常收佳效。

【病案举例】

宋某，女，4 岁，河南郑州市人，2012 年 5 月 12 日初诊。

主诉：泄泻时轻时重 3 个月。

现病史：患儿 3 个月前因饮食不节出现泄泻，大便稀糊或水样，夹有不消化食物残渣，静脉点滴药物，口服头孢类抗生素、小儿泻速停颗粒疗效不佳而来诊。诊见：神疲乏力，大便稀糊，气味酸臭，腹胀，纳差。舌淡红，苔白腻，脉弦滑。大便常规：未见异常。

中医诊断：泄泻。

西医诊断：小儿腹泻。

辨证：积滞内停，脾胃失和。

治法：运脾和胃，消食止泻。

方药：小儿胃宝（郑启仲经验方）加减。

处方：生苍术 3g，炒苍术 3g，生白术 3g，炒白术 6g，生山楂 3g，炒山楂 6g，生麦芽 3g，炒麦芽 6g，乌梅 3g，藿香 6g，陈皮 6g，砂仁 3g。中药配方颗粒，3 剂，每日 1 剂，分 3 次，水冲服。

二诊：（2012 年 5 月 15 日）：服用前方后诸症减轻，效不更方，继服 2 剂而愈。

【按语】该患儿以泻下夹有不消化食物残渣，气味酸腐，脘腹痞满，纳呆，舌苔白腻，脉滑为主症。"饮食自倍，肠胃乃伤"，故投小儿胃宝方加减，运脾和胃、消食止泻。药切病机，收效亦著，5 剂而愈。郑师非常认同江育仁教授"脾健不在补贵在运"的思想。所以，运脾消食是治疗本例泄泻的关键。

（葛国岚 郑 攀）

35. 生麦芽配炒麦芽

【功能主治】

麦芽，味甘，性平。归脾、胃、肝经。功能：行气消食，健脾开胃，退乳消胀。主治：食积不消，脘腹胀痛，脾虚食少，乳汁郁积，乳房胀痛，妇女断乳。《本草纲目》："麦蘖、谷芽、粟蘖，皆能消导米面诸果食积。观造饧者用之，可以类推。但有积者能消化，无积而久服，则消人元气也，不可不知。若久服者，须同白术诸药兼用，则无害。"《滇南本草》："宽中，下气，止呕吐，消宿食，止吞酸吐酸，止泻，消胃宽膈，并治妇人奶乳不收，乳汁不止。"《医学衷中参西录》："大麦芽，至妇人乳汁为血所化，因其善于消化精微兼破血之性，故又善回乳。入丸散剂可炒用，入汤剂宜生用。"《药品化义》："大麦芽，炒香开胃，以除烦闷。生用力猛，主消麦面食积，癥瘕气结，胸膈胀满，郁结痰涎，小儿伤乳，又能行上焦滞血。若女人气血壮盛，或产后无儿饮乳，乳房胀痛，丹溪用此二两，炒香捣去皮为末，分作四服立消，其性气之锐，散血行气，迅速如此，勿轻视之。"

【应用经验】

郑师认为，生麦芽长于疏肝健脾、通乳，且有理气、利湿之功。可用于肝气郁滞，脾虚食少，乳房胀满，乳汁郁积，肝胆湿热。麦芽炒用气香味浓，醒脾开胃，有消补兼备之功，可用于乳食积滞，脘腹胀满，食欲不振，伤食泄泻，乳食不消之证。两者合用，生升熟降，升降相因，肝脾同调，健脾疏肝，和胃消食，回乳消胀，功效倍增，对诸多肝胆、脾胃疾病常收良效。

【病案举例】

马某，男，6岁，河南开封市人，2016年5月10日初诊。

代主诉：纳差食少、大便不畅半年。

现病史：患儿半年来纳差食少，时诉腹胀，脾气急躁，口有异味，大便2~3日1行。经多次治疗不效而来诊。诊见：面色青黄，纳差食少，心烦易怒，胁腹胀痛，大便滞而不畅。舌淡红，苔白厚腻，右脉弱，左脉弦。

中医诊断：恶食。

西医诊断：厌食症。

辨证：肝郁脾虚，胃失和降。

治法：疏肝健脾，和胃消食。

方药：逍遥散加减。

处方：柴胡 6g，当归 6g，白芍 10g，茯苓 10g，生白术 10g，炒白术 6g，生麦芽 6g，炒麦芽 6g，炙甘草 3g，生姜 3g，薄荷 3g。中药配方颗粒，7 剂，每日 1 剂，分 2 次水冲服。

二诊（2016 年 5 月 16 日）：纳食增加，腹胀缓解，舌淡红，苔白腻稍厚，效不更方，守上方继进 7 剂。

三诊（2016 年 5 月 23 日）：食纳大增，大便通畅，面色青黄消退，舌淡红，苔白，脉缓力弱。上方去薄荷，加太子参 6g，砂仁 3g。14 剂，隔日 1 剂，善后而愈。随访 1 年未见复发。

【按语】患儿面色青黄，纳少，脉弱，右脉弱为脾虚之象；口有异味，舌苔厚腻，为食滞之象；面有青色，心烦易怒，左脉弦为肝郁气滞；腹胀、大便不畅为气滞、气虚、食滞所致。病机为肝郁脾虚，胃失和降。故投逍遥散疏肝健脾，气行津行则便通；生熟白术、生熟麦芽对药同用，消滞健脾、疏肝理气相得益彰，故获速效。

（葛国岚　郑　攀）

36. 生甘草配炙甘草

【功能主治】

甘草，味甘，性平。归心、肺、脾、胃经。功能：补脾益气，清热解毒，祛痰止咳，缓急止痛，调和诸药。生用主治：咽喉肿痛，痈疽疮疡，解药毒及食物中毒。炙用主治：食少，腹痛便溏，劳倦发热，肺痿咳嗽，心悸，惊痫。

《药鉴》载："甘草……生用则寒，炙用则温。生用泻火，炙则温中。能补上中下三焦元气，和诸药，解诸急。热药用之缓其热，寒药用之缓其寒。补阳不足，中满禁用。梢子生用，去茎中之痛。胸中积热，非梢子不能除。节治肿毒，大有奇功。养血补胃，身实良方。除邪热，利咽痛，理中气。坚筋骨，长肌肉。通经脉，利血气。止咳嗽，润肺道。又炙之能散表寒，故附子理中用之，恐其僭上也。调胃承气用之，恐其速下也。二药用之，非和也，皆缓也。小柴胡有柴芩之寒，有参夏之温，其中用甘草者，则有调和之意。中不满而用甘为之补，中满者而用甘为之泻，此升降浮沉之妙也。经云，以甘补之，以甘泻之，以甘缓之，此之谓也。痘家用之解毒，以和中健脾，若头面毒盛者，于解毒汤中多用之，取其缓诸药，使之上攻头面故也"。

【应用经验】

"甘草，生用凉而泻火，主散表邪，消痈肿，利咽痛，解百药毒，除胃积热，去尿管痛，此甘凉除热之力也。炙用温而补中，主脾虚滑泻，胃虚口渴，寒热咳嗽，气短困乏，劳役虚损，此甘温助脾之功也。但味厚而太甜，补药中不宜多用，恐恋膈不思食也"（《药品化义》）。

生甘草与炙甘草配伍应用是郑师用药经验之一，他常用二甘汤治疗儿科多种病证。二甘汤，出自明·陈文治《诸证提纲》："二甘汤，治胃热，食后复助其火，汗出如雨。生甘草、炙甘草、五味子、乌梅等分。上，姜枣水煎"。此方乃遵李杲《脾胃论》"胃安汤"化裁而来，胃安汤"治因饮食汗出，日久心中虚，风虚令人半身不遂，见偏风痿痹之证，当先除其汗，剽悍之气，按而收之。黄连（拣净去须），五味子（去子），乌梅（去核），生甘草以上各五分，熟甘草三分，升麻梢二分，上咀，分作二服，每服水二盏，煎至一盏，去渣，温服，食远。忌湿面、酒、五辛、大料物之类"。

郑师推而广之，他认为，二甘汤中，甘草，补脾益气，调和诸药。生用清热解毒；蜜炙可增强补益心脾和润肺止咳之功。生熟同用，清热解毒、补脾益心。为方中君药，不但可治胃热食汗，同时还治疗咳嗽、厌食、过敏性紫癜、发热等多种病症，凡病机属气阴两伤，阴虚内热，正虚邪恋者均可随证化裁用之，多收良效。

【病案举例】

例1. 治疗小儿汗证

常某，女，12岁，安徽省亳州人，2013年11月8日初诊。

主诉：饭时汗出3年余。

现病史：患儿近3年来，每在吃饭时即汗出，先头部次胸背部后及全身，汗出如雨。经当地几家医院中西药治疗不效，且近半年来日渐加重而求郑师诊治。诊见：面红有泽，语言洪亮，善饥纳多，畏热喜凉，手足心热，时有盗汗，每餐必先减衣，否则大汗如雨，浸透衣衫。大便不调，舌质红无苔，脉沉细数。

中医诊断：汗证。

辨证：阴虚胃热，食热迫津。

治法：滋阴清热，养胃敛汗。

方药：二甘汤加减。

处方：生甘草 10g，炙甘草 6g，五味子 6g，乌梅 10g，玄参 10g，麦冬 10g，莲子心 3g，生姜 1 片，大枣 3 枚。7 剂，每日 1 剂，水煎分早晚 2 次服。服药期间禁食辛、辣、油腻、煎炸之品。

二诊（2013 年 11 月 16 日）：服上方 3 剂后，食时出汗开始减少，手足心热亦减，7 剂服完明显减轻。其父甚喜，要求继服此方。郑师诊其脉现缓象，舌质红较前变浅，且有少量白苔出现，效不更方，嘱其再进 7 剂。

三诊（2013 年 11 月 25 日）：食时出汗基本消失，神爽脉静，胃和便调，上方去玄参、莲子心，生甘草减为 6g，改隔日 1 剂，以善其后。嘱服 7 剂，其父惟恐复发，连进 14 剂，至 12 月 24 日电话喜告一切如常。随访 1 年未见复发。

【按语】《素问·经脉别论》曰："饮食饱甚，汗出于胃。惊而奇精，汗出于心……"明·张景岳《景岳全书》指出："自汗亦有阴虚，盗汗也多阳虚……但察其有火无火，则或阴或阳自可见矣。盖火盛而汗出者，以火灼阴，阴虚可知也；无火而汗出者，以表气不固，阳虚可知也。"本案患儿每进食时即"汗出如雨"，正如清·陈士铎"人饮食之时，头顶至面与颈脖间大汗淋漓，每饭皆如此，然身又无恙。人以为阳气之旺也，谁知是胃气盛乎"（《辨证奇闻》）之论，故投二甘汤，加玄参以增强其滋阴清热之力；"汗为心之液"，加莲子心、麦冬以清心除烦。方切病机，见效亦捷。再进 7 剂症状基本消失，三诊几告痊愈，方中去玄参、莲子心，生甘草减量，补脾益胃善后而收全功。

例 2. 治疗小儿厌食

张某，男，2 岁 6 个月，澳大利亚悉尼人，2010 年 10 月 8 日初诊。

主诉：纳差食少 1 年余。

现病史：患儿足月顺产，出生体重 3.6kg，母乳喂养，1 岁 4 个月断奶后一直食欲不振，食量较同龄小儿显著减少。经澳洲医院及我国广州、北京等地医院均诊为"厌食"，用西药、中药、推拿、外治（贴厌食膏）等治疗，虽时有好转，终未能获得满意疗效，慕名请郑师诊治。诊见：患儿面色萎黄，风池气池色略紫，形体偏瘦，体重 12.6kg，食少纳呆，食量约为同龄儿童的 1/2 偏下，夜卧不宁，乏力懒言，手足心热，心烦易怒，大便色暗为稀糊状，日 1 次，舌嫩红无苔，脉沉细弱。除血红蛋白略低外，肝肾功能、电解质、肝胆脾胰彩超检查均未见异常。微量元素检查报告：锌略低。

中医诊断：恶食。

西医诊断：厌食症。

辨证：脾阴不足，胃失濡养。

治法：补脾益阴，养胃醒脾。

方药：二甘汤加减。

处方：炙甘草 3g，生甘草 3g，乌梅 6g，五味子 3g，生姜 2g，大枣 6g，砂仁 2g，石菖蒲 3g，玫瑰花 3g。7 剂，每日 1 剂，水煎分 3 次服。

二诊（2010 年 10 月 15 日）：上方服至第 5 剂时患儿胃口见开，食量增，夜卧也较前平稳，其母十分满意。上方再取 7 剂，日 1 剂，水煎分 2 次服。

三诊（2010 年 10 月 23 日）：食量再增，大便已成形，舌转淡红现出薄白苔，心烦消失，脉现缓象。拟返悉尼，请求久服之方。上方去生姜，加太子参 5g、炒白术 5g、焦山楂 3g。改中药配方颗粒，隔日 1 剂，分 2 次用玫瑰花水调服（时因配方颗粒无此品种）。1 月后电告患儿饮食大增，体重增加，睡眠平稳，精神活泼，如无病样。嘱其停药观察，注意饮食调节，加强科学喂养，增加户外活动，适时体格锻炼。随访 5 年未见复发，生长发育正常。

【按语】《灵枢·脉度》曰："脾气通于口，脾和则口能知五谷矣。"本例厌食达 1 年有余，中药益气健脾、消食和胃屡进不效。郑师细辨脉证，以脾阴不足，胃失濡养论治，投二甘汤补脾益阴以治其本，加砂仁醒脾开胃，石菖蒲醒脾怡心，玫瑰花"柔肝醒胃"（《本草正义》）。全方配伍巧妙，药少量轻，药切病机，7 剂见效，14 剂诸症趋平。最后去生姜，加太子参、白术、焦山楂，运脾开胃，善后而愈。

例 3. 治疗过敏性紫癜

宋某，男，10 岁，河南省南阳市人。2011 年 5 月 12 日初诊。

主诉：双下肢皮肤紫癜反复发作 2 年余。

现病史：患儿于 2 年前不明原因发现两下肢皮肤紫癜，当地医院诊为"过敏性紫癜"，住院治疗 20 余日症状消失。不日又发如前，经某大学附属医院诊为"过敏性紫癜"，应用激素等治疗症状消失。3 个月后再发如前，且有加重，紫癜成癍。改请中医治疗，中药加激素治疗 1 月余缓解。如此反复已 2 年余，时轻时重，伴左膝关节肿痛，一直未能控制而求郑师诊治。诊见：四肢皮肤紫癜累累，以下肢为重，色中红，手足心热，心烦易怒，大便偏干，小便微黄，咽红，舌红苔少，脉沉细弦。血尿常规、肝肾功能均未见异常。

中医诊断：葡萄疫。

西医诊断：过敏性紫癜。

辨证：阴虚热扰，脾失统摄。

治法：补脾敛阴，养血消癜。

方药：二甘汤加减。

处方：生甘草 10g，炙甘草 6g，乌梅 15g，五味子 10g，大枣 15g，黄芪 30g，当归 10g，仙鹤草 15g。7 剂，每日 1 剂，水煎分 2 次服。

二诊（2011 年 5 月 20 日）：紫癜明显减少，患儿情绪稳定，舌现微薄白苔，脉见平缓。上方再进 14 剂。

三诊（2011 年 6 月 5 日）：皮肤紫癜消失，纳增便调，舌淡红，苔白薄。上方生甘草减为 6g、乌梅减为 10g、黄芪减为 15g，改隔日 1 剂，再进 14 剂诸症悉平。2011 年 7 月 15 日停药，随访 2 年未见复发。

【按语】《素问·阴阳应象大论》曰："治病必求于本"。本例过敏性紫癜反复发作 2 年余，查前医所用中药，犀角地黄汤、化斑汤、知柏地黄汤、桃红四物汤等均已用过，虽有缓解而终未能控制。郑师以阴虚热扰，脾失统摄是辨。选二甘汤合当归补血汤加仙鹤草，且重用生甘草、乌梅以敛阴清其虚热；重用大枣、黄芪、仙鹤草以补虚摄血。配伍巧妙，用量匠心，7 剂而显效，又 14 剂紫癜消失，减量改隔日 1 剂善后而愈。郑师常讲，治病求本，本于什么？就是本于阴阳，本于病机，因机立法，依法遣方，而不能以症堆药。

郑师总结出二甘汤，凡证属"气阴两伤，虚热内扰，正虚邪恋"者皆宜用之。且十分赞美二甘汤中生、炙甘草为君，药少量轻，味道酸甜，尤宜小儿服用。所举汗证、厌食、过敏性紫癜 3 例，虽病各异，因其病机相近，故皆用二甘汤为主方而获良效，如非侍诊目睹，确难置信二甘汤有如此之疗效，生、炙甘草对药之作用可见一斑。

（葛国岚　郑　攀）

附篇

医论医话

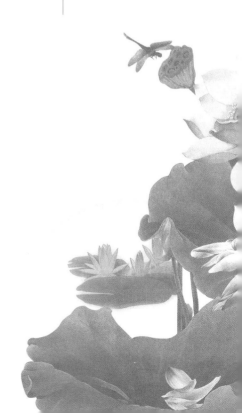

论顿咳从肝论治 [1]

顿咳是小儿常见的呼吸道传染病之一，以阵发性痉挛性剧烈咳嗽为特征，因其"最难速愈，必待百日后可全"（《治验·顿嗽》），故又称百日咳。临床一般多从肺治，但疗效欠著，笔者根据《内经》"五脏六腑皆令人咳"的理论，细析其见证，考虑与肝有着密切的关系，故从肝论治立方，取得了满意的疗效。谨将个人体会及临床疗效介绍于下。

其感在肺，其病在肝

顿咳系感受风热时邪为患，虽肺先受邪而证多系肝：

1. **发病季节**　顿咳多在春季农历三、四月份发病，《素问·咳论》曰："五脏六腑皆令人咳，非独肺也……五脏各以其时受病，非其时各传以与之……乘春则肝先受之。"三月正应肝气。

2. **临床见证**　顿咳初感，始见微热恶风，咳嗽流涕，继则咳嗽加剧，"从少腹下逆上而咳，连咳数十声，少住又作，甚或咳发必呕，牵制两胁"（《本草纲目拾遗》）；阵咳发作时，两手握拳随咳而挛动不止，弓背弯腰，满面红赤，颈脉怒张，涕泪交迸，呕吐痰涎、胃内乳食与胆汁，最后发出一鸡鸣样回吼声，其咳方暂止，甚者抽风昏厥，窒息气闭。"咳之至久，面目浮肿，或目如拳伤，或咳血，或鼻衄"（《治验·顿嗽》）。阵咳之后身疲无力，蹲之久不能立，较大儿童自诉胁腹作痛。

从上述见证分析，握拳挛动、弓背弯腰、抽风昏厥皆属风动之状，"诸风掉眩，皆属于肝"（《素问·至真要大论》）。"肝气通于目"（《灵枢·脉度》），"肝藏血"（《素问·调经论》），肝气上迫，肝液上涌则为泪；肝血上逆则面赤而颈脉怒张；肝火伤及目络则目睛充血；肝火灼伤肺络则咯血、鼻

---

① 原载于《山东中医学院学报》1986 年第 1 期，作者郑启仲。本文同年被收入英国国家科技信息库（作者注）。

衄；咳引两胁作痛为肝咳之征。《素问·咳论》曰："肝咳之状，咳则两胁下痛""肝咳不已，则胆受之，胆咳之状，咳呕胆汁。"肝气犯胃，胃气上逆则为呕，肝病及胆则呕吐胆汁。

3. 发作特点 顿咳发作的另一个特点是，午后至半夜为重，半夜后至午前发作明显减少，这与《内经》总结的肝病盛衰规律相符。《素问·脏气法时论》曰："肝病者，平旦慧，下晡甚，夜半静"。下晡为午后四、五点钟，夜半为子时，指半夜以后逐渐转为平静。

4. 病愈规律 顿咳多在3月起病，而痊愈则多在6月，这也与"病在肝，愈于夏"（《素问·脏气法时论》）的观察相一致。

以上可以看出，顿咳之作其感在肺而实系于肝。

木火刑金，风痰相搏

肺属金居于上焦，为阳中之阴脏，而主肃降；肝属木位于下焦，为阴中之阳脏。"肝足厥阴之脉……属肝，络胆，上贯膈……连目系……其支者，复从肝，别贯膈，上注肺"（《灵枢·经脉》）。肝气升发而主疏泄，在生理上，肺气的肃降要靠肝气的疏泄，肺气的肃降正常也有助于肝气的条达。在病理上则相互影响，若肝郁化火，循经上行，灼伤肺络，则可出现胁痛、易怒、咳逆、咯血等肝火犯肺（木火刑金）之证；反之，肺失肃降，燥热下行，亦可影响到肝，则肝失条达，在咳嗽的同时而见胸胁胀满引痛、头晕头痛、面红目赤等证。

王肯堂曰："火乘肺者，咳嗽上壅，涕唾出血，甚者七窍出血"（《证治准绳》）。小儿肝常有余，患病极易化火生风，顿咳初感在肺，继则化热化燥，引动有余之肝火，肝火循经犯肺，火灼肺金，炼液成痰；肝热则生风，风痰相搏，痰阻气机，气机不利，则痉咳剧作。阵咳之后，痰与胆汁呕出，则肝火得泄，气机暂畅，故咳休止。肝火再逆，风痰再动，则痉咳再作，这就形成了顿咳之典型见证，这一病机可概括为：木火刑金，风痰相搏，其咳在肺，其制在肝。

治从肝论，镇肝止咳

"治病必求于本"（《素问·阴阳应象大论》）。本病初感，其治法与风热犯肺同，所谓"时医到此，束手无策"（《治验·顿嗽》），是指痉挛性咳嗽而言。对此前贤医家不乏从肝论治者，如张洁古："嗽而两胁痛者，属肝经，用小柴胡汤……咳而呕苦水者，属胆经，用黄芩半夏生姜汤"；《薛氏医案》："小柴胡汤治肝火侮肺，嗽时两胁痛甚"；《小儿卫生总微论方》："欸肺散治小儿风壅痰盛，咳嗽气急，壮热烦赤，昏愦呕吐，面目浮肿，饮食减少"等，皆为我们提供了宝贵的经验。笔者结合自己的临床体会，于1977年拟镇肝止咳汤：柴胡6g、黄芩6g、代赭石12g、青黛1~3g、僵蚕6g、胆南星3g、月石1~3g、甘草3g，水煎频服，每日1剂。此为3~5岁用量，可随年龄增减。

方中柴胡为君，疏肝以散肝热；黄芩、青黛清泻肝火；赭石重镇肝逆；僵蚕为治风痰之圣药，化痰以息风；胆南星、月石清热化痰；甘草泻火以调和诸药。诸药配伍，具有平肝降逆，疏肝泻火，化痰息风，镇痉止咳之效。

加减法：苔燥便干者，加瓜蒌以泻热通便；目睛充血者，加黑山栀、赤芍、丹皮以凉血清肝；鼻衄、咯血者，加白茅根以止血；咳久而出现阴虚者，柴胡减量，加天冬、沙参以养阴；面目浮肿者，加白术、茯苓以健脾利水。

煎服法：水煎两次，留100~150ml，溶入冰糖（便秘者用蜂蜜）适量，从清晨起开始少量频服，至午服完。

疗效观察：从1977—1980年，用上方治疗百日咳210例，以7天为治疗期限。结果：显效（痉咳基本消失）168例，占80%；有效（痉咳明显减少）37例，占17.6%，总有效率为97.6%；无效（症状无改善）5例，占2.4%。后又将上方加大蒜6g、冰糖10g，制成糖浆，观察180例，显效率为77%、有效率为17.4%，总有效率为94.4%；无效者占5.6%，较汤剂略差。

注意事项：①务必在清晨开始煎服，因午后痉咳发作频繁，每因诱发咳嗽而致服药失败；②遇服药呕吐者，可改用冷服法；③加强营养，忌食肥甘辛辣等物；④注意小儿精神调节，解除恐惧心理，皆在提高疗效之中。

从镇肝止咳汤的运用看，疗效尚属满意，虽以7天为期，其中服药3剂而痉咳基本停止者不乏其例，较之单纯从肺论治，明显地缩短了病程、提高了疗效。其中无效或疗效较差者，多因药味较苦，小儿惧怕服药，或药刚入口即吐出而影响了疗效，故后改糖浆，但仍未能得到彻底解决，这有待于剂型的进一步改革。

（本文承蒙中国中医研究院研究生部副主任王琦老师惠予指导，特此致谢）

小儿秋季腹泻因燥起 ①

秋季腹泻是儿科较难治的一种腹泻，其发病机理，在古今文献中尚未见到具体论述。近几年来，我们运用运气学说对其病因病机进行了探讨，认为是秋燥所致，并以此观点立法施治，收到了满意的效果。现针对其三个典型特点加以论证，以就教于同道。

1. 病发初冬　燥邪当令

秋季腹泻有几个典型的特点。第一是发病时间，每年都集中在立冬至小雪之间。从 1989—1991 三年中我们所收治的 486 例情况看，其中在立冬前发病的 42 例，占 8.64%；小雪后发病的 36 例，占 7.41%；在立冬至小雪之间发病的 408 例，占 83.95%。根据运气学说，一年主气之中"阳明燥金为五之气，主秋分至小雪"（《中国医学诊法大全》第 400 页）。吴瑭在《温病条辨·方中行先生或问六气论》中说："盖天之行令，每微于令之中，而盛于令之末。"立冬至小雪正为阳明燥金较盛之时，秋季腹泻集中在此时发病，非燥谁属？这是我们提出秋季腹泻是燥邪所致的主要依据。

2. 燥金克木　专病小儿

秋季腹泻的第二个特点是患儿月龄大多在 6~18 个月之间。486 例中 6 个月以下者 12 例，占 2.47%；18 个月以上者 21 例，占 4.32%；6~18 个月者 453 例，占 93.21%。吴瑭谓"小儿，春令也，东方也，木德也"（《温病条辨·解儿难·儿科用药论》）。陆子贤在《六因条辨·秋燥辨论》中说："盖犯是症（指秋燥）者，必由禀赋阴亏，亢阳偏盛，或形瘦身长，或色苍少泽，禀乎木火之质者，比比皆然。"

小儿阳常有余，阴常不足，恰为燥邪易感之体，故多罹患本病。

为什么集中在 6~18 个月发病，可能因 6 个月以前从母体所获抗体尚能抗御邪毒，故很少发病；6 个月以后所获抗体减少，故易发病；18 个月以后

---

① 原载于《光明中医》1995 年第 4 期，作者郑启仲、张雷风、郑宏。本文原稿题为"秋季腹泻因燥起"，题前"小儿"二字系杂志编辑部所加（作者注）。

多已断奶，自身产生新的抗体，故而感染较少。是否斯说，有待于进一步探讨。

3. 燥极而泽　病发泄泻

《素问·至真要大论》中曾 3 次提及燥邪致泻："阳明司天，燥淫所胜，民病……腹中鸣，注泻鹜溏……""阳明之胜，清发于中，左胠胁痛溏泄……""阳明之复……腹胀而泄……"，是该篇阐述六淫致泻中提及次数最多的一淫。

燥邪何以致泻？因脾喜燥乃平和之燥，若燥气太过，则脾为焦土，又安能为胃行其津液？胃喜润恶燥，燥气伤胃后，脾又不能为其输布津液，胃又安能受纳？这样一来脾胃俱伤，脾失健运，胃不受纳，水反为湿，谷反为滞，清浊不分，升降失常，合污而下，泄泻乃作，这就是秋季腹泻的病机所在。脾为太阴，为湿土，喜燥恶湿；而胃为阳明，为燥土，喜润恶燥。故湿邪致泻，其病在脾；燥邪致泻，其病在胃。所以秋季腹泻为燥邪伤胃，胃气上逆，故病初呕吐也。

《素问·六微旨大论》中说："阳明之上，燥气治之，中见太阴。"张介宾注："阳明之本燥，故燥气在上，与太阴为表里，故见太阴，是以燥金而兼湿土之化也"（《素问注释汇粹》）。所以《素问·六元正纪大论》有"燥极而泽"之论，义即燥至极点反见湿象。与"重寒则热，重热则寒"一样，我们也可以把这一现象称之为"重燥则湿"。故燥气太过伤及胃肠即可引起泄泻。在这种情况下，不可见泻即从湿论。秋季腹泻虽然呈现泻下如注等一派湿象，其病因却是燥，犹如外感寒邪传至阳明，虽然出现白虎汤证的一派热象，我们仍不能否定其病因是寒同理。这就是我们认为秋季腹泻是秋燥所致的又一理论根据。

4. 燥邪为病　阴液暴伤

秋季腹泻的第三个特点是伤阴急骤而严重。秋季腹泻患儿，每日大便多达十几次甚至数十次，量多，呈水样或蛋花汤样，黄色或绿色。病初常伴有呕吐，如霍乱之作，阴液急剧丢失，在发病的很短时间内，即出现肌肤、唇舌、口咽干燥，目窠凹陷，涕哭少泪，口渴，尿少等阴液暴伤的症状。正与燥为阳邪易伤阴液相符。所以吴瑭在《温病条辨·补秋燥胜气论》中称"金为杀厉之气"。并引欧阳氏曰："商者伤也，主义主收，主刑主杀。其伤人也，最速而暴。"

另外，秋季腹泻患儿，在发病初期常伴有发热、咳喘等肺系症状，正是燥邪伤肺的临床表现，与雷少逸在《时病论·秋燥》中所说："燥气袭表，病在乎肺，入里病在肠胃"相一致。

秋季腹泻患儿证见腹胀，大便色黄或绿色，呈水样或蛋花汤样，暴泻如注，有的肛周红赤，有的伴有呕吐。"诸胀腹大，皆属于热……诸呕吐酸，暴注下迫，皆属于热"（《素问·至真要大论》）。秋季腹泻病发于初冬将寒之时，不但没有寒象反而呈现一派热证，是何原因？《素问·六微旨大论》说："金位之下，火气承之。"吴瑭在《温病条辨·补秋燥胜气论》中说："盖燥属金而克木，木之子少阳相火也，火气来复，故现燥热干燥之证……前人谓燥气化火，经谓燥金之下，火气承之，皆谓是也。"于是见到热证。

5. 燥淫于内　治以苦酸

《素问·至真要大论》说："燥淫于内，平以苦温，佐以甘辛，以苦下之。"新校正云："此云甘辛者，甘字疑当作酸。"我们根据秋季腹泻的临床表现，针对其病因是秋燥，按照《内经》所提治则立法，以止泻为主，救阴为辅。因为伤阴是腹泻所致，止泻即可救阴。我们拟定了三个内服方和一个灌肠方，现介绍于下：

秋泻1号：葛根，苏叶，藿香，半夏，黄连，茯苓，车前子，桔梗，乌梅，甘草（用于初期）。

秋泻2号：葛根，黄连，乌梅，山楂炭，白芍，五味子（用于中期）。

秋泻3号：人参，炒白芍，茯苓，煨肉蔻，煨乌梅，煨诃子，山楂炭，赤石脂（用于后期）。

灌肠合剂：黄芩，黄连，黄柏，煨乌梅，煨诃子，五倍子，山楂炭，大黄炭，赤石脂。

以上各方，各味药物用量，依据患儿年龄大小而定。灌肠合剂水煎取汁100ml，每次50ml保留灌肠，早晚各1次。

按照以上方案，近3年治疗的486例全部治愈，其中脱水严重、服药困难的89例加用了液体疗法，但无一例使用抗生素。住院天数最短者2天，最长者7天，平均3.19天。1991年我们随机选择了20例全部用西药作对照（液体疗法加抗生素、激素），结果除发烧消退时间比中药方案缩短外，其他均低于中药方案，平均住院天数长达5.7天。这一良好疗效充分证明了中医治疗秋季腹泻的极大优势。

6. 结语

在中医历代文献中，论述外感六淫致病唯燥邪最少，甚至有的医家误以为燥不为病。论及燥邪致泻者更难寻觅，即使论及也多是片言只语，未能详阐其机。我们在临床实践中发现燥邪确能致泻。人们囿于泄泻无不因于湿的习惯认识，将其统归于湿。因而燥邪致泻被误解、被忽略、被淹没。

小儿秋季腹泻就是典型的燥邪致泻实例。该病在临床上有很典型的特点：流行都在立冬至小雪之间；发病多是 6~18 个月龄小儿；发病初期可有发烧、咳喘等肺系症状，吐泻兼作，伤阴急暴。这些特点从病因学的角度，按暑、湿、热、食等都难以解释，且按常规治泻之法疗效较差。为了"治病必求于本"（《素问·阴阳应象大论》），我们带着诸多疑问，运用运气学说理论进行了深入的分析研讨，结果发现与燥邪致病的特点相合，因此，我们提出了秋季腹泻是秋燥所致的见解，首倡燥邪致泻新说，并且认为湿邪致泻病在脾，燥邪致泻病在胃。因水流湿，火就燥，同气相求，自气盛者而恶之。我们这些思想是来源于《内经》，受明清温病学说的启发，运用于临床获得验证。研讨虽有数年，一直不敢示人，唯恐谬言误人。学识所限，理不尽善处，尚荷明达斧削。

吴茱萸汤的临床扩大运用举例 [①]

吴茱萸汤出自《伤寒论》，由吴茱萸、人参、生姜、大枣四味药组成，具有暖肝温胃，降逆止呕之功。笔者师仲景之法，辨证运用本方于临床，每收捷效。现举例概述如下，仅供初上临床的同道参考。

一、眩晕症

病例一：曹××，女，67 岁，1970 年 11 月 17 日初诊。

头晕目眩，恶心呕吐，反复发作 2 年余。1968 年春发病以来，已 6 次发作，4 次住院治疗，均诊为梅尼埃综合征。5 天前晨起时，突感头晕目眩，旋转不定，如立舟中，耳如蝉鸣。前医给予静脉补液、能量合剂、维

---

① 原载于《中医杂志》1983 年第 9 期，作者郑启仲。

生素 B_6、地西泮等不见减轻，半夏天麻白术汤连进 3 剂不应，邀余往诊。其症同前，两目紧闭，抱头蜷卧，时吐清涎，呻吟不止，畏寒喜暖，四肢发凉，食入即吐，大便 5 日未行，脉弦细，舌质淡、苔滑白而厚腻。血压 140/90mmHg。

辨证：肝寒犯胃，浊阴上扰。

治则：暖肝温胃，升清降浊。

处方：吴茱萸 24g，人参 9g，生姜 30g，大枣 3 枚。1 剂，水煎频服。为防格拒，热药冷服。

药进半剂，呻吟渐止；药尽而安然入睡。次晨，自觉诸症大减，呕吐停止，已能举目环视，进牛奶半杯。余嘱原方再进。药服 2 剂，已能坐起进食，除肢体困倦、耳塞头沉、食少纳呆外，余症均消。脉现缓象，舌质转淡红，白腻厚苔已退之大半。清升浊降，守法再调。处方：吴茱萸 9g，党参 12g，半夏 9g，白术 12g，陈皮 6g，砂仁 6g，生姜 12g，大枣 3 枚。水煎服，隔日 1 剂。连进 5 剂，停药观察。追访 12 年，未见复发。

按："诸风掉眩，皆属于肝。"眩晕一症，多因肝阳上亢、痰湿中阻、肾精亏损所致，而本例眩晕反复发作达 2 年之久，非痰、非火，乃因平素脾胃不健，肝寒犯胃，浊阴久蕴，循经上犯所致。浊阴之邪循肝经上犯清窍，则头晕耳鸣；中焦虚寒，胃阳不振，则畏寒喜暖、四肢发凉；寒凝中焦，脾被湿困，胃不受谷，则食入即吐、时吐清涎；舌质淡、苔白腻等，均为浊阴中阻之象。故投吴茱萸汤暖肝温胃、升清降浊。药切病机，守法再调而收全功。

二、头痛

病例二：李××，女，44 岁，1979 年 3 月 2 日初诊。

发作性头痛已 6 年。初因冷水洗头而起病，由二三月发作一次到七八天发作一次；每次发作时间，有三五天者，有二三天者，亦有 10 余分钟者。痛势愈来愈重，痛剧时自觉如冰块击顶，头痛欲裂，呕吐涎沫，痛苦异常。脑电图、X 线头颅拍片均未见异常。曾经某医学院诊为神经性头痛。历经中西药、针灸等多方治疗，时好时犯。此次发作已 2 天，电针治疗稍缓又作。就诊时，暖水袋敷顶，抱头翻滚，口吐涎沫，头痛剧烈。脉弦紧，舌质淡，苔白腻。血压 110/70mmHg。

辨证：厥阴受寒，浊阴上犯。

治则：温肝散寒，降浊止痛。

处方：吴茱萸 15g，党参 12g，藁本 15g，细辛 6g，川芎 12g，生姜 15g。

急煎 1 剂。服后 2 小时许大汗出，痛减入眠，醒后头痛、呕吐全止。前方去藁本、细辛，吴茱萸减为 9g，再进 3 剂，诸症尽除。患者请求根治，笔者寻思良久，拟方如下：

处方：吴茱萸、党参、白术、当归、川芎、藁本、陈皮、砂仁、甘草各等份，共为细末，每服 5g，日服 2 次。

连服 2 个月后停药。随访 3 年未见复发。

按：足厥阴肝经与督脉会于颠顶。本例头痛，因肝经受寒而发，治不如法，寒邪留恋。寒邪夹浊阴之气横逆犯胃，致胃失和降、浊阴中阻，时而循经上逆，清阳被扰，故反复发作，痛连颠顶。《伤寒论》曰："干呕，吐涎沫，头痛者，吴茱萸汤主之。"故投吴茱萸汤温肝降浊；加藁本、细辛、川芎散寒、祛风、化瘀、止痛，引药入颠。1 剂痛止，4 剂痊愈。最后以暖肝降浊、益气健脾、活血除风之散剂巩固疗效，果应其意。

三、胃脘痛

病例三：郝××，女，67 岁，1980 年 11 月 6 日初诊。

患胃溃疡 20 余年，每遇饮凉、气候寒冷时胃痛发作。经西药、埋线及中药多方治疗不愈。此次发作已 1 月余，黄芪建中、附子理中已进多剂，虽几见好转而终乏全功。证见形体消瘦，面色萎黄，肢体倦怠，手足欠温，脘腹隐痛，喜热喜按，泛吐清水，嗳气吞酸，食少便溏。舌质淡，苔滑白，脉弦细。

辨证：脾胃虚寒，肝寒犯胃。

治则：温中健脾，暖肝降逆，制酸止痛。

处方：吴茱萸 12g，人参 9g，黄连 1.5g，煅瓦楞 15g，砂仁 9g，干姜 6g。水煎服。

药进 3 剂，呕吐停止，疼痛基本消失，效不更方，前方继进。疼痛消失，食纳增加，脉沉缓，舌质淡红，苔薄白，守法调理 20 余剂，停药观察。嘱其注意饮食，避受寒冷。随访 2 年来，除偶有泛酸外，疼痛未再复发。

按：本例虚寒型胃脘痛，反复发作达 20 年之久，是因脾虚湿盛，胃中虚冷，浊阴不化所致也。投吴茱萸汤加黄连、瓦楞以增加其制酸止痛之力；

加砂仁以和胃降逆，且方中黄连配吴茱萸仿左金丸之意；干姜伍黄连又寓泻心之味。笔者常用此方治疗虚寒型胃脘痛，屡投屡验，然吴茱萸苦温降浊、制酸止痛之力绝非他药可代也。

四、休息痢

病例四：丁××，男，32岁，1979年10月4日初诊。

1977年8月患急性菌痢，两年多来腹胀、纳差、大便脓血反复发作。历经多种抗生素，中药白头翁汤、葛根芩连汤、真人养脏汤等多方治疗，痢疾时作时止，缠绵不愈。此次发作已十余天，证见下痢稀薄，带有白冻及少量暗红色血液，日行五六次或十余次不等。少腹隐痛，喜温喜按，食少神疲，手足欠温，脉细弱，舌质淡，苔白腻。粪便镜检：白细胞+++，红细胞++。

辨证：脾胃虚弱，寒湿内蕴。

治则：温中散寒，燥湿健脾，涩肠固脱。

处方：人参12g，吴茱萸9g，炮姜9g，赤石脂24g，艾叶炭12g，苍白术各15g，罂粟壳9g，大枣5枚。水煎服。

2剂痢止，5剂痊愈。改参苓白术散，每服6g，日服2次，连服2个月巩固疗效。嘱其注意饮食，避受寒冷。随访3年未见复发。

按：患休息痢历时2年，屡进苦寒，湿热已清，脾阳被伤，胃中虚冷，寒留肠间，故每遇饮冷或腹部受凉而发。投吴茱萸汤温中散寒；加二术伍人参益气、健脾、燥湿；合桃花散，加罂粟壳，共奏涩肠固脱之功；又加艾叶炭温经止血。药切病机，收效较佳，2剂痢止，5剂痊愈。最后以参苓白术散健脾渗湿而收全功。慢性菌痢，寒热错杂者有之，脾胃虚弱、寒湿内蕴者亦较常见，笔者每以吴茱萸汤合桃花散加艾叶炭治之而收良效。白痢用干姜，艾叶醋炒；赤痢者干姜、艾叶炒炭。

五、胁痛腹胀

病例五：张××，男，61岁，1978年3月10日初诊。

患传染性无黄疸型肝炎已8年，胁痛、腹胀、纳差、乏力，时轻时重。多种保肝药断续治疗，柴胡舒肝散、逍遥散、香砂六君子汤屡进不应。肝功能一直未能恢复正常。近1月来症状加重，症见肝区隐痛，脘闷腹胀，食欲不振，恶心欲呕，口淡无味，畏寒喜暖，身困无力，小便清长，大便溏薄。

脉沉细无力，舌质淡，苔白腻。肝功能检查：谷丙转氨酶 180 单位，麝浊 17 单位，絮状（++），黄疸指数 6 单位。超声波检查：密集微波型。

辨证：肝病及脾，脾胃虚寒。

治则：温中健脾，暖肝和胃。

处方：吴茱萸 15g，党参 24g，炒白术 15g，茯苓 15g，煨草果 9g，陈皮 9g，醋香附 12g，生姜 15g，大枣 5 枚，炙甘草 6g。水煎服。

服上方 3 剂，胁痛、腹胀明显减轻，食纳增加。患者自行停用西药，请求原方再服。药进 12 剂，患者自觉无不适，饮食递增，大便正常，六脉和缓，舌质淡红，厚腻苔已退。前方去香附，吴茱萸减为 6g，煨草果减为 6g，再进。又进 15 剂，患者自觉一切正常，已下地劳动，脉缓有力，舌质淡红，苔薄白。复查肝功能：谷丙转氨酶降至 78 单位，麝浊 12 单位，絮状（+），黄疸指数 6 单位。超声波检查：较密微波型。守法再调。

处方：吴茱萸 5g，党参 12g，白术 9g，茯苓 15g，陈皮 6g，砂仁 6g，生姜 9g，大枣 5 枚，炙甘草 6g。隔日煎服 1 剂。

服药 16 剂后复查肝功能：谷丙转氨酶 45 单位，麝浊 4 单位，絮状（-），黄疸指数 4 单位。超声波：稀疏～较密微波型。改香砂六君子丸巩固疗效。随访 4 年未见复发。

按：本例患慢性肝炎达 8 年之久，胁痛、腹胀久治不愈，故投吴茱萸汤暖肝温胃，合香砂六君子健脾和胃而收效。寒则凝滞，肝得暖则气血条达而痛止；脾虚失运，脾健胃和则气运胀除；无降酶降浊之药，肝温脾健则酶浊自降，可见祖国医学治病求本之一斑耳。慢性肝炎，肝脾互相影响，日久酿成肝寒脾虚之证者亦为临床所常见，笔者每以吴茱萸汤合香砂六君子汤治之而收满意疗效，不可畏吴茱萸温燥而不用，其暖肝降逆之力非附子所能比也。

结束语

吴茱萸汤是仲景的一张名方，在《伤寒论》中吴茱萸汤证有三：一为阳明"食谷欲呕"（243 条）；一为少阴"吐利，手足逆冷，烦躁欲死"（309 条）；一为厥阴"干呕，吐涎沫，头痛"（377 条）。方中吴茱萸味苦、辛，性大热，入肝、肾、脾、胃经，中温脾胃、下暖肝肾、散寒降浊、止呕止痛，且有制酸的作用，为本方之主药；人参温中补虚为辅；生姜辛温，助吴茱萸温中散寒、降逆止呕；大枣甘温，助人参而补虚，且能调和诸药。四药配伍共奏暖肝、温胃、降浊、止呕之效，实为治肝胃虚寒之良方。

例一肝寒犯胃，浊阴上扰，致眩晕反复发作，投原方重用吴茱萸、生姜而收效；例二厥阴头痛反复发作六年，原方去大枣，加藁本、细辛、川芎，未设汗意而汗出邪解；例三胃脘痛反复发作达二十年之久，方中佐黄连、加瓦楞用之颇验；例四休息痢两年，合桃花散，加二术、罂粟壳、艾叶炭亦收良效；例五慢性肝炎胁痛腹胀八年，用吴茱萸汤暖肝温胃，合香砂六君子汤健脾和胃而收全功。病虽异而肝胃虚寒之证则同，故均以吴茱萸汤化裁治之，收到了异病同治的满意疗效。

小儿泄泻证治八法 [①]

小儿泄泻，为儿科临床常见病之一。古人论述颇详，治法浩繁。笔者学古师法，经反复实践归为八法，运用于临床，颇感得心应手，简介于下。

一、解表和中

此法用于外感型泄泻。其主要见症为：鼻塞流涕，微有寒热，腹满纳呆，肠鸣泄泻；脉浮紧，指纹浮红，舌质淡红，苔薄白或白腻。治以解表和中。

药用麻黄、桂枝、藿香、茯苓、焦三仙、半夏、砂仁、生姜，拟名解表和中汤。

方中麻黄、桂枝散寒解表；藿香芳香化浊；焦三仙、半夏、砂仁消食和中；茯苓健脾利湿止泻；生姜温中散寒，和胃止呕。发热有汗者，麻、桂易葛根；舌苔白腻者，加苍术。

外感泄泻一证，非解表而外邪不除，不和中则泄泻不止。解表勿忘和中，方能达到邪祛胃和而泻自止之目的。

二、消食导滞

此法用于伤食型泄泻。其主要见症为：脘腹痞满，腹痛肠鸣，呕恶不

---

① 原载于《中医杂志》1983 年第 7 期，作者郑启仲。

食，泻如败卵，酸腐臭秽，泻后痛减；脉滑数，指纹紫滞，舌质淡红或尖边红，苔厚腻或黄垢。治以消食导滞。

药用焦三仙、莱菔子、半夏、熟大黄、枳实、陈皮、砂仁，拟名消食导滞汤。

方中山楂消积化滞，尤善消肉食油腻之积；神曲、麦芽消乳食之积滞；莱菔子、枳实消食下气除胀；半夏、陈皮、砂仁行气化滞，和胃止呕；大黄破积导滞，荡涤胃肠。如舌质红、苔黄垢者，为食积化热之象，方中大黄生用、后下；腹胀甚者，加厚朴，重用莱菔子；伤于乳食者，焦三仙等量；伤于肉食油腻者，山楂重用。

《素问·痹论》曰："饮食自倍，肠胃乃伤"。小儿胃肠薄弱，乳食不知自节，伤食型泄泻为临床常见证型之一，治不如法，每致积久成疳之证。此方之设乃"通因通用"之意，六腑以通为用，不可见泻而畏其通。积滞不除而泄泻难止，若见泻而径投健脾收涩之品，势必导致闭门留寇之弊。

三、清热利湿

此法用于湿热型泄泻。其主要见症为：腹痛即泻，泻下急迫，呈黄褐色水样便，臭秽难闻，肛门红赤、灼热，心烦口渴，小便短赤，身热有汗；脉濡数或滑数，指纹紫滞，舌质红、苔黄腻。治以清热利湿。

药用葛根、黄连、大黄、地锦草、滑石、车前子、甘草，拟名清热利湿汤。

方中葛根解肌清热；黄连清热燥湿；大黄荡胃肠之热；地锦草清热利湿；滑石、车前子、甘草清暑利湿，和中解毒。

夏秋之间，湿热交蒸，易伤脾胃，以致运化失常，湿热下注，热迫大肠，遂成泄泻。但临床有湿、热轻重之不同。若湿偏重者，表现为口不渴或渴不欲饮，舌苔微黄而厚腻，脉濡而不甚数。方中去葛根、地锦草、大黄，加藿香、茯苓、苡仁；若热偏重者，表现为发热较高，口渴引饮，舌质红、苔黄腻或黄糙，脉滑数。方中当重用葛根、滑石，加生石膏、寒水石。方中大黄味苦性寒，配入本方则奏清泻胃肠热毒之功，为热偏重者不可缺少之味。笔者常在葛根芩连汤中加入大黄以增强药效。至于如何恰当应用大黄，关键在于谨守病机，严格用量，巧妙配伍，生熟有别。就本方而言，大黄则宜生用，且用量宜小，一般二、三岁的患儿用1~2g即可，与他药同下。若用量过大或后下，则反有药过病所加重泄泻之可能。

四、温中散寒

此法用于中寒泄泻。其主要见症为：腹胀肠鸣，泻下清冷如水，腹痛隐隐，喜温喜按，面白无华，四肢逆冷，哭闹不安，食欲不振，小便清长；脉沉细而紧，指纹淡青，舌质淡，苔薄白。治以温中散寒。

药用炒白术、炮姜、熟附片、公丁香、煨草果、山楂炭，拟名温中散寒汤。

方中白术燥湿健脾；附子、炮姜温中散寒；丁香温胃止呕止泻；草果温中燥湿，理气止痛；山楂炭消食止泻。呕吐者，加半夏；舌苔白腻者，加藿香；过食生冷伤于脾胃者，加神曲、麦芽；因腹部中寒所致者，加肉桂。

小儿脏腑娇嫩，因上方多为温热之品，当中病即止，不可过剂。笔者用此方治疗寒泻，多一、二剂即愈。

五、健脾益气

此法用于脾虚型泄泻。其主要见症为：大便时溏时泻，乳食不化，反复发作，缠绵不愈，面色萎黄，精神疲倦，食少纳呆，食后脘闷，睡中露睛；脉弱无力，指纹淡红，舌质淡、苔白。治以健脾益气。

药用人参、炒白术、茯苓、炒山药、炒苡仁、煨草果、神曲、大枣、煨生姜、炙甘草，拟名健脾止泻汤。

方中人参、白术、茯苓、山药、苡仁益气健脾渗湿；草果、生姜温中和胃；神曲消食；大枣、甘草补脾。

若脾虚寒盛，肠鸣水泻、四肢欠温者，加附子、肉桂；久泻中气下陷，脱肛不收者，加黄芪、升麻、赤石脂、罂粟壳、五倍子。上方乃参苓白术散加减而成，临床运用不可用量过大，因脾胃久虚，补之过急反碍其胃，欲速则不达。笔者多以散剂（3岁以下每岁每日1~1.5g，分2次轻煎取汁）缓图，而收事半功倍之效。

六、温肾涩肠

此法用于肾虚久泻。其主要见症为：泄泻多在黎明之前，脐周作痛，肠鸣即泻，泻下清冷，完谷不化。面晦无华，形寒肢冷，喜温就暖，神疲困倦；脉沉细，指纹色青，舌质淡、苔滑白。治以温肾健脾、涩肠止泻。

药用炒山药、炒白术、熟附片、吴茱萸、煨肉蔻、煨乌梅、罂粟壳、赤石脂、五倍子，拟名温肾涩肠汤。

方中山药、白术补肾健脾；附子、吴茱萸、煨肉蔻温阳补肾，暖脾固脱；乌梅、罂粟壳、赤石脂、五倍子涩肠止泻。

本型常由脾虚型泄泻迁延失治而成，所以本法与健脾益气法常可相互补充，共奏温肾健脾、渗湿和胃、涩肠止泻之效。

七、养阴扶脾

此法用于久泻伤阴，脾阴不足型泄泻。其主要见症为：泻下稀水，量不甚多，烦躁不宁，口渴引饮，愈饮愈泻，有时纯下清水，精神疲惫，眼窝下陷，皮肤干燥而松弛，弹性减低，小便短少，常有低热；脉细数，指纹沉紫，舌质红无苔。治以养阴扶脾。

药用生山药、金石斛、生白芍、五味子、滑石、乌梅、甘草，拟名养阴扶脾汤。

方中山药养阴健脾；石斛养阴清热；生白芍养血敛阴，柔肝扶脾；乌梅、五味子生津敛阴，涩肠止泻；滑石清热除烦，分利清浊；甘草补脾生津。

此型泄泻，多由热泻治不如法，转化而成，为儿科临床所常见，治疗颇感棘手。本证阴伤与温热病后期伤阴不同，由于脾之转输功能失司，再用甘寒滋腻之品如生地、玄参之类，则有碍脾之运化，而泄泻愈甚；若单用利小便之法，则阴液愈伤，脾阴难扶。笔者从多次失败中，筛选出如上养阴扶脾兼利小便之法，佐以酸敛收涩之品，收到了满意的疗效。

八、驱蛔止泻

此法用于蛔虫性泄泻。其主要见症为：发病缓慢，时轻时重，时泻时止，缠绵难愈；无明显季节性；泻下量不甚多，日二三次或三五次不等，为水样或水、便分下之；面色萎黄，肌肉消瘦，肚腹胀大，精神疲倦，夜卧不宁；时有腹痛或呕吐，部分患儿喜食异物；脉沉紧，指纹色淡，舌质淡、苔薄白。治以驱虫止泻。

药用使君子、槟榔、乌梅、党参、炒白术、炒山药、茯苓、焦三仙，拟名驱虫止泻汤。

方中使君子、槟榔、乌梅驱蛔杀虫；党参、白术、山药、茯苓益气健脾，渗湿止泻；焦三仙消食和胃。苔白腻者，加苍术、藿香；泻下清稀、完谷不化，肠鸣腹痛者，加炮姜、罂粟壳；若泻下臭秽，烦躁不宁，舌质红、苔黄腻者，方中去党参、山药、白术，加黄连、滑石。

对于此型泄泻，为了达到迅速驱虫之目的，笔者常采用先以西药驱虫，再以上方施治。常用驱蛔灵片，每日每千克体重 100~150mg（一日总量不超过 3g），空腹顿服，连服 2 天。中西两法有机配合，相得益彰，收到了安全可靠、驱蛔止泻之显著疗效。

蛔虫性泄泻农村较为常见，此系大量蛔虫蕴积肠道，损伤脾胃，阻碍气机运行，致脾胃运化功能失调所致。笔者认为，蛔阻气机，运化失调，是蛔虫性泄泻的发病机理。欲止其泻，须以驱虫为先，故立驱虫止泻一法。

以上八法，是笔者治疗小儿泄泻之粗浅体会，供同道参考。

略论小儿体质"三说"①

小儿体质被历代医家所重视，论述精详，颇多发明，然归纳起来，可以"纯阳""稚阴稚阳""少阳"三说概之，在中医儿科学的发展史上，对指导临床实践发挥了重要作用。然而随着中医体质学说的研究和发展，"三说"的局限性愈益显然，略论之以作小儿体质研究之探讨。

一、"三说"的形成与发展

（一）"纯阳说"

我国第一部中医儿科专著《颅囟经》提出："孩子三岁以下，呼为纯阳"。小儿为"纯阳"之体说由此而生，且被历代不少医家所尊崇。如刘完素说："大概小儿病者纯阳，热多冷少也"；温病大家叶天士说："襁褓小儿，体属纯阳，所患热病最多"，临证力主寒凉。笔者先师王志成老中医，临证念念不离"纯阳"，谓："小儿乃纯阳之体，犹如一团燃火，热药入口，与火中浇油无异"。专儿科六十载，几不用麻、桂、姜、附，可见此说影响之深。

中医学认为，"独阳不生，孤阴不长""阴中有阳，阳中有阴"。尽管后世医家对"纯阳"的含义从不同角度加以解释，有作"阳盛阴微"者；有作"独阳无阴者"；有作"阳气极盛"者；有作"生机蓬勃而阴精相对不足"者，虽其中不乏可取之处，然终觉牵强。

---

① 原载于《中医药研究》1989 年第 2 期，作者郑启仲。

（二）"稚阴稚阳"说

一个学说能否成立，决定于它的概念、含义和实践性。随着"纯阳"说在临床上出现的弊端，医家们提出了异议，明确者如清代儿科医家陈复正指出："幼科论证，悉以阳有余阴不足立论，乖误相承，流祸千古，后人误以婴儿为一团阳火，肆用寒凉，伤脾败胃"。温病学家吴鞠通在《温病条辨·解儿难》中指出："古称小儿纯阳，此丹灶家言，谓其未曾破身耳。非盛阳之谓，小儿稚阳未充，稚阴未长也"。从理论上否定了"纯阳"之说，创立了小儿为"稚阴稚阳"之体的新说。"稚阴稚阳"说的确立，使中医学从功能和物质的角度对小儿生理体质的认识趋向全面，几被中医界所公认，直至新中国成立后的教科书都为之推崇，并作了正确的解释和运用。

（三）"少阳"说

近人安效先氏在总结"纯阳"论者临证力主寒凉，"稚阴稚阳"论者强调温补之后，指出："不难看出，不论是力主寒凉者，强调温补者，抑或提倡护阴者，虽都有一定的道理，但因各立门户，固执己见，都不免于失之于偏。在指导临床方面均有一定的局限性"。在近代医家张锡纯"盖小儿虽为少阳之体，而少阳实为稚阳"的启发下，明确提出了小儿为"少阳之体"，并对其含义与小儿生理病理关系、对儿科临床的指导意义等进行了较全面的论述。认为"较之纯阳说与稚阴稚阳更能说明问题，更符合实际"。

二、"三说"的历史地位

小儿体质"三说"见仁见智，对小儿体质的认识不断得到深化，如张宝林氏指出："总之，纯阳之体学说，不能完整的解释小儿体质的生理特点，其作为一个学说，没有统一的含义……稚阴稚阳学说，概念统一、明确，反映了祖国医学的整体观点"。江育仁氏对"稚阴稚阳"作了较全面的解释："这里的阴，一般是指体内精、血、津、液等物质；阳，是指体内脏腑的各种生理功能活动，故稚阴稚阳的观点更充分说明了小儿无论在物质基础与生理功能上，都是幼稚不完善的"。根据"稚阴稚阳"总结出的小儿"脏腑娇嫩，形气未充；生机蓬勃，发育迅速"的生理特点和"发病容易，变化迅速；脏气清灵，易趋康复"的病理特点，有效地指导着儿科临床实践。"少阳"说又从小儿生长发育阶段的生理特点的认识上，对"稚阴稚阳"说作了某些补充和说明。

三、"三说"的局限性

任何一门自然科学，在它形成和发展的过程中，无不是在继承前人的基础上，不断创建新的理论、学说而得以丰富发展的。《内经》把人的体质从"阴阳五行""型体肥瘦及年龄壮幼""性格刚柔勇怯""形态苦乐"等四个方面，进行了分类研究，其内容包括了性别、年龄、地区、禀赋、体态、性格、心理活动、皮肤颜色、社会地位、生活条件、对自然界的适应能力及药物针刺的反应等方面，并通过描述个体的特殊性即个体差异性，提示诊断治疗原则。从《内经》体质分类看小儿体质"三说"，笔者认为，"三说"只是《内经》体质分类中的一个方面，"纯阳""稚阴稚阳"，或是"少阳"，都是阐述小儿这一人体生长发育阶段生理体质特点的共性，而不能用以说明不同小儿体质的差异性，即个体体质。比如，同为一岁婴儿，均属"稚阴稚阳"之体，在同一环境条件下感受外邪，由于其阴阳盛衰的个体差异，有的则表现为发热、无汗、脉浮紧的表实证，有的则表现为发热、自汗出、脉浮缓的表虚证，临床只能针对每一小儿的不同见证施治，而不能因同属"稚阴稚阳"之体而用一方治之。"稚阴稚阳"说显然无法解决小儿个体体质差异的问题，故需对小儿体质进一步研讨。

四、小儿体质研究之设想

（一）确立"三说"为基础

小儿体质"三说"是儿科理论体系的重要组成部分，"三说"对认识小儿的生理体质特点，指导临床实践，不但具有重要的实用价值，而且是研究小儿体质的基础，离开了这个基础就谈不上研究和发展。所以，研究小儿体质必须首先以确立"三说"为基础，在这一共性基础上补充小儿体质个体差异之内容，使之进一步得到完善。

（二）借鉴《内经》体质分类及现代研究方法

前已述及《内经》的四种分类方法，它以整体观念、阴阳五行学说、脏象学说为理论基础，从不同角度多层次地对人的体质加以综合考察，充分认识体质的差异性，以指导临床实践。对小儿体质的研究也应借鉴这种方法，同时还应借助现代科学技术及方法，尽量使小儿体质的研究有一客观化、规范化的指标。研究中要注意到形成小儿不同体质的各种因素，如先天因素、性别因素、精神因素、饮食因素、地理环境因素等，使小儿体质的个体差异在"稚阴稚阳"的共性中得以体现。

（三）设计小儿体质的分类方案

小儿体质分类是一个十分复杂的问题，也是小儿体质研究的关键。王琦、盛增秀氏《中医体质学说》的"临床体质分型设计表"把人体分为正常质、阴虚质、阳虚质、痰湿质、气虚质、瘀血质等七种体质，并指出其各自的病理特点和用药宜忌，具有相当的科学性和实用性。皇甫燕氏对732例3~12岁小儿进行中医体质调查，以形、舌、脉、证特点作为依据，用八纲、脏腑的基本理论加以归纳，分为正常型、脾胃虚弱型、肝肾不足型、肾气不足型、血虚型五种体质，对于探讨小儿体质分类无疑是一有益的尝试。笔者认为应以小儿体质"三说"为基础，以《内经》体质分类及现代科学技术为借鉴，以《中医体质学说》分型设计为模式，明确小儿体质的共性特点，寓个体差异于共性之中，设计出科学、合理、实用的小儿体质分类方案，使之更有效地指导儿科临床。妥否，请同行教正。

舌诊在儿科临床上的运用①

《望诊遵经》说："舌者心之外候也，是以望舌而可测其脏腑经络寒热虚实也"。《形色外诊简摩》说："苔乃胃气之所熏蒸，五脏皆禀气于胃，故可借以诊五脏之寒热虚实也"。《灵枢·经脉》说："手少阴之别……系舌本""肾足少阴之脉……循喉咙，挟舌本""脾足太阴之脉……上膈挟咽，连舌本，散舌下""厥阴者，肝脉也……而脉络于舌本也"。《灵枢·经筋》说："足太阳之脉……其支者，别入结于舌本""手少阳之筋……其支者，当曲颊入系舌本"。可见五脏皆通过经络与舌直接相连。杨云峰在其《临症以验舌为准统论》中说："不独伤寒发热有胎可验，即凡内外杂证，也无一不呈其形、著其色于舌……据舌以分虚实，而虚实不爽焉；据舌以分阴阳，而阴阳不谬焉；据舌以分脏腑、配主方，而脏腑不差、主方不误焉。"可见舌的变化与疾病有着密切关系。难怪有人说："舌是一个外露的内脏"。

由于小儿脏腑娇嫩，气血未充，切脉难凭，言语未通，痛苦不能自诉，较大儿童虽能自诉，亦难令信。阎孝忠在《小儿药证直诀》序中说："小儿

---

① 载《河南中医》1981年第6期，作者郑启仲。

脉微难见，医如持脉，又惊啼不得其审……脉既难凭，必资外证"。杨云峰氏对此更有卓论："危急疑难之顷，往往证无可参，脉无可按，而唯以舌为凭；妇女幼稚之病，往往闻之无息，问之无声，而唯有舌可验"，实乃经验之谈。笔者在长期的儿科临床实践中，每留心于舌诊，常常以舌诊为据诊断和处理小儿病证，取得满意疗效。仅录数例，以观其舌诊在儿科临床运用之一斑。

一、泄泻

韩××，男1岁2个月，混合喂养，于1972年5月11日因腹泻呕吐2天，按"中毒性消化不良"住院治疗。

患儿住院后，急予静脉补液，静滴四环素、碳酸氢钠等。发烧见退，呕吐减轻，又配合中药葛根芩连汤、五苓散加减治疗4天，腹泻不见明显好转。于5月17日会诊。患儿营养较差，哭闹拒食，腹部稍胀，腹泻日5~6次，呈水样夹有不消化食物残渣，量不太多，气味腥臭，指纹紫滞，舌质红、正中有一黄厚燥苔如二分硬币大小。诊为宿食内滞，胃失和降。投以小承气汤加味：大黄3g，枳实3g，川朴3g，槟榔4.5g，焦三仙各3g，水煎频频予之。服后下黏稠污便2次，量多。患儿哭闹渐止，腹胀减轻，吃奶入睡。次日精神好转，吃奶增加，未再呕吐，大便日2次，为黄色稀便，舌苔退之大半，原方去大黄、槟榔，加白术3g，砂仁3g，再进2剂，痊愈出院。

按："治病必求于本"。该患儿腹泻9日，脾虚可知，然舌中黄厚苔不退者，宿食内滞不化也，据此予以消导通下，滞去泻止而胃气自复。如谓吐泻日久，再进益气健脾之剂，恐有"沙滩建楼"之弊。

二、口疮

李××，女，11岁，学生，于1974年3月15日初诊。患儿平素脾胃不健，于1周前自觉咽喉痛，某医给予牛黄解毒丸每次1丸，日3次，连服3天不觉减轻。其母又给生鸡蛋清1个，蜂蜜约30g，水冲服，日2~3次，连用3天，虽咽痛渐觉减轻，但出现口唇干裂疼痛，脘腹冷痛，不能进食而来诊。患儿肌体瘦弱，面色萎黄，表情痛苦，上下口唇肿胀干裂，涂着麻油，口腔黏膜不充血，咽部黏膜有一黄豆大表浅溃疡，脉沉迟，舌质淡白、苔薄白滑润。根据舌、症诊为脾阳不振，寒凝中焦。投以附子理中汤加味：制附子9g，炒白术9g，干姜9g，砂仁4.5g，炙甘草3g，水煎服。服药3剂后，口唇肿胀已消，干裂减轻，腹痛已止，食纳增加，口腔溃疡较前缩小，舌质转淡红、苔薄白，脉沉缓。原方附子、干姜减为 6g，再进 3 剂，诸症平息。最后给予香砂六君子汤 3 剂以善其后。

按：该患儿平素脾胃不健，因虚火上炎而致口疮，先服牛黄解毒丸已苦寒伐胃，又进大量蛋清、蜂蜜等寒凉腻胃之品，以致药过病所，寒凝中焦，冰伏胃阳，脾阳被困，故出现舌质淡白、苔薄白滑润，脘腹冷痛等一派脾胃虚寒之证。口唇肿胀干裂乃寒极迫胃中虚阳外越所致，故以舌质淡白、苔薄白滑润为主要诊断依据，置口唇肿胀干裂之假象于不顾，投附子理中汤治之而收捷效。如不辨舌，见口唇干裂，再进寒凉，势必导致一弊再弊，造成不良后果。

三、乙型脑炎

宋××，男，4 岁，1969 年 9 月 24 日会诊。患儿于 8 月 12 日按"流行性乙型脑炎"住院治疗。先后投以银翘散、白虎汤、凉膈散、羚羊钩藤汤、清营汤、紫雪丹、安宫牛黄丸等，配合西药对症治疗。虽病情几经好转，但发热一直不退。体温波动在 38~39℃。精神萎困，神志模糊，腹胀纳呆，口不渴，大便日 2~3 次，呈稀糊状，小便黄，脉细濡，舌面满布白腻厚苔。急予三仁汤加藿香、佩兰、菖蒲、郁金治之。连进 3 剂，神志转清，腹胀减轻，食纳始进，体温降至 38℃以下，舌苔退为薄白，病情急转向愈。辨证调理12 剂，体温正常，诸症悉平，痊愈出院。

按：本例乙型脑炎，湿邪弥漫三焦，湿热胶结，久郁不化达 1 月有余，临床亦非多见，屡药不解者，湿邪为患也。舌苔白腻满布为辨证的重要依据之一。故投加味三仁汤宣畅气机、清利湿热，3 剂而诸症大减，可见舌诊在温病治疗中地位之重要。若不详辨舌，只以病程之长短推其邪之进退，贻误病机实难免也。

四、痢疾

谷××，女，8 岁，1974 年 8 月 6 日初诊。患儿于 4 个月前，大便脓血，经某医院诊断为急性细菌性痢疾，给予西药治疗，脓血便消失，数日后又发，改服中药为主治疗，病情时轻时重，缠绵至今不愈。4 天前某诊所医生投真人养脏汤合桃花散 2 剂，症状加重，其父邀余往诊。患儿肌体消瘦，精神疲倦，面色萎黄，表情痛苦，大便日 5~6 次，量少，有脓血，里急后重，腹部胀满，呕恶不食，肝脾不肿大，下肢不浮肿，脉滑数，舌质红、苔黄厚而燥、中黑。笔者寻思良久，8 岁小儿下痢 4 月之久，白头翁汤、香连丸已多次服用，湿热何以不除？近日误投真人养脏汤、桃花散能致变如此乎？询其因，其父乃一营业食堂厨师，女常随其饮食，病前即以肉食伤胃，数日纳呆，随发为痢。久痢不止，苦寒燥湿屡投不应，黄黑燥苔不除者，食积为患也，积不除而痢难止矣。处方：大黄6g，玄明粉6g，枳实9g，川朴6g，莱菔子9g，槟榔9g，水煎服，1剂。服后患儿腹痛加剧，翻滚哭闹，随即泻下灰黑色水样便2次，夹有粪块数粒，量多，臭秽难闻，腹痛渐减，至夜半又泻2次，量渐少，痛止入眠，次日患儿精神大振，开始进食，令其饮食调养，停药观察。3日后，已起床玩耍，饮食逐日增加，大便日1~2次，为稀黄软便，无脓血，舌质淡红，苔薄黄，给予散剂（消食散、七味白术散）调理数日而收全功。

按："初痢宜泻，久痢宜补"，乃治痢之常法。本案久痢不止，黄厚燥苔不除，妄投真人养脏汤，致病情加重者，乃不辨舌、证，墨守成规之弊也。笔者辨舌求因，以食积为患，设峻下荡积，法切病机，方药适度，四月之苦，一药而除，此辨舌审证之一得耳。

拙文为论舌诊而作，故对舌诊的重要性强调较多。然舌诊无非望诊之一也，祖国医学积数千年之经验，望、闻、问、切岂可偏崇，笔者无意以舌诊代替四诊，然而，舌诊之重要确为实践所验证。

小儿腹泻"胃强脾弱"证初探 [1]

小儿腹泻，成因种种，病机各异，证型繁多，治法迥别。笔者在临床实践中发现一种颇感棘手的腹泻，经反复验证，其病机属"胃强脾弱"。今以"小儿腹泻胃强脾弱证"或"小儿腹泻胃强脾弱型"提出，以期引起讨论。

论点之由

小儿腹泻虽证型繁多，然各有其自身特点，如伤食泻之纳呆嗳气、泻如败卵；湿热泻之泄利如注、气味异臭；脾虚泻之时发时止、完谷不化等。而

---

① 原载于《光明中医》1989年第1期，作者郑启仲。

"胃强脾弱"泻,既不同于"伤食泻",又不同于"湿热泻",也不同于"脾虚泻"。其主要表现为:食多、泻多、腹胀,兼见热邪伤阴之象。按脾虚泻投以健脾止泻之剂,则胀满不除、泻亦不止;以伤食泻施以消食导滞之品,则食多不减、胀亦不消。后拟辛开苦降、泻胃补脾之法而见奇效。寻此探索,屡试屡验,救儿良多,方从中悟出"胃强脾弱"、升降失常之病机,此论点之由来也。

临床特征

1. **发病季节** 多发于秋季,亦见于春季,冬季少见。

2. **发病年龄** 多见于 3~5 岁小儿,婴儿少见。

3. **临床表现**

(1)食多:患儿食欲亢进,饮食量倍增,有的可达正常饮食量的 2~3 倍。家长常代诉"不知饥饱"。无呕吐、嗳气、食臭等见症。

(2)泻多:大便日 3~5 次,量多,泻下量与进食量成正比。泻下呈稀黄软便,多为不消化食物残渣,无黏滞、恶臭如败卵等。

(3)腹胀:脘腹胀满,为其三大特征之一。食后胀甚,泻后稍减,但终日不消。腹胀拒按,鼓之如鼓。

其次,舌质多红而少苔,病程较长者舌红而少津;脉多弦数,后期脉细无力。部分患儿有口渴喜饮,无发热。

4. **转归与预后** 若迁延失治,或治不如法,晚期多呈消瘦、乏力、腹胀、舌红无津、目陷无神之气阴两伤证。个别病例致成疳证。

证候分析

胃主受纳。《伤寒论》第 257 条云:"合热则消谷喜饥"。程郊倩曰:"本因有热,则阳邪应之,阳化食,故能食……"本型腹泻以"食多善饥"为特征,说明胃热消谷;受纳增多,说明胃气过盛,故称"胃强"。

脾主运化。《素问·阴阳应象大论》云:"清气在下,则生飧泄;浊气在上,则生䐜胀""泻下量多,残渣不化",乃脾虚失运、清气不升之故,谓之"脾弱"。"腹胀不除",为胃中浊气不降所致。"舌红少津"是胃热伤津之征。

由于胃强脾弱,胃纳愈多则脾愈无力运化而泻多;泻下愈多则脾气愈伤,不能为胃行其津液而胃愈燥。胃强者自强,脾弱者自弱,这就形成了

"胃强以多食，脾弱则泻多，浊停而胀满，胃强脾弱，升降失常"的特殊病理机制。久之，热伤胃阴，泻伤脾阴，脾胃阴伤，久病及肾，则舌干、肤燥、目陷诸症见矣。

治法方药

《素问·标本病传论》曰："先热而后生病者治其本，先热而后生中满者治其标"。本证上由胃热多食而生中满，下由脾弱而生泄泻，热不清则浊不降，浊不降则清不升，故思仲景泻心之法，拟辛开苦降，投半夏泻心汤。取芩连为君以清热降浊，半夏、干姜为佐以辛散开结，人参、甘草为辅以补脾升清。一般 2~3 剂即可收到多食减少、胀满消除的效果，腹泻亦随之减轻。然本方乃苦寒辛燥之品，中病即止，不可过剂。食减、胀消之后，余热不清、脾胃阴伤者，可用连梅汤（黄连、乌梅、沙参、麦冬、生地、阿胶）养阴止泻，又防"久病及肾"；若见脾虚胃弱者，则以六君、参苓白术之剂，益气脾健、和胃止泻以善其后。近 3 年来，以上法治疗 220 余例，均获满意疗效，无一例成疳。

病案举例

【案1】

王某，女，6 岁，1985 年 9 月 12 日初诊，住院号 2146。腹泻、腹胀半月余，住院 6 天。经补液、庆大霉素、氯化钾等治疗，不见减轻，邀余会诊。症见腹部胀大，食量倍增，大便日 7~8 次，为稀黄软便夹有不消化食物残渣，舌红苔少，脉沉数。因患儿惧怕打针而停用西药。诊为脾虚日久伤阴证，投参苓白术汤加诃子、乌梅、五味子，3 剂。

9 月 15 日二诊：服上方腹泻次数略减，然胀满不减、喜饥多食依然，舌红。思仲景泻心消痞之意，试投半夏泻心汤加减：黄连 6g，黄芩 6g，半夏 3g，干姜 3g，党参 6g，砂仁 5g，全虫 5g，甘草 3g。

9 月 17 日三诊：服上药 2 剂，腹胀大减，食量减少，腹泻日 2~3 次，舌红转淡。改参苓白术汤加乌梅 5 剂而收全功。

【案2】

张某，男，8 岁，1987 年 8 月 18 日初诊。泄泻 8 天，经当地用土霉素及保和汤等不效而求诊。证见脘腹胀满，饥食倍增，大便日 5~6 次量多，舌红，脉数。投半夏泻心汤加减：黄连6g，黄芩6g，半夏6g，干姜3g，党参6g，砂仁6g，全虫6g，炒莱菔子9g，甘草3g。

8月20日二诊：服上方2剂，腹胀消、食量减，腹泻日2~3次，量亦明显减少，舌干红，脉细数。改连梅汤加减：黄连6g，乌梅9g，沙参12g，生地6g，麦冬6g，生山药12g，甘草3g。守法调理，旬日而安。

几点体会

1. 本证以食多、泻多、腹胀兼有胃热见证为特征。特别是"食多"一症是区别于"伤食泻"的重要依据；"泻多"是脾虚泻的特点；"腹胀"有虚实之分，伤食泻、脾虚泻均可见之，故此三大特征并见时方可作出"胃强脾弱"泻之诊断。不可以一代三，以防虚虚实实之弊。

2. 实践证明，热不清则食不减，食不减则胀不消，胀不消则泻不止。欲清热除胀，必辛开苦降；欲健脾止泻，必先清热降浊。可谓治法之要。

3. 案例方中伍入了砂仁、全虫，验之临床，较半夏泻心汤原方除胀效果明显提高。病程较短、胀满尤甚者，再伍入莱菔子一味而消胀更速。此本而标之、泻胃降浊之法，不可恐其伤脾而惧用。亦谓方药配伍之一得尔。

江育仁教授"阳可统阴"思想
在儿科临床的应用[①]

江育仁教授，我国著名中医儿科学家，南京中医药大学终身教授，博士生导师，系我国近代中医儿科泰斗级学科带头人之一。20世纪80年代提出"脾健不在补贵在运"[1]的学术观点，推动了小儿脾胃学说理论的发展和治疗方药的创新，影响巨大而深远。本文所阐述的是笔者学习江育仁教授"阳可统阴"学术思想对温阳法在儿科临床的运用体会。

1. "阳可统阴"学术思想的形成

《江苏中医杂志》1985年第6期发表了江育仁教授"温阳法在儿科临床

---

① 原载于《中医儿科杂志》2016年第6期，作者郑启仲、郑宏、郑攀、潘丹萍。

的运用"一文，在这篇论文中，江育仁教授对小儿的体质特点进行了深入研究，对儿科领域中"以清为主"和"以温为主"两大学派的形成及影响进行了全面的分析，并得出结论，"我认为这两种学术观点的焦点，就是对小儿时期体质特点的看法问题，究竟是属于阳气偏亢的'纯阳之体'，还是阳既不足、阴又未充的'稚阴稚阳'体质？这里，可以谈谈我自己的观点。小儿是生长发育的旺盛时期，生长和发育，最基础的物质是阴阳气血，生者赖阳以生，长者依阴而长，这是阳生阴长的基本原理。独阳则不生，独阴则不长，两者又是相辅相成的辨证关系。小儿机体的生理是'肉脆、血少、气弱'，乃是历代儿科医家所公认的。气属阳，血属阴，气弱即稚阳，血少即稚阴。因此，小儿的体质特点应是'稚阳稚阴'，而非'阳常有余，阴常不足'的'纯阳之体'"。[2]并根据自己的临床实践，提出小儿"稚阳"在疾病转归过程中的影响，"再就临床实际情况来看，小儿时期发生的病证，确实是热病最多。而患病之后，又易化热化火，甚则生风动痰，变化仓卒，这是客观事实，也是小儿发病的普遍规律，我认为这是问题的一个方面。再从小儿疾病的发生和发展过程中的另一方面去看，小儿患病后往往出现'易寒易热，易实易虚'的病理变化。特别是某些重症病例，如急惊风在出现高热、抽搐等风火相煽的实热内闭证时，可因正不敌邪而突然出现面色苍白、肢厥汗冷等阳气外越的虚脱证。其寒热虚实的变化，远较成人更为迅速，这是由于小儿脏腑娇嫩，神气怯弱，生理上未臻成熟，功能活动不够完善的缘故。据此，小儿所患热病最多，不在'体禀纯阳'的阳气有余，而在于'脏腑薄，藩篱疏，易传变；肌肤嫩，神气怯，易于感触'，亦即'稚阳体，邪易干'的具体反映。"[2]

江老从《内经》理论到历代医家论述，经过自己长期的临床实践，提出了小儿并非阳常有余，而是"稚阳稚阴"之体，并产生了"阳可统阴"的重要学术思想，"小儿在病理上所表现的'易虚易实，易寒易热'，也是随着年龄增长而转归的。阴与阳虽是不同的属性，但又是互根的。所以阴之滋生，必赖阳气之煦化；阳可以统阴，而阴则不能统阳。这是我在实践过程中对某些温病的变证和坏证运用温阳药物的理论指导，也是临床的实际体会。"[2]

2. 临床应用

在"孩子三岁以下，呼为纯阳"、治病主清占主导地位的儿科学发展过程中，江育仁教授对在厘定小儿纯阳的基础上，提出的"阳可统阴"的学术思想在儿科发展过程中具有十分重要的指导意义。转眼30年过去了，笔者在儿科临床中学习江老这一学术思想，运用温阳法治疗儿科急危重症每起沉疴，现举数例以就教于同道。

案1. 桂枝加附子汤治汗过伤阳

魏某某，男，2岁4个月，第一胎，混合喂养，河南原阳县人。2011年4月2日初诊。主诉：发热4天，汗出不止2天。患儿于4天前因发热在当地诊为"感冒"，治疗（用药不详）2天，发热退而汗出不止，体温35℃，胸背冷汗自溢，四肢发凉而求诊。诊见：神清、倦卧、恶风、唇白、额头、胸腹、背部冷汗，四肢发凉，小便少，大便稀。舌质淡，苔白水滑，脉浮大无力。中医诊断为漏汗。辨证为汗过伤阳，卫阳不固。治宜温护阳气，固表止汗。方选桂枝加附子汤。处方：桂枝6g，白芍6g，干姜6g，制附子6g，大枣3枚，炙甘草6g。中药配方颗粒，1剂，频频服之。

二诊（2011年4月3日）：恶风已除，汗出明显减少，四肢转温，脉已转平缓。守法再调。处方：桂枝6g，白芍6g，生姜6g，大枣6g，制附子6g，黄芪10g，炙甘草3g。2剂，日1剂，药尽诸症平复而愈。

按：小儿脏腑娇嫩，患病易虚易实，易寒易热，临床误下、误汗病例时有发生。该患儿因感冒发热应用发汗药物过多而致漏汗不止，《伤寒论》第20条："太阳病，发汗，遂漏不止，其人恶风，小便难，四肢微急，难以屈伸者，桂枝加附子汤主之。"遵仲景之法，用桂枝加附子汤，生姜改为干姜，旨在加强温阳之力。1剂而阳复肢温，守法加黄芪一味调理3日而愈。

案2. 大黄附子汤治冷秘

周某某，女，8岁，学生，河南郑州市人，2008年12月6日初诊。主诉：大便干硬如算子，排便困难3年余。患儿平素嗜食生冷，大便秘结，常达7天不排，每次必用开塞露导之，此次已7天未大便，而求诊。诊见：面白无华，风池、气池色青，大便干硬如算子，四肢发凉，畏寒怕冷，腰冷腹凉，食少神疲，舌淡，苔灰白水滑，脉沉迟无力。胃肠道彩超无异常。中医诊断为便秘。辨证为脾肾阳虚，阴寒凝结。治宜温里散寒，通腑散结。方选大黄附子汤加减。处方：制附子（先煎）10g，酒大黄6g，元明粉（化）6g。3剂，日1剂，水煎，分2次空腹服。服药第2剂自行排便，下硬便如算子6、7枚。第3剂后又下2枚。

二诊（2008年12月10日）：饮食见增，舌苔转白薄，脉见缓象。原方继进 3 剂，又大便 2 次，为不成形软便。原方去元明粉，大黄减为 3g，加生姜 6g、大枣 3 枚。再进 3 剂。

三诊（2008 年 12 月 15 日）：其母甚喜，患儿手足转温，饮食大增，大便能自行排出，请求根治之方。改为配方颗粒。处方：制附子 3g，酒大黄 3g，生白术 10g，陈皮 6g，炙甘草 3g。日 1 剂，分 2 次冲服，10 天后改为隔日 1 剂，1 月后停药观察，嘱其禁食冷冻、冷藏食品。随访观察 2 年未见复发。

按：小儿冷秘日益增多已成为一个趋势，囿于小儿为"纯阳之体"，有病多从热化，冷秘常被视而不见，甚至见亦少用温下之法，当然原因种种。我们用温下法的满意疗效增强了温下法在儿科应用的信心，同时经温通之后患儿整体健康水平的提高，使我们对温通法有了更深刻的认识。当然，小儿为"稚阴稚阳"之体，"易寒易热""易虚易实"，温通之法，十去七八，中病即止，不可过剂，以防热热之弊，这是我们的体会，亦当谨记。

案 3. 吴茱萸汤治梅尼埃病浊阴上犯证

尹某某，女，17 岁，学生，河南许昌市人，2012 年 3 月 10 日初诊。主诉：头晕目眩，恶心呕吐，反复发作 2 年，加重 5 天。2 年来反复头晕、呕吐，给予对症处理后缓解，5 天前再次出现并加重，以"梅尼埃病"住院。经静脉补液、甘露醇、维生素 B_6、地西泮等治疗，同时服半夏白术天麻汤等均不见效，邀余会诊。其母心急如焚，告曰："她吐的水是冰凉的！"余伸手接吐，果然吐涎冰凉，否则，实难置信也。诊见：患者抱头蜷卧，两目紧闭，头晕目眩，频吐清涎，语言低微，呻吟不止，痛不欲生，畏寒喜暖，四肢欠温，食入即吐，大便 3 日未行。血压 110/70mmHg。舌质淡，苔白滑，脉弦细。24 小时脑电图无异常。中医诊断为眩晕证。西医诊断为梅尼埃病。辨证为肝寒犯胃，浊阴上扰。治宜暖肝温胃，升清降浊。方选吴茱萸汤。处方：吴茱萸 10g，人参 10g，生姜 30g，大枣 5 枚。1 剂，水煎频服。为防格拒，热药冷饮。药进半剂，呻吟渐止；药尽而安然入睡。

二诊（2012 年 3 月 11 日）：诸症大减，大便 1 次，进流质饮食半杯。其母大悦，请求根治之方。原方再进 2 剂，已能坐起饮食，除肢体困倦、耳塞头沉、食少纳呆外，余症均消。脉现缓象，舌质转淡红，白腻厚苔已退之大半。清升浊降，守法再调。处方：吴茱萸 10g，党参 12g，姜半夏 10g，白术 12g，陈皮 6g，砂仁 6g，生姜 15g，大枣 3 枚。5 剂，日 1 剂，水煎服。连进

5剂，诸症悉平。

按："诸风掉眩，皆属于肝。"眩晕一证，多因肝阳上亢、痰湿中阻、肾精亏损所致，而本案眩晕反复发作达2年之久，非痰、非火，乃因平素脾胃不健，肝寒犯胃，浊阴久蕴，循经上犯所致。浊阴之邪循肝经上犯清窍，则头晕耳鸣；中焦虚寒，胃阳不振，则畏寒喜暖、四肢欠温，吐涎冰凉；寒凝中焦，脾被湿困，胃不受谷，则食入即吐、时吐清涎；舌质淡、苔白滑厚腻等，均为浊阴中阻之象。故投吴茱萸汤暖肝温胃、升清降浊，药切病机，守法调理而收全功。

3. 几点体会

江育仁教授"阳可统阴"的学术思想是应用温阳法治疗儿科阳虚病证的理论基础。正确认识"纯阳"是应用温阳法治疗儿科阳虚病证的关键。过用寒凉是导致小儿阳虚证的医源性原因之一，值得同道研究。温阳法治疗小儿阳虚诸证，疗效确切，可收事半功倍之效，需在儿科大力推广应用。应用温阳法治疗儿科急、危、重症是一重大课题，亟待研究和加强。

参考文献

［1］ 江育仁.脾不在补贵在运［J］.上海中医药杂志，2002，（1）：4-7.
［2］ 江育仁.温阳法在儿科临床的运用［J］.江苏中医杂志，1885，（6）：1-2.

小儿秋季腹泻论治①

秋季腹泻是由轮状病毒引起的一种急性传染性肠炎。以呕吐、腹泻伴有发热和上呼吸道感染为特征。多见于6个月至2岁的婴幼儿。主要发生在秋末冬初。起病急，传染性强，是影响小儿身体健康的多发病。目前尚无特异性疗法。秋季腹泻作为一种传染性疾病，其病因病机及治疗方药在古今文献中尚乏专论。笔者总结出秋季腹泻的3个特点：①流行多在立冬至小雪之间；②发病多是6~18个月的小儿；③发病初期有发热、咳嗽等肺系症状，吐泻并作，伤阴明显。提出"小儿秋季腹泻因燥起"的学术观点，运用运气学说

---

① 原载于《中国中医药报》2015年11月5日，作者郑启仲。

对其病因病机、临床特点等进行了深入研究，并创拟了运用升清降浊法治疗秋季腹泻的有效方药。

病发秋冬，燥邪当令

秋季腹泻的发病虽在秋分即已开始，而流行多集中在立冬至小雪之间。根据运气学说，一年主气之中"阳明燥金为五之气，主秋分至小雪"（《中国医学诊法大全》第 40 页）。吴瑭在《温病条辨·方中行先生或问六气论》中说："盖天之行令，每微于令之初，而盛于令之末。"立冬至小雪正为阳明燥金较盛之时，秋季腹泻集中在此时发病，首当责之于燥邪为患。

燥金克木，专病小儿

秋季腹泻的患儿月龄大多在 6~18 个月之间。吴瑭谓："小儿，春令也，东方也，木德也"（《温病条辨·解儿难·儿科用药论》）。陆子贤在《六因条辨·秋燥辨论》中说："盖犯是症（指秋燥）者，必由禀赋阴亏，亢阳偏盛，或形瘦身长，或色苍少泽，禀乎木火之质者，比比皆然。"小儿阳常有余，阴常不足，肝常有余，脾常不足，恰为燥邪易感之体，故多罹患本病。这也与"小婴儿轮状病毒抗体低，同一集体流行时，小婴儿罹病多"（《褚福棠实用儿科学》）的观点相一致。

燥极而泽，病发泄泻

《素问·至真要大论》曾 3 次提及燥邪致泻，"阳明司天，燥淫所胜，民病……腹中鸣，注泻鹜溏……""阳明之胜，清发于中，左胠胁痛溏泄……""阳明之复……腹胀而泄……"，是该篇阐述六淫致泻中提及次数最多的一淫。

燥邪何以致泻？《素问·阴阳应象大论》曰："清气在下，则生飧泄；浊气在上，则生䐜胀"。脾喜燥乃平和之燥，若燥气太过，则脾为焦土，又安能为胃行其津液？胃喜润恶燥，燥气伤胃后，脾又不能为其输布津液，胃又安能受纳？这样一来，脾胃俱伤，脾失健运，胃不受纳，升降失常，水反为湿，谷反为滞，清浊不分，合污而下，泄泻乃作。脾为太阴，为湿土，喜燥恶湿；而胃为阳明，为燥土，喜润恶燥，故湿邪致泻，其病在脾；燥邪致泻，其病在胃，所以秋季腹泻为燥邪伤胃，胃失和降，故病初多呕吐。《素问·六微旨大论》说："阳明之上，燥气治之，中见太阴。"张介宾注："阳明之本燥，故燥气在上，与太阴为表里，故见太阴，是以燥金而兼湿土之化也"（《素问注释汇粹》）。所以《素问·六元正纪大论》有"燥极而泽"之论，意即燥至极点反见湿象。与"重寒则热，重热则寒"同理，也可以把这一现象称之为"重燥则湿"，故燥邪伤及胃肠即可引起泄泻，这就是秋季腹泻的病机特点。

燥邪为病，表里俱伤

秋季腹泻发病初期伴有发热、咳嗽等肺系症状，继之吐泻并作。秋季腹泻患儿常以流涕、喷嚏、发热、咳嗽等上呼吸道感染症状而起病，这正是燥邪伤肺的临床表现，与雷少逸在《时病论·秋燥》中的论述"燥气袭表，病在乎肺，入里则在肠胃"相一致。燥邪入里，伤及胃肠，随之呕吐腹泻。大多数患儿可见病情发展迅速，呕吐频繁，上吐下泻，似霍乱之作，大便臭秽，肛周红赤，烦躁不安，口渴引饮，舌红苔黄，指纹紫滞等热扰三焦之证。重症病例可见皮肤、口唇干燥，目窠凹陷，涕哭少泪，尿少等阴液暴伤之证，这正与燥为阳邪易伤阴液相符。所以吴瑭在《温病条辨·补秋燥胜气论》中称"金为杀厉之气"。

以上可以看出秋季腹泻患儿以发热、呕吐、腹泻为主证，《素问·至真要大论》曰："诸呕吐酸，暴注下迫，皆属于热。"秋季腹泻病发于秋末冬初深凉已寒之时，不但没有寒象反而呈现一派热证，是何原因？《素问·六微旨大论》说："金位之下，火气承之。"吴瑭在《温病条辨·补秋燥胜气论》中说："盖燥属金而克木，木之子少阳相火也，火气来复，故现燥热干燥之证……前人谓燥气化火，经谓燥金之下，火气承之，皆谓是也。"燥邪致泻的证候特点就在于此。

升清降浊，清燥止泻

秋季腹泻为燥邪侵袭所致，因患儿体质不同、地域有别及不同年份的气候差异，秋季腹泻也有温燥、凉燥之分。

温燥泄泻

初见喷嚏、流涕、咳嗽、发热等燥邪袭表伤肺之症；约1~2天，随之发热加重，食入即吐，约半天到1天，或相伴而至泄泻大作，吐物酸腐，泻下臭秽如蛋花样水便，小便黄赤而少。患儿身热烦躁，上吐下泻，口渴引饮，痛苦异常。舌红苔黄，指纹紫滞。粪轮状病毒检测阳性。治宜升清降浊，清燥止泻。方药：清燥止泻汤1号：炒僵蚕3~6g，蝉蜕1~3g，片姜黄1~3g，苏叶1~3g，大黄1~2g，黄连1~3g，乌梅3~6g，甘草3~6g。日1剂，水煎，频服。

清燥止泻汤 1 号由升降散(《伤寒瘟疫条辨》)合苏叶黄连汤(《湿热病篇》),加乌梅、甘草而成。升降散系清代温病学家杨栗山先生之名方,在其论述小儿温病时明确指出:"但知不思乳食,心胸膨胀,疑其内伤乳食,不知其为温病热邪在胃也。但知呕吐恶心,口干下利,以小儿吐利为常事,不知其为协热下利也……凡杂气流行,大人小儿所受之邪则一,且治法药饵相仿,加味太极丸主之,升降散亦妙"(《伤寒瘟疫条辨》)。故取升降散升清降浊,合苏叶黄连汤清热和胃止呕,加乌梅、甘草酸甘化阴。方中苏叶伍蝉蜕、僵蚕,宣肺化痰止咳以清上焦之热;苏叶伍黄连,清热和胃止呕以安中焦;黄连配乌梅、甘草,清热止泻敛阴以固下焦;大黄配甘草为大黄甘草汤清热和胃止呕,诸药配伍,共奏升清降浊,清燥止泻之效。咳止、呕停者,去苏叶;阴伤明显、舌红少苔无津者,去苏叶、黄连,加葛根、白芍;泻下无臭秽,舌苔不黄者,去姜黄、大黄,加白术、扁豆、山药等以健脾止泻。

典型病案:张某,男,1 岁 3 个月,2009 年 11 月 16 日初诊。主诉:发热、咳嗽、呕吐、腹泻 2 天。患儿昨天发热、咳嗽,社区诊为感冒,给予小儿感冒颗粒。当晚即呕吐、腹泻,社区又给头孢克肟颗粒及止吐药,病情反重。视患儿烦躁不安,发热,体温 38.1℃,时而呕吐,腹泻蛋花样水便,10 小时内已泻 8 次,臭秽难闻,舌红苔薄微黄,脉滑数,指纹紫。粪轮状病毒检测阳性。湿热体质。诊断:秋季腹泻。辨证:燥邪侵袭,升降失常。治法:升清降浊,清燥止泻。方投清燥止泻汤 1 号:苏叶 2g、蝉蜕 3g、炒僵蚕 3g、姜黄 2g、大黄 1g、黄连 2g、乌梅 3g、甘草 3g。1 剂,水煎,频频与之。

二诊(2009 年 11 月 17 日):呕吐已止,发热退,腹泻次数减少,舌质红苔白。上方去苏叶、大黄,加陈皮 3g,2 剂,日 1 剂。泻止纳增而愈。

按:本例患儿之母系一位大学教师,看过处方后反问:"孩子腹泻怎么还用大黄?"答曰:"大黄不仅泻下,还能止泻,孩子患的是秋季腹泻,是燥热泻,非大黄清热不止。"次日复诊,果应余言,频频致谢。患儿呕止、热退、泻减,方去苏叶、大黄,加陈皮和胃,2 剂告愈。

凉燥泄泻

初起鼻流清涕,喷嚏,轻咳,不发热,继之纳呆呕吐,泄泻日 3~5 次,多为蛋花样便,气不甚臭,小便清,口不渴,精神可,舌淡苔白有津,指纹淡红。粪轮状病毒检测阳性。治宜升清降浊，温胃止泻。方药：清燥止泻汤2号：苏叶1~3g，姜半夏1~3g，干姜1~3g，炒僵蚕1~3g，蝉蜕1~3g，茯苓3~6g，煨乌梅1~3g，炙甘草1~3g。日1剂，水煎，频服。方中苏叶、半夏、干姜，宣肺止咳，温胃止呕；蝉蜕、炒僵蚕配姜半夏升清降浊；茯苓健脾止泻；煨乌梅、甘草酸甘化阴，涩肠止泻。表解者去苏叶，呕止者去半夏，脾虚明显者加白术，泄泻逾5日者加公丁香。

典型病案：宋某，男，1岁，2009年11月8日初诊。主诉：流涕、咳嗽、呕吐、腹泻3天。经社区用药咳停而吐泻不止。患儿呕吐日2~3次，大便日5~7次，多为水样便，无脓血，舌淡苔白滑，指纹红。粪轮状病毒检测阳性。气虚体质。诊断：秋季腹泻。辨证：燥邪侵袭，升降失常。治法：升清降浊，温胃止泻。方投清燥止泻汤2号：苏叶2g，姜半夏3g，干姜2g，蝉蜕3g，炒僵蚕3g，茯苓6g，煨乌梅3g，炙甘草3g。1剂，水煎，频服。

二诊（2009年11月9日）：患儿呕吐止，腹泻次数明显减少。上方去苏叶、半夏，加白术3g，砂仁1g。再进2剂而愈。

按：该患儿治愈后学生问曰："老师，清燥止泻汤2号不用姜黄、大黄如何降浊？"答曰："浊有寒热之分，1号治温燥，2号治凉燥，所以不用大黄、姜黄而用半夏辛开而降，配干姜与僵蚕、蝉蜕共奏升清降浊而止泻之功。且秋季腹泻病程短转归快，方药当随病机而变化，以防实实虚虚之弊。"

顽症莫忘用经方 [①]

经方好，好就好在不但可治外感，而且可疗内伤；不但可救急危，而且可愈顽疾，现举数案以就教于同道。

桂枝加大黄汤治腹痛 6 年案

谢某，72岁，左下腹疼痛反复发作已6年。经几家医院X光全肠钡餐透视、B超、肠镜检查、CT检查及各种化验检查均无异常发现。西药用止痛解痉剂，中药用柴胡疏肝散、芍药甘草汤、小建中汤、大建中汤、乌梅丸等，针

---

① 原载于《中国中医药报》2006年7月26日，作者郑启仲。

灸、理疗、穴位封闭，先后交替应用，虽时有缓解，终未收全功。诊见：老人面红有神，声音洪亮，食纳不减；触诊：腹平软，左下腹有触痛，未扪及包块及肿物。唯左下腹阵痛，日发二三次或三五次，每次发作时间长短不一，可自止，时又发，痛处不移，按之痛甚。大便偏干滞而不畅，脉沉有力，舌淡红有瘀点，苔白微黄。思之良久，遂念《伤寒论》279 条"……大实痛者，桂枝加大黄汤主之"之旨，拟投桂枝加大黄汤一试：桂枝 12g，酒白芍 24g，酒大黄 12g，炙甘草 12g，生姜 5 片，大枣 5 枚。3 剂，日 1 剂，水煎，分 2 次空腹服。

3 剂药尽，腹痛发作次数有所减少，疼痛时间明显缩短，大便未通利，似病重药轻？原方加量再进：桂枝 15g，酒白芍 30g，酒大黄 15g，炙甘草 12g，炮干姜 12g，大枣 5 枚。3 剂，日 1 剂，水煎，分 2 次空腹服。

三诊：服上方后大便通利，腹痛已 2 日未发，神爽脉和。上方减量再进：桂枝 6g，酒白芍 12g，酒大黄 6g，炙甘草 6g，炮干姜 3g，大枣 3 枚。5 剂，日 1 剂，水煎，分 2 次空腹服，腹痛已 7 日未发，子女高兴异常。赠锦旗一面致谢，上书："六载顽痛，一方而愈"。随访 2 年，老人健康如常，腹痛未再复发。

按：老年腹痛 6 年之久，疏肝解郁、温中散寒、解痉止痛为何久治不愈？痛则不通，通则不痛，以药测证，实乃一"瘀"字作祟。本案年老体健，腹痛日久必入血而瘀，痛时拒按非虚而实，故取桂枝加大黄汤通脉化瘀，缓急止痛，芍药、大黄酒制意在入血而化瘀通脉，果应其意，一方而收全功。

吴茱萸汤治厥阴头痛 8 年案

季某，女，41 岁，发作性头痛已 8 年。初因冷水洗头而起病，反复发作，缠绵不愈，痛势愈来愈重，痛剧时自觉如冰块击顶，头痛欲裂，呕吐涎沫，痛苦异常。脑电图、头颅 CT 均未见异常。曾经某医学院诊为神经性头痛。历经中西药、针灸等多方治疗，时好时发。此次发作已 4 天。就诊时，暖袋敷顶，抱头翻滚，口吐涎沫，头痛剧裂，脉弦紧，舌质淡苔白腻。血压 110/70mmHg。

辨证：厥阴受寒，浊阴上犯。治宜：温肝散寒，降浊止痛。投吴茱萸汤：吴茱萸 15g，人参 15g，生姜 30g，大枣 5 枚。急煎 1 剂。服后 2 小时头部汗出，痛减入眠，醒后头痛、呕吐全止。前方吴茱萸减为 9g，再进 3 剂，诸证消失。患者不愿停药，求根治之方。拟方：吴萸子 6g，党参 12g，白术 12g，生姜 12g，大枣 3 枚。水煎服，隔日 1 剂。服 10 剂后停药观察。随访

2 年未见复发。

按：足厥阴肝经与督脉会于颠顶。本案头痛，因肝经受寒而发，治不如法，寒邪留恋。寒邪夹浊阴之气横逆犯胃，致胃失和降、浊阴中阻，时而循经上逆，清阳被扰，故反复发作，痛连颠顶。《伤寒论》378 条："干呕，吐涎沫，头痛者，吴茱萸汤主之。故投吴茱萸汤温肝降浊，1 剂痛止，4 剂证平，改小量、加白术巩固疗效，8 年顽疾一月而愈。

桂枝加附子汤治疗血小板减少性紫癜案

骆某，女，10 岁。皮肤紫癜时轻时重已 7 年。经某医院诊为血小板减少性紫癜，经用西药及归脾汤等断续治疗，缠绵不愈。近 2 月来症状加重而来诊。诊见：面色浮黄，唇白无华，头发稀黄，精神疲倦，心悸气短，动则自汗，畏寒怕冷，食少便溏。全身皮肤散在紫癜，色淡红，舌质淡无苔，脉浮无力。血小板 8.7 万 /mm^3。

辨证：心肾阳虚，脾失健运。治宜：温通心阳，补脾统血。投桂枝加附子汤：桂枝 9g，白芍 9g，制附子 6g，白术 9g，炙甘草 6g，生姜 3 片，大枣 3 枚。3 剂，日 1 剂，水煎服。

复诊：精神渐振，畏寒减轻，自汗减少，前方再进 3 剂。

三诊：皮肤紫癜减少，唇色红和，舌质淡红并现出薄白苔，脉缓有力。阳复阴和，脾运振兴，守法再调，处方：桂枝 9g，白芍 9g，人参 9g，白术 9g，当归 6g，炙甘草 6g，生姜 3 片，大枣 3 枚。5 剂，日 1 剂，水煎服，服上方 30 剂后复查诸症悉平，血小板恢复正常。改归脾丸 1 丸，日 2 次，巩固疗效，饮食调养。3 个月后停药。随访 2 年未见复发。

按：《灵枢·决气》云："中焦受气取汁，变化而赤，是谓血。"该患儿喂养失宜，损伤脾胃，中土失运，气血生化无源。脾虚不能统血则皮肤出血；血虚则心无所主，故心悸气短，面唇无华；气虚卫弱，故畏寒自汗；肾阳虚损则畏寒怕冷。李东垣曰："血不自生，须得生阳气之药，血自旺矣。"故投桂枝加附子汤温阳、生血，加白术以补脾，6 剂阳复症减，守法化裁月余而收功。最后以归脾丸益气补血、健脾养心巩固疗效而告痊愈。

桂枝汤治荨麻疹 20 年未愈案

马某，女，46 岁，荨麻疹遇风即起已 21 年。患者 25 岁时因产后受风发荨麻疹，经十几家医院中西药多种方法治疗，时轻时重，缠绵不愈已 21 年，患者苦不堪言。遇冷即起，奇痒难忍，得暖则消，日一发或二三发，其间最长只有 5 日未发。动则易汗，皮肤风团累累，色淡红，面颈部较多，躯干较少，食纳尚可，大便调，小便清，脉浮弱无力，舌淡苔薄白。

辨证：营卫不和，风邪遏表。治宜：调和营卫，祛风止痒。投桂枝汤加味：桂枝 15g，白芍 15g，炙甘草 12g，何首乌 15g，石菖蒲 12g，防风 6g，生姜 5 片，大枣 5 枚。3 剂，日 1 剂，水煎，睡前服。遵桂枝汤服法，令全身微汗。

二诊：发作次数减少，且症状明显减轻。患者甚喜，请求原方再服。上方再取 5 剂。

三诊：服上药期间只有一次发作。前方去防风、加黄芪 30g，再进 5 剂，诸症消失。患者唯恐再发而不敢停药。拟方：黄芪 15g，桂枝 12g，白芍 12g，炙甘草 9g，当归 12g，石菖蒲 6g，生姜 3 片，大枣 3 枚。10 剂，隔日 1 剂，以巩固疗效。一月后患者送锦旗书："顽疾二十冬，国药喜回春"致谢。4 年后因胃脘痛而求诊，喜告痼疾未再复发。

按：产后体虚，受风起病，20 年不愈者非风邪之过，而营卫不和之质体所致。故投桂枝汤调和营卫，加何首乌以养血；"诸痛痒疮皆属于心"，故伍石菖蒲以通心气；加防风以引邪外出；加黄芪益气固表以图久治，果获良效。

经方救急效如桴鼓 ①

仲景方组方严谨，配伍巧妙，味少力宏，用之得当常可救急危于顷刻，现举数案而就教于同道。

大柴胡汤治流行性出血热案

岳某，男，51 岁，11 天前因头痛发热而住院，经化验检查确诊为"流行性出血热"。经输液及中药银翘散、清瘟败毒饮等方治疗病情不见缓解。患者面赤如醉，寒战高热（体温每天在 39℃以上，午后为重），头痛腰痛，恶心呕吐，腹胀满拒按，两胁胀痛，痛不欲生，大便已 6 日未行，小便黄赤，脉数有力，舌质干红，苔黄燥。肝功能异常，尿蛋白（++）、红细

---

① 原载于《中国中医药报》2006 年 6 月 19 日，作者郑启仲。

胞（++）。

辨证：少阳邪盛，热结阳明。治宜：和解少阳，通腑泄热。投大柴胡汤：柴胡15g，黄芩15g，半夏12g，枳实15g，赤芍15g，大黄（后下）12g，生姜5片，大枣5枚。1剂，水煎服。

服上方2小时后，大便1次，全身汗出。4小时后体温退至37.8℃，腹满胀痛减轻。次日复诊，体温38.2℃，仍腹胀满，胁痛，舌质红，苔黄燥。少阳邪解，腑实未通。上方加厚朴15g，元明粉10g（化服）。1剂，水煎服。药后大便下青黑水样便夹硬屎七八枚，量大，臭不可闻。

三诊：精神振作，热退身凉，腹胀消，胁痛减，开始进食，舌质红有津，苔转薄黄。尿蛋白（+）、红细胞（+）、大便潜血（++）。处方：柴胡12g，半夏12g，黄芩12g，茵陈15g，丹皮12g，赤芍15g，丹参30g，茅根30g，甘草10g，生姜3片，大枣5枚。3剂，日1剂，水煎服。

四诊：体温37℃以下，尿蛋白（-），红细胞（+），肝功能恢复正常。舌红苔薄黄，脉沉缓。守法调理数日，痊愈出院。

按：流行性出血热病及肝、肾等多脏器受损，本案病情加重者，少阳邪盛、热结于里是其关键。流行性出血热，热结于里、腑实不通是其危重阶段，应针对见证及早下之，通腑泄热至关重要。实践证明，病情加重，瘀血不化，导致大便下血者多与此有关。表里同病者大柴胡汤，腑实热结重者合大承气汤，腑气一通，瘀热得清，诸多矛盾迎刃而解。若恐其便血，当下不下，势必事与愿违，反招其变。

大承气汤治肺炎合并心衰案

骆某，女，52岁，因发热咳嗽住院治疗，经用青霉素等抗生素治疗12天，病情日见加重，邀中医会诊。患者体温38.6℃，血压120/70mmHg，心率140次/min，呼吸42次/min，两下肺中小湿啰音。精神差，表情痛苦，呼吸急促，烦躁不安，腹胀满，不能平卧，下肢水肿，大便7日未行，舌质干红无津，苔黄燥而厚，脉细数。西医诊为肺炎合并心衰。

辨证：腑实壅滞，肺失宣降。治宜：通腑泄热，宣肺平喘。投大承气汤急下之：大黄15g（后下），厚朴12g，枳实12g，元明粉15g（化服），葶苈子12g，大枣5枚。1剂，急煎，徐服之。2时许药尽，又1时许，患者烦躁加剧，遂下青黑色水样便夹硬粪七八枚，量大，臭不可闻，腹胀遂减，全身汗出，约半时许渐安。1小时后又下少量水样便一次，渐入睡。4小时后醒，饮水一杯再睡。

复诊：体温降至 37.2℃，血压 120/76mmHg，心率 86 次 /min，呼吸 27 次 /min，神志清，两肺湿性啰音消失大半。喘促大减，腹胀消，能平卧，舌质红而有津，苔转薄黄，进面汤约 200ml。嘱其中药停服观察。

三诊：神清有神，日进流质饮食 3 次，体温降至 37℃以下，血压平稳，心率 84 次 /min，呼吸 25 次 /min，两肺湿啰音基本消失，腹平软，大便稀便 1 次，下肢水肿消失，舌质红苔少，脉沉弱。家属请求再服中药。处方：人参 10g，麦冬 15g，五味子 10g，当归 10g，赤芍 12g，丹参 12g，炙甘草 12g。2 剂，日 1 剂，水煎，分 3 次服。

四诊：神清气和，脉静身凉，舌红苔白薄，二便调。守上方出入，调理 5 日，痊愈出院。

按：肺与大肠相表里。本案肺炎大便 7 日未行，腑实不通，痰热壅肺，非通腑而肺气不降，腑邪不祛而痰热难消，故投大承气汤合葶苈大枣泻肺汤表里同治，药切病机，一剂而危势大转，守法调理而收全功。

桂附理中汤治疹毒内陷案

杨某，男，6 岁。发热、咳嗽、喘促已 13 天。患儿于 13 天前始发热、咳嗽、流涕，按风热咳嗽治疗 6 天。发热咳嗽渐重以"上呼吸道感染"住院治疗。经用青霉素、地塞米松等西药及中药桑菊饮、麻杏石甘汤治疗，高热见退而喘促加重。3 天前见身有皮疹，疑为药物疹。病情进一步加重而邀请郑师会诊。患者现嗜睡神疲，面色青灰，喘促痰鸣，口唇发绀，面部及胸背散在灰色疹点隐隐，四肢欠温，腹部凹陷，肝大，脾未触及，呕恶不食，下利清谷日 10 余次。体温 35.5℃，心率 126 次 /min，呼吸 42 次 /min。心律尚整，两肺可闻细小湿啰音及痰鸣音，肠鸣音亢进，脉细数而微弱，舌淡紫苔白水滑。

诊断：麻疹肺炎合并心衰。

辨证：疹毒内陷，冰伏胃阳，土败金衰，寒水凌心。治宜：暖中补土，回阳救逆。投桂附理中汤：肉桂 6g，制附子 9g，人参 9g，白术 9g，干姜 6g，炙甘草 6g。1 剂，水煎，徐徐予之。次日，神振志清，面灰大减，四肢转温，喘轻泻减。体温 36℃，心率 90 次 /min，呼吸 28 次 /min。两肺啰音及痰鸣音大减。上方再进 2 剂，诸症向愈，守法再调。处方：桂枝 6g，制附子 6g，人参 6g，白术 6g，干姜 6g，五味子 6g，丹参 10g，炙甘草 6g。3 剂，日

1 剂，水煎服。

四诊：神振身温，阳复脉通，喘平痰消，泻止纳食。体温 36.5℃，心率 82 次 /min，呼吸 24 次 /min，两肺啰音基本消失，舌质淡红，苔见薄白，脉沉弱。处方：人参 6g，白术 6g，茯苓 6g，半夏 3g，陈皮 3g，五味子 6g，炒白果仁 6g，冬花 6g，炙甘草 6g，生姜 2 片，大枣 2 枚。3 剂，日 1 剂，水煎服。诸症悉平，痊愈出院。

按：该患儿本为麻疹，误而未透，见高热咳喘而投激素及中药寒凉之剂，治上犯中，致成冰伏胃阳，疹毒内陷，阳衰正败之变证。土寒则不能生金，阳衰则寒水凌心，暖中补土、回阳救逆乃救危之要，故投桂附理中汤而温振脾肾之阳。此刻宣肺则难平其喘，化痰亦难救其心；非温肾不能治其寒，非暖土不能救其金，此即"知犯何逆，随证治之"之法。

七载奇汗，一交而泰 ①

患者张××，女，62 岁，1992 年 4 月 20 日门诊。一位干部风度的老年，体魄健壮，面红如枣，声音洪亮。"郑大夫，您若能治好我的病，定重谢。"即把一只手放在了脉诊垫上。诊其寸关浮大有力、尺脉沉细而弦，望其舌质尖红、苔薄黄少津。问其"头痛否？"笑而摇头；"口苦否？"再摇头。"是否失眠？""不失眠！""做过什么检查，都在什么地方看过？""B 超、心电图、胸部透视、血常规、尿常规、肝功能都做过，什么也查不出来，省里几家大医院都看过，中药、西药吃了无数，就是不见效。""您怎么不舒服？"病家看我多问不中，笑而叙曰："郑大夫，我这病很奇怪，已经七年了，每天早晨一醒即全身冒汗，汗出过后，擦干起床，不影响吃饭，也不误上班。""先从什么地方出，能出多少？""先从头上，而后颈部、胸背、下肢，汗出如洗，能把衬衣湿透。""能出多长时间？""醒来一睁眼，忽地一下就出来了，就这一下，以后就不再出了。""汗后是否发冷，是否怕风？""不发冷，也不怕风，除了出汗别的什么痛苦也没有，就是每天需换衬衣，很烦人。""你都用过什么药？"病人从口袋摸出几家医院的诊疗手

---

① 原载于《中国中医药报》1996 年 6 月 19 日，作者郑启仲。

册及一些处方。一一细阅，大多为谷维素、维生素、知柏地黄丸、逍遥丸之类，汤剂多为桂枝汤、玉屏风散、当归六黄汤加减。"你开始怎么得的这种病？""第一次是外出开会，早晨下雨打雷，惊醒后出了一身汗，以后每天如此。""你用了这么多药，当中是否治好过，用哪个方子有效？""从未好过，这些方子都无效，有的医生让我用药敷脚心，还有医生给我配药粉在全身涂抹，都无济于事，您看怪不怪。我不知伤了哪家神仙，得这莫名其妙的病。"

自汗？盗汗？黄汗？战汗？绝汗？……都不像；调和营卫、固表止汗、滋阴清热、舒肝解郁……都不应？苦思良久，不得其解。

惊而汗泄不为怪，一惊七载而汗不止者何故？"五脏化液，心为汗。"（《素问·宣明五气论》）"阳加于阴，谓之汗。"（《素问·阴阳别论》）夜为阴，日为阳；寐为阴，寤为阳。由寐而寤，由阴转阳，病起于惊，"惊而夺精，汗出于心。"（《素问·经脉别论》）此际汗泄，非责心肾，沟通阴阳，恐失大法。随书交泰丸一帖试之；川黄连30克，肉桂3克。嘱其定在子时（夜12点）服药，以取沟通阴阳之意。

次日，惊喜若狂，"大夫真神，今天汗没有出！"诊其寸脉见缓，舌红有减，黄苔变白而有津，嘱其停药观察，患者不从，求原方再进。前量减半，再予三贴。三日后复诊未再出汗。六脉和缓，舌淡有津，诸症悉平，嘱其停药观察。求问："如不保密，请问我服的是什么方？"笑曰："方名交泰丸，世医皆知，毋需保密。"患者伸出拇指称奇，道谢而返。数月后患者携一匾额来谢，上书"七载奇汗，一交而泰"。何奇之有，阴阳而已！

少阴急下，可起沉疴 [1]

患者路××，女，46岁，住院月余，1984年3月12日邀余会诊。以发热、咳喘入院，青霉素、先锋霉素、麻杏石甘、沙参麦冬等屡进无效，给氧、强心、定喘等多救不应。喘息半卧，精神萎靡，呕恶不食，时而呻吟，腹胀满，大便9日未行，下肢水肿，舌质干红而生芒刺，脉细数无力。体温

---

[1]　原载于《中国中医药报》1996年4月10日，作者郑启仲。

38.6℃，心率 120 次 /min，呼吸 26 次 /min，血压 90/60mmHg，两肺满布湿性啰音，肝大于剑突下约 10cm、右肋缘下 8cm，白细胞 17.4×10⁹/L，中性粒细胞百分比 78%，淋巴细胞百分比 22%。

久病正衰，阴伤邪壅，"无粮之师，贵在速战"。顿念仲景"少阴病，六七日，腹胀不大便者，急下之，宜大承气汤"之嘱，即书：大黄 9 克、枳实 12 克、厚朴 15 克、芒硝 15 克、葶苈子 15 克。众医视之，面现恐色，余笑曰："先贤有验，况今有西药作护乎？"立煎，频频与之。药尽两时许，腹鸣，躁动，遂下青黑燥粪汤便甚多，臭不可闻，腹满随消，身现微汗而睡。

翌日，神清热退，喘平肿消，舌红有津，脉缓微数。体温 36.4℃，心率 86 次 /min，呼吸 21 次 /min，血压 105/68mmHg，腹软，肝于剑突下 5cm、右肋缘下 3cm，两肺湿性啰音大多已消。已见上病下治，腑通喘平，邪去正复之效，众赞仲景下法之神。辨证调理数日告愈。

十春已去，余临危常用下法而收奇功，对仲景"少阴急下"每有所悟，故曰"少阴急下，可起沉疴"。

健脾化湿治消渴 ①

患者王××，女，14 岁，1993 年 9 月 4 日求诊。

患者发热 3 日，汗后热退，遂烦渴不止，日饮十数杯而渴不解，已历月余，清热止渴、养阴生津之剂连进不应。体肥肢倦，乏力懒言，精神不振，腹胀纳呆，大便溏，小便不利，脉缓，舌质淡，苔白厚腻而滑，查血糖、尿糖正常。综观其症，恰与张仲景"太阳病，发汗后……小便不利，微热消渴者，五苓散主之"相近，遂书五苓散以试之：猪苓 10g、泽泻 10g、白术 15g、茯苓 15g、桂枝 6g。3 剂，日 1 剂，水煎服。3 日后复诊，烦渴大减，腹胀已和，饮食见增，厚腻苔消退。守方再进 6 剂，诸症悉平，月后追访如常。

学生称奇，惊问其详，温祖训以解之：人体的生命活动，上应天地，始终处在气机升降出入之中，"升已而降，降者谓天；降已而升，升者谓地。

---

① 原载于《中国中医药报》1996 年 5 月 22 日，作者郑启仲。

天气下降，气流于地；地气上升，气腾于天。故高下相召，升降相因，而变作矣"（《素问·六微旨大论》）。人体的升降出入是以中焦脾胃为轴心的，脾胃属土，居于中焦，脾为阴土，喜燥恶湿；胃为阳土，喜润恶燥。脾主升清，气机以升为顺；胃主降浊，气机以降为和。脾胃相为表里，一阴一阳，一升一降，共同完成受纳运化之功。"饮入于胃，游溢精气，上输于脾，脾气散精，上归于肺，通调水道，下输膀胱。"《素问·经脉别论》）。是案湿邪困脾，脾湿不运，津不上乘而为渴；脾不升清则胃失和降，胃不降而生胀满；脾失转输，三焦失调，水道失通，气化不利则小便不利。欲饮水自救，因脾被湿困，以水救水而反为害，故渴不解。口渴之源，唯在脾湿，故投仲景五苓散，健脾利湿、温阳化气，湿去脾运，脾升胃降，水津四布，不治渴而渴自解也。

谈谈中医师承教育[①]

谈到中医师承教育，我是别有一番滋味在心头。教训也罢，经验也好，切身感受，实说为好。我是 1964 年 5 月由河南省卫生厅选定的中医学徒，师从三代祖传儿科名老中医王志成。1965 年 5 月，80 岁的王老突然病逝。由于我所在的河南省清丰县无儿科师资，组织上关心我的学习，通过地区卫生处协调，安排我到安阳市中医院跟随 80 岁的儿科名老中医王瑞五老师继续学业。1966 年 8 月，王瑞五老师被打成"反动学术权威"住进了"牛棚"，在那名曰学徒实无师的年代里，我只好一边自学，一边跟随王瑞五老师的几位传人学习。1969 年 8 月卫生厅通知全省的中医学徒统一考试考核出师。命运还不错，我被破例定为大学本科学历出师了，回到家乡河南省清丰县人民医院当了一名中医儿科医师。

从事临床后，病人还真多，每天少则三五十，多者七八十人次，惟感欠缺的是中医的系统理论知识。经多方联系，1974 年 9 月到河南中医学院随工农兵大学生听课一年，回医院后病人更多了。当时一些中医杂志相继复刊，我也发表了不少文章，可总觉是无源之水，无本之木。在这十几年里只想去

---

① 原载于《中国中医药报》2005 年 7 月 1 日，作者郑启仲。

北京、上海、南京再读五年大学。1984 年 8 月终于如愿以偿到中国中医研究院中医研究生班当了一名代培生，系统学习了中医四大经典，真是"踏破铁鞋无觅处"，眼前的云雾一下消散，原来中医之根在这里。正是这一年的学习，才有了《论顿咳从肝论治》《小儿秋季腹泻因燥起》等论文的发表，才有了与王琦老师合写《伤寒论讲解》《诚书》点校和参加《中国大百科全书·中国传统医学》等著作编写的经历，才有了在以后的岁月中为中医药学的发展做一点自己想做的事的理想。又 20 年过去了，回眸学医之路，展望中医教育，审视师承之道，有些心里话一直萦绕脑海挥之不去。

一定要先打基础后拜师

我认为培养和造就传统中医临床人才是保持和发展中医药学术的本源，而师承这一有效的方式应当规范。如果师承教育学期为 5 年，应以省为单位，集中在中医学院办"中医学徒基础理论学习班"，时间 2 年，并设专用教材。课程应设《易经》《中国哲学》《医古文》《内经》《伤寒》《金匮》《温病》《神农本草经》《中国医学史》《中医各家学说》《诗》《词》《书法》《计算机》等，同时让学生熟诵《药性赋》《汤头歌》《脉诀》《医学三字经》等。教材要以原著为主，使学生了解中医的根源，然后再由博返约。四大经典一定要通读，重点篇章要背诵，走马观花、蜻蜓点水、隔岸观火是学不好经典的。要把"诵、解、别、明、彰"贯穿教学始终。

基础理论这一课很重要，名老中医多各承家技或师承某门，如果让一个高中生直接拜师学习，老师再好的经验也看不懂、学不会，白白浪费时间，老师也觉得很难带。我的第一位老师是以一部《医宗金鉴》起家，定的学习目标是："你把《幼科心法要诀》背熟就行了"；第二位老师擅用经方，强调"把《伤寒论》背熟了就是名医"。虽然都有道理，但终不见中医理论之全貌，背诵多年不得要领，难逃"事倍功半"之运。如果有了 2 年的基础理论再拜师学习，必定是事半功倍，大大缩短一个中医的成材周期。

一师一徒不如一徒多师

"勤求古训，博采众方"。张仲景早已为中医师承制定了教育方针。由于老师的学医经历不同，所处地域有别，临床接触病种各异，加之学术观点各见山水，一师一徒培养出来的学生往往显得知识面不宽，常常有门户之见，甚或谬误相传。我的第一位老师对"纯阳"的理解就是一个例证，常言："小儿为纯阳之体，如一团红火，热药入口如火中烧油……"从医60载几乎不用麻、桂、姜、附，治外感多用辛凉，治虚寒丁香、肉蔻足矣，而石膏、栀子、黄芩、犀角却用得很好。第二位老师则麻黄、桂枝、大小青龙用之得心应手。同是临床经验丰富的名老中医，又同在一个地区工作，却有如此之大的用药差异。如今已不是金、元时代，我们需要的是全面继承中医理论体系基础上的临床家，所以我建议师承教育要在完成2年的基础理论学习后再拜师。3年的临床学习，最好是每年轮转一位老师，即"三拜良师始成材"。有了较扎实的基础理论，再加上3位老师的经验，如不成材那就是学生自身的问题了。

中医学徒还是文科为好

"文是基础，医是楼"。中医药学是中华民族优秀传统文化的重要组成部分，文学基础较好的人往往思辨能力较强，所以招收中医学徒时应以高中的文科生较好，基础学历也不得低于高中毕业。有了较厚的文学功底，学习中医也就是"秀才学大夫如刀切豆腐"了。中医学徒的成材是有条件的，一是选定高水平的老师，一位连自己都不相信中医科学体系的老师是带不出合格徒弟的；同时还必须选准高素质的学生，中国传统文化基础好、悟性较高、热爱中医是必不可少的条件；再加上规范、科学的管理方能收到预期的效果。

应把师承纳入国家正规教育

从20世纪50年代国家用师承的方法培养中医人才以来，由于种种原因，一直未能把这种方式纳入国家正规教育，没有全国统一招生办法，没有统一专用教材，没有统一教学程序，没有统一考核办法，没有统一文凭待遇，没有统一职称评定……致使学徒质量参差不齐，学徒命运各有千秋。所以，我建议，如果确定了师承是培养中医人才的有效方法，就应把其纳入国家正规教育。由国家教育部、国家中医药管理局共同制定方针政策，和全国中医药学院统一招生，毕业后同等学历，为有志于中医药事业的学子们创造一个良好的成材环境。

进入了21世纪，中医药事业的发展将向何处去？大学教育、师承教育、继续教育、研究生教育同步发展，都是为了培养中医人才。整个中国都进入了有特色社会主义建设阶段，中医药教育为什么不能走自己特色教育之路呢？

只要有了国家政策，师承教育一定会成为中医药教育的一大特色，中医药教育百花怒放、人才辈出的时代一定会到来。

医生应感谢患者 [1]

由于种种原因，目前群众对卫生工作仍不尽满意，诸如个别医务人员存在的收受"红包"、吃请、收礼、开搭车药等现象，仍是社会议论的热点问题。对这一问题要作冷静的分析，有社会大环境、单位小环境的影响；也有医德教育、思想政治工作薄弱等多方面的原因。

关于医德医风问题，我认为，除了加强医院管理、制定行为准则之外，关键是解决医务人员的观念问题，一是学医观，二是医患观。关于学医观，清朝名医费伯雄有一段名言："欲救人而学医则可，欲谋利而学医则不可，我若有疾，望医之相救者何如？我之父母妻子有疾，望医之相救者何如？易地以观，则利心自淡矣！"古人尚且如此，而我们作为新中国的医务工作者为什么就做不到呢？在解决医务工作者正常工资待遇的同时，关键是如何教育和引导，树立正确的学医观。

关于医患观，也就是怎样认识医生和患者的关系问题。一个作家的成功离不开生活，一个医生的成才离不开患者，在一个医生为患者解除病痛的同时，而患者也惠予了医生提高技术、增长才干的机会，所以说，医生不应该把自己看作是患者的救世主。患者把医生称作"救命恩人"，是患者从自己生命的需要出发对医生的尊敬。"失败是成功之母"，作为一个医生不能只谈成功不谈失败，在很大程度上医生的经验是拿患者的痛苦甚至生命换来的，否则，医生的成功、医生的经验、医生的成名成家都是从天上掉下来的。利用患者的痛苦取得了经验，再奉献给患者，使后来的患者少受或不受初涉医坛、经验不足时造成的痛苦，这本来就是每一个医生很明白的道理。可有的医生自命高明，治好几个病就自以为了不起，认为患者酬谢天经地义，而自己初学医时的失误、给患者造成的痛苦，又该由谁补偿他们呢？难道这不是

---

① 原载于 2005 年 7 月 1 日《濮阳日报》，作者郑启仲。

患者对医生的恩惠吗？这就存在一个医生如何感谢患者的问题。

一个成功的作家能发自肺腑地说：感谢生活！一个医生也应该在灵魂深处对患者心存感激，也就是感谢患者，这就是我要说的医患观。树立了正确学医观和医患观的医生，还会不刻苦钻研业务技术，还会粗枝大叶、不负责任地对待患者，还忍心收受患者的"红包"吗？所以说，要想从根本上改善医德医风问题，关键是解决医生的观念问题。江泽民总书记在全国卫生工作大会上说："无德不成医。"德者，仁德之心也，仁德之心是医生对患者的同情、关心、怜悯，也包括对患者的理解和感谢。

主要参考书目

1. 高学敏 . 中药学［M］. 北京：中国中医药出版社，2007.

2. 马清钧 . 常用中药现代研究与临床［M］. 天津：天津科技翻译出版公司，1995.

3. 朱步先 . 朱良春用药经验集（增订本）［M］. 长沙：湖南科学技术出版社，2000.

4. 盖海山 . 王琦临床方药应用十讲［M］. 北京：中国中医药出版社，2006.

5. 张奇文 . 实用中医儿科学［M］. 北京：中国中医药出版社，2016.

6. 董廷瑶 . 儿科刍言［M］. 上海：上海科学技术出版社，2010.

7. 中国中医研究院 . 蒲辅周医疗经验［M］. 北京：人民卫生出版社，1976.

8. 郑宏 . 郑启仲儿科经验撷粹［M］. 北京：人民军医出版社，2013.

9. 郑攀 . 郑启仲儿科医案［M］. 北京：中国中医药出版社，2015.

10. 郑攀 . 郑启仲经方名方应用经验［M］. 北京：中国中医药出版社，2016.

病症索引

Y

Z